U0350102

A THERAPIST, HER THERAPIST, AND OUR LIVES REVEALED

也许 你该
找个人聊聊

MAYBE
YOU SHOULD
TALK TO
SOMEONE

LORI GOTTLIEB

上海文化出版社　　　[美]洛莉·戈特利布————著　张含笑————译

果麦文化 出品

作者的话

这本书要提出的问题是:"我们如何改变?"

答案藏在"与他人的相处中"。

我在书中所描写的心理治疗师与来访者之间的关系,需要一份可以经历任何变故的、神圣的信任感去维系。为此,我首先获得了来访者们的书面许可,并且不遗余力地保护每个人的隐私,避免涉及任何可能透露身份的细节。在一些情况下,在几个来访者身上发生的故事和情节会被并用到一个人物身上。所有变动都经过了缜密的思考和仔细的斟酌,力求在保持故事真实性的基础上达到更高的目标:揭示我们共通的人性,让我们更清楚地了解自己。

所以,如果你在阅读时觉得看到了自己的影子,那既是巧合,也不是巧合。

序：当痛苦可以被言说

李松蔚

我是一个心理咨询师。很多人对这份职业充满幻想。

遇到走不出的麻烦，抱着试试看的心情，找一位心理咨询师谈话。这场谈话有着神奇的魔力，张张嘴，问题就会好转。这种改变是怎么来的？——人们愿意将其归因为助人者的能力：心理咨询师有大智慧，洞悉了人性奥秘。哪怕咨询中一声轻微的"嗯哼"或"啊哈"，仿佛也带着意味深远的禅意。

我在网上开了一门心理咨询师的教学课，每天在后台收到各种各样的提问。问得最多的永远不是技术，而是对咨询师本身的好奇："心理咨询师吸收了那么多的负能量，如何化解？""遇到特别不喜欢的来访者怎么办？"以及，"咨询师有没有想不开的事？"我总觉得，这些问题背后，暗含着对"心理咨询师"这个角色的迷思，用过度理想化的方式，叩问其存在的真实性：身为一个活着的人，你也有普通人的痛苦吗？这种疑问某种意义上是个悖论——假如不痛苦，你就不曾体味真实的人生；假如你也深陷痛苦，你凭什么帮助别人？

最初几十年，心理学界的确暗藏着这样一股风气，要求心理咨询师尽可能地节制，在职业状态中丝毫不露破绽，没有私欲，没有波澜，扮演一种所谓"空白幕布"的角色。哪怕来访者在他们面前欣喜若狂或是暴跳如雷，他们也可以眼皮都不动一下，保持平静的分析状态。好像在说：你怎么样都好，而我心如止水。这个房间是与外界绝缘的。一切痛苦都可以被这里包容和化解。

你正在惊疑不定：世上真有这样的所在，做得到如如不动、了了分明？

这时你听到洛莉·戈特利布的声音，她说："我做不到。"

洛莉是我的同行，一位在大洋彼岸的洛杉矶执业的心理咨询师，是一个精力旺盛的女人、一位单身母亲、一个小有名气的专栏作家。曾经在好莱坞拥有一份事业，人到中年改弦易辙，在心理咨询领域重新找寻方向。她一边做着心理咨询师，一边如实观察和记录自己的所思所感。她很确定：自己并不是什么有魔力的巫师，只是一个在来访者面前常常一筹莫展的普通人。

说出这一点需要勇气。在这个自传体的故事中，洛莉用第一人称的叙事视角，开放了她的咨询室，同时也打开了内心。她承认，在这份职业中常常遇到困扰，有时甚至难以撑持。"要心怀慈悲"，她在咨询中默默自我安慰。

跟来访者的关系让她耗尽心神。洛莉并不是新手，在书中，她展示了娴熟的专业工作技能，即使如此，她也呈现了困扰和无力。来访者们带来的五花八门的问题，敲打着她的情感软肋。有人傲慢无比，肆意评判挑剔；也有人看似顺从，一涉及关键问题就装聋作哑，让她无力施展；有的来访者让她心痛，也有的使她困扰；有的用一个错误将自己禁锢一辈子，让她深感无力。最大的挑战则是死亡——她要和一位身患不治之症的来访者一起，直面生命的终点。

她看似平静，实则竭尽全力地应对这一切，"要心怀慈悲。"

这个故事揭露了某种关于人生的真相。人们有时会期待人生是存在某种标准答案的，心理咨询师也许在专业学习中已经提前获知了这些答案——至少有通往答案的"办法"。而真相令人失望。当然了，某种意义上我们是学过一些心理学的办法，在这本书里，洛莉也会分享作为专业人士的一部分思考和操作。但总的来说，你会看到最核心，也是最有效的办法，始终是一条常识：

你没法逃避痛苦，只能承认。

我们期待心理学为人生提供一份万试万灵的解忧良方，我们真正幻想的是，或许我们这一生（至少绝大多数时候），是有办法免除痛苦的。只要足够努力，找准方向，生命的苦痛无常会不会就是可以随时拂去的尘埃？

"万一这些痛苦不会改变呢？"这是我们最不愿意戳穿的真相。

虽然无力，但不得不承认现实。沉溺于"不痛苦"的幻想，否认痛苦，有时反而会带来更大的麻烦。跟普通人相比，心理咨询师对此认识更明确，也更熟悉如何与之相处。每一次洛莉承认她的无力，都要承担由此而来的反噬。她也有应对无力感的策略，比如默念"心怀慈悲"，比如咨询间隙跟同事在咖啡间吐槽，又比如定期参加督导小组，从同伴的反馈中获取支持。作为同样爱写东西的人，我猜她把这些体验转化成文字，也是应对无力感的策略之一。

但最根本的办法，说来说去只有一个，就是诚实。诚实地承担来访者遭遇的无常，也诚实接受自己哪怕有此觉悟，仍会有无法负担之重。

"那样的话，心理咨询还有什么用？"人们可能会问。

要我来说，答案就是没用。当然，有一个安全的地方，一个愿意倾听的人，人们可以有机会讲述这些痛苦，多多少少会让人得到一点告慰。讲述本身应该是有意义的。但如果再问，意义究竟有多大呢？很难说得清。

诚实总是困难的，尤其在自己特别想做点什么的时候，承认自己的无能为力。有这样一种说法，当一个咨询师为某个案例特别头疼的时候，在他／她的生活里很可能也存在同样的挑战，或许是过往的伤痛，或许是相似的难题——咨询师如果恐惧自己的衰老，就更难面对那些蹉跎时光的来访者；如果是在自己的亲密关系中咽下苦果，遇到同款来访者就会急火攻心。在生活中试图逃避的那一部分自我，坐在另一个人面前，日复一日催化，总有一天会原形毕露。

拯救我们的不再是任何道理或技巧，只有直面的勇气。

这本书中洛莉做的最有勇气的事，就是放下咨询师的职业角色，诚实地讲述她自己的人生难题。为此，她甚至给自己找了一位心理咨询师。来访者想逃避的痛苦是可以一眼看穿的，克服自我的逃避却需要另一个咨询师的帮助。

就像她倾听的每个来访者一样，她本人的人生也隐藏着困境。

这一刻开始，书里的洛莉具有了双重身份。既是帮别人解决问题的咨询师，又是亲身求助心理咨询的来访者。她述说自己的经历，像一层一层地剥开洋葱：一开始是在亲密关系中遭遇抛弃，她事无巨细地呈现自己的每一处尴尬的细节（完全没有心理咨询师的从容）：如何遭逢变故，如何六神无主，如何打电话向闺密寻求安慰，如何把所有问题一股脑儿地归罪于对方，如何悲戚，出门工作穿着家居服，心情不好对孩子找碴发泄……她似乎只需要通过讲述找到一个情绪出口，但是讲着讲着，故事出现了裂痕，显露出更大的人生困境——从她做出职业转换开始，洛莉回顾了自己一步步走到今天的历程：她的家庭、她的亲密关系、她的财务和健康，她自身作为一名职业人士和一个女人的身份认同。

她一直在隐藏的秘密是什么呢？

看到真相已不容易，讲出来就更难。这是双重的冒险：一方面是心理咨询师碰触自己身为普通人的无力，另一方面——恐怕每个人阅读时都会感同身受——是要去挖掘普通人生中埋藏在表面痛苦下的，所谓的故事内核：假如那不只是我碰巧遇到的一两件不幸，假如这些人生经历也包含着我刻意的或不经意的选择，我的痛苦之下，是否还有什么更接近本质的东西？读这本书的过程，就是在灵魂的方寸之地一寸寸探索。越往下，越是晦暗幽深，于无声处听惊雷。

"这样有什么用呢？"——问题慢慢有了答案。

洛莉用她的故事告诉你，她不确定有没有用，但她发现了这些问题可以寄放在语言中，暴露在阳光下，不是只能假装视而不见。这已经够了。讲述的好处就在讲述本身。就像人们总在说的："你该找个人聊聊了。"她用亲身的经历践行这个过程。你可以走进当事人的内心，这比阅读任何一个来访者的故事更加动人心魄。你看着她的挣扎、犹疑、试图遮掩，最终鼓起勇气说出来。

说出来了，一切都没有变。当然不会变。

一秒后和一秒前，世界还是一样。咨询室没变，钟表还在嘀嗒嘀嗒，咨询师还坐在沙发上，看着你微笑。你看看自己，所有的痛苦也都还在。

但你知道，这样就已经有些改变发生了。

我们改变不了问题，但我们可以改变对问题的态度。或者说，只要能够看到问题的存在，就已经改变了面对问题的态度：在书里，有人更积极地找人求助，有人更坚定地付出了代价；有人会调整计划，定出更合理的日程表；有人会及时行乐，把握当下能把握的每一分钟；有人会说出他对一件事的真实感受，即使它可能让别人不舒服；有人终于为曾经犯下的错误忏悔，不在乎是否获得原谅……这些过程很痛苦，同时也是改变的必经之路。人们在生活中走过无数弯路，确认可不可以逃避。而最后你会发现，整本书都在讲这个故事：洛莉的故事，所有人的故事，说到底都是同一件事——我们无法逃避痛苦，只能承认。

承认本身，就是最隐蔽也最关键的改变。

这就是心理学为什么用看上去如此无力的方式——交谈——去应对看起来如此无可改变之事。当痛苦终于被言说，人们才能获得最基本的勇气，去看、去感知、去信任。我们才有勇气从对方眼睛里看到自己在做什么，也有智慧去思考为什么做，或者，还存在哪些不同的选择。语言让我们沉静，不急着改变，而是储备时间与能源。交谈让我们接纳自己，接纳自己的痛苦，也接纳我们用来逃避痛苦的徒劳无功的尝试。等做好准备，它会转变成更积极的行为。

故事的最后，或多或少，每个人都可以变好一些。

这是一个好故事。每个人的改变都足够公平，与他们为之投入的代价相比，一分不多，一分不少——正是生活本来的样子。洛莉用她和来访者们的每一处转折、每一段对话提醒你：不要心存幻想。这个世界没有奇迹。你无法逃避你所遇到的痛苦，心理学也不能提供任何幻想，但不要忘了，世界上也有这样的地方，有这样一些人，可以直面这个无处可逃的、困惑的、痛苦的你。你们坐在一起，随便谈谈。你可以言说真实的你，而这就是心理咨询的奇迹所在。

（李松蔚，临床心理学博士，资深心理咨询师。担任本书专业审校。）

目录

第二部分

第三部分

第四部分

瑞士著名心理学家卡尔·荣格说过："人们会想尽办法，各种荒谬的办法，来避免面对自己的灵魂。"

　　但他还说过："只有直面灵魂的人，才会觉醒。"

第一部分

没有什么比从痛苦中解脱更令人向往了，
也没有什么比丢开依赖更让人害怕了。

——詹姆斯·鲍德温

1

到处是蠢货

约翰的治疗记录：

　　来访者自述感到"压力过大"，入睡困难，无法与妻子和谐相处；周遭的人令他心烦，他想知道如何"应付这些蠢货"。

"要心怀慈悲。"

深呼吸。

"要心怀慈悲，要心怀慈悲，要心怀慈悲……"

当年逾不惑的约翰坐在我对面，跟我说起他生活中遇到的所有"蠢货"时，我就像念咒语一样，在心里不断地重复着这句话。为什么！他想知道为什么世界上会有这么多蠢货？他们生来就是这么蠢吗？还是后天变蠢的呢？他寻思着，或许是我们现在吃的食物里所含的人造添加剂在作怪。

"所以我尽量吃有机食物，"他说，"这样我才不会像其他人一样变蠢。"

我已经快数不清他都提过哪些"蠢货"了：问太多问题的口腔卫生师——"他的每个问题你都得回答"；一天到晚发问的同事——"他从不

作任何陈述，因为根本提不出什么见解"；那个把车开在他前面，一遇到
黄灯就立刻刹车的司机——"一点紧迫感都没有！"还有那个没能帮他修
好笔记本电脑的苹果天才吧的技术专家——"真是个砖家！"

"约翰……"我刚要开口，但他已经开始讲述另一个有关他妻子的冗长
故事了。尽管他来这里是为了寻求我的帮助，但此刻，我却完全插不上嘴。

哦对了，我是谁呢？我是约翰新一任的心理治疗师。他在上一任治疗
师那里只做了三次治疗，他对那个治疗师的评价是"很友善，但愚蠢"。

"然后呢，玛戈她就生气了——你能相信吗？"约翰继续说道，"但她
不会告诉我她生气了，她只会用行为来表现出她生气了，然后指望我去问
她是怎么了。但我知道就算我问了，她头一两次肯定会说'没怎么'，直
到我问第四第五遍的时候，她才会说，'怎么了你自己知道'，然后我就会
说，'我不知道呀，否则我就不问了呀。'"

就在这时，约翰嘴角上扬，展现出一个灿烂的微笑。我尝试从这个微
笑入手，借机打破他的独角戏，与他进行对话，和他建立交流。

"你刚才那个笑容让我很好奇，"我说，"你正在讲述身边的人——包
括你的妻子玛戈——是如何让你感到沮丧的，但与此同时，你却笑了。"

他笑得更灿烂了，他的牙是我见过的最白的牙齿了，像钻石一样闪闪
发光。"明察秋毫的神探小姐，我之所以笑，是因为我确切地知道是什么
困扰着我的妻子。"

"哦！"我应和道，"所以……"

"等一下，等一下。我正要说到重点。"他打断了我，"正如我所说，
我的的确确知道问题出在哪儿，但我不想再听一顿抱怨，所以这次我不会
问她了，我决定要……"

他突然停下来，目光越过我，看了看书架上的钟。

我想要借这个机会让约翰放慢节奏。或许我可以对他看钟的行为做出
评论——他是不是感到被催促了？或是谈论一下他称我为"神探小姐"的
事——他是不是烦我了？又或者，我也可以停留在我们所谓的表层"内

容"上，只专注于他叙述的故事，试图理解为什么他会把玛戈的感受等同于抱怨。但如果我只停留在他讲述的内容上，那我们就无法在治疗中建立深层的联结，而以我对约翰的认知，他的问题就在于无法在生活中与人建立联系。

"约翰，"我再次尝试道，"我们能不能回到刚刚说的……"

"哦，好的，"他又打断了我，"我还剩二十分钟时间。"说完，他继续讲起了他的故事。

我感觉到一个哈欠正在向上涌，一个很大的哈欠，似乎需要动用超人的力量才能保持上下颌紧闭。我能感受到肌肉在互相抵抗，将我的脸扭曲成奇怪的表情。但幸好，哈欠被憋回去了；不幸的是，它被憋成了一个嗝，一个很响的嗝，听上去就好像我已经喝到烂醉（我可没有喝酒。纵然当时我心里有千百种不舒服，但绝对没有喝醉）。

这个嗝让我又不自觉地张开了嘴，我只好用力紧闭双唇，结果泪水充盈了双眼。

当然，约翰并没有注意到我，他依然滔滔不绝地讲着玛戈的事："玛戈做了这个，玛戈做了那个，我说了这个，她说了那个，然后我又说……"

在我接受心理治疗师的专业培训时，曾听督导说过，"每个人都有可爱之处。"我后来惊讶地发现，她说得没错。如果你能深入了解某个人，就不可能不对他产生好感。我们应该把全世界的宿敌们都请到同一个房间里，让他们分享各自的过往和成长经历，说说内心的恐惧和挣扎，也许他们立刻就能和谐共处了。作为一名心理治疗师，我真切地从每个来访者身上都找到了令人喜欢的地方，就连一位曾企图实施谋杀的男士也不例外——深藏在他盛怒之下的，其实是一片柔情。

对于约翰，我甚至都没有介怀他一周前初次来就诊时说的话：他说他之所以来找我，是为了避免撞见他那些电视业同行。因为我在洛杉矶只是个"无名小卒"，而据他推测，他的同行们都会去找"知名的、有经验的心理医生"。对此我只是默默地做了笔记，等他愿意敞开心扉时再和他探讨。

甚至当他在第一次治疗结束后直接拿出一沓现金递给我的时候，我也没有畏怯。他解释说，选择现金支付是为了不让妻子察觉他在看心理医生。

"这样你就好像是我的情妇一样，"他想了想又说，"或者确切来说，更像是应召女郎。你可别见怪，但如果要金屋藏娇，我可能不会选择像你这样的女性，你懂我的意思吧？"

我确实没能懂他的意思——他嫌我不是金发碧眼的美女？不够年轻？牙齿不够白不够亮？但以我的判断，约翰的此类言辞不过是他的防御机制，帮助他避免与任何人亲近，避免承认他也会需要别人。

"哈哈，我的应召女郎！"他站在门口说道，"我以后每周都到这里来，释放我压抑的挫败感，而且没有人会知道！是不是很有意思？"

我很想脱口而出："是啊，可有意思了。"

当我目送约翰大笑着走过走廊时，我仍坚信自己一定会慢慢发觉他的可爱之处。在他恼人的外表之下，一定会冒出一些可爱的，甚至是美好的特质。

但那已经是上周的事了。

今天他表现得完全像是个混球，一个牙齿炫白的混球。

"要心怀慈悲，要心怀慈悲，要心怀慈悲……"我继续默念我的咒语，尝试把注意力重新集中到约翰身上。他正在讲述剧组里某个工作人员所犯的一个错误（在约翰的讲述中，那个人的名字就叫"蠢货"）。就在这时，我突然意识到，约翰的咆哮听上去竟出奇的熟悉。这熟悉感并不来自他描述的情景，而是来自这些情景所触发的情绪：理所当然地将自己的不满迁怒于外界，在名为《我无比重要的人生》的现实情景剧中拒绝承担自己的戏份。我了解那种感觉：沉浸在自以为是的愤慨中，坚信自己绝对正确，还觉得受尽了冤枉和委屈——事实上，这完全就是我今天的切实感受。

此刻，约翰并不知道我正在心中回放昨晚的情形：那个我以为会与我互许终身的男人竟突然说要分手。今天一天我都在努力集中精神，把注意力集中在来访者身上。我只允许自己在治疗间隙的十分钟休息时间里哭一会儿，然后在下一个来访者到来之前，小心翼翼地把哭花的眼妆擦干净。换句话说，如同我上次猜测约翰是在用遮掩和回避的方式处理他的痛苦，我也正在用同样的方法面对我内心的痛苦。

作为心理治疗师，我十分了解痛苦，我知道痛苦总是和丧失紧密相连。但我还知道一些不太容易理解的事情，那就是变化也常常伴随着失去。无所失则不得变，正因如此，人们常常说着要去改变，却依然驻足原地。要帮助约翰，我就得知道变化会令他失去什么。

但首先我必须厘清自己的问题，因为此时此刻，我满脑子都是男友昨晚的所作所为。

他这个蠢货！

当我把目光再挪回约翰身上，不禁心生感慨：兄弟，我懂你。

"等等！"作为读者，你或许在想，"为什么作者要跟我说这些？心理治疗师不是应该把自己的私生活和工作撇清吗？他们不是应该像一块白板一样，把关于自己的一切都藏到背后吗？他们难道不应该是客观的观察者，甚至要避免直呼来访者的名字，就连在自己的思绪中也不行吗？除此之外，心理治疗师难道不该比任何人都更能保持健康的心态吗？"

一方面来说，确实是这样。在心理治疗室里，无论做什么都应该以来访者为中心，如果治疗师无法将自己的困扰和来访者的需求区别开，那毫无疑问，他们就不该从事这个职业。

但从另一方面来说，此时此刻，你并不是在接受我的心理治疗，而是在阅读一个有关心理治疗的故事：关于我们如何被治愈，治疗又将我们引向何方。就像国家地理杂志频道拍摄某种稀有鳄鱼的胚胎如何发育及出生，我也想捕捉人类挣扎着进化然后努力冲破外壳的过程——这个过程有时很安静，有时动静很大；有时很缓慢，有时又只在瞬息间。

作为一个治疗师，在治疗的间隙痛哭流涕，睫毛膏沿着泪痕淌过脸颊，这画面或许令人难以接受，但这就是故事的起点。在这个故事里，你将遇见一小撮正在苦苦挣扎的人类，这群人将和自己生而为人的本性展开艰苦卓绝的斗争，我自己也不例外。

心理治疗师也和所有人一样每天面对生活的挑战。正因为我们和来访者有相似的体验，才能建立起相互信任的关系，让陌生人能放心与我们分享他们最敏感的故事和秘密。专业培训教给了我们理论、工具和技术，但在这些来之不易的知识背后，推动我们的是一个简单的真相，那就是我们知道：生而为人，总有不易。也就是说，我们每天来上班的时候也像普通人一样，怀揣着内心的脆弱、渴求和不安，还有自己的过往。作为心理治疗师，最重要的一项资质就是：我也是有血有肉的一个"人"。

但如何将这种"人"性表现出来，就另当别论了。有同行告诉我，她曾在一家星巴克咖啡店里接到医生的来电，得知自己遭遇胎停后，她当场失声痛哭，而这一幕刚好被她的一名来访者看到了，那名来访者当即取消了预约，而且再没有回来找过她。

我记得作家安德鲁·所罗门讲过一个故事。他在研讨会上遇到了一对夫妇，他们二人在同一天里分别跟安德鲁坦白自己瞒着对方在服用抗抑郁剂——也就是说，他俩在同一个屋檐下藏着同一种药。尽管我们的社会在不断开放，一些私密的话题也不再是禁忌，但关于精神层面的挣扎，人们却依然羞于启齿。谁能想象一对夫妻都有胃病，却互相瞒着对方，各自在服用胃药？我们几乎可以和任何人讨论我们的生理健康甚至性生活，但只要一提及焦虑或抑郁，或是难以抑制的悲伤，对方看你的表情多半会是："现在立刻马上，快跳过这个话题。"

但我们究竟在惧怕什么呢？这又不是要你盯着某些黑暗的角落，只要一开灯就会出现一群蟑螂。萤火虫也喜欢黑暗的地方呀。黑暗的角落里也有美好的事物，但我们总得先去看了才能发现。

我的本职工作，作为心理治疗师的工作，就是去发现。

而且，观察的对象不仅仅限于我的来访者。

在此分享一个不常被提及的事实：心理治疗师自己也会接受心理治疗。事实上，治疗师的培训流程规定，我们必须接受一定时间的心理治疗，从而设身处地去体会来访者的感受。这些参与心理治疗的时间也会计入获得行医执照所需的小时数。我们从中学习如何接受反馈和容忍不适，找出盲点，认识到每个人的成长背景和行为都会对自己和他人构成影响。

然后我们取得了执照，人们来寻求我们的专业帮助，而我们自己也还是会去接受心理治疗。虽然不一定会一直去，但我们中的大部分人总会在职业生涯中的某些时刻坐到别的心理治疗师的沙发上。首先我们也需要时不时找个地方倾吐工作对自己情绪的影响，另外我们自己的人生也有波折，心理治疗能帮助我们与不时到访的心魔对峙。

每个人都有自己的心魔，或大或小，或新或旧，或安静或吵闹，不管以什么形态出现，这些不速之客总会找上我们。既然连治疗师都有心魔，也就证明：心理问题并不是少数人才有的问题。认识了这个事实，我们就可以尝试和自己的心魔建立一种新的关系，不再非要和内心那个引发困扰的声音争辩出个青红皂白，也不用再依赖酒精、暴饮暴食或是上网来麻痹我们的感受——虽然我的同事们也都把上网看作是"最佳短效非处方类止痛剂"。

心理治疗中一个很重要的步骤，就是帮助人们对自己当前的困境负责。因为只有当人们意识到自己有能力，且必须靠自己的能力去建构生活，他们才能放手去改变。然而，人们常常将自己的问题归咎于环境或条件等外在因素。既然问题是由别人或客观因素造成的，是外界的错，那又有什么必要去改变自己呢？毕竟就算自己决心去改变，外界也还是老样子。

这样的狡辩听上去很有道理，但事实并不是这样的。

萨特说过："他人即地狱。"确实，这个世界上到处都是难对付的人（或者用约翰的话来说，都是"蠢货"）。我敢打赌，就算要你立刻说出五个你觉得真心难相处的人也不难。这些人里有的你能避则避，有的或许碍于血缘而避之不及。但我们常常不能意识到：有时真正难相处的，是我们自己。

没错，有时自身即地狱。

有时我们就是自己的绊脚石。如果我们能把"自己"从前行的路上挪开，奇迹便会发生。

心理治疗师会为来访者竖立一面镜子，但同时，来访者也是医生的镜子。心理治疗不是单向的，而是一个双向的过程。每一天，来访者带来不同的问题，我们也会在自己身上反思这些问题。如果我们的反思能帮助来访者更透彻地看清自己，那我们也可以透过他们来更清楚地认识自己。这样的双向过程发生在我们为来访者提供心理治疗的时候，也发生在我们自己接受心理治疗的时候。我们是镜子，反射着对面正在反射我们的镜子，互相照见自己未曾发现过的自己。

再说回约翰。今天我根本没顾上想什么镜子或反射，我只是觉得这真是棘手的一天，偏偏还遇上了一个棘手的来访者。在约翰之前我刚接待了一个新婚燕尔却罹患晚期癌症的女士。这本来就够叫人难受了，更不巧的是，我的婚姻大计刚刚泡汤，头天夜里又几乎没睡……虽然我明白，和一个绝症患者相比，自己的痛苦无足轻重，但我还是能感受到（尽管还未能意识到），我的痛苦并不是微不足道的。在我的内心，一场灾难正在酝酿成形。

与此同时，在一英里外一条窄窄的单行道上，一座古色古香的砖结构建筑里，一位名叫温德尔的心理治疗师也正在接待来访者。和我位于玻璃幕墙办公楼高层的办公室不同，温德尔医生的诊室紧邻着一个精致的花园式庭院，人们一个接一个坐到他的沙发上，他们的遭遇或许和我的来访者大同小异。有些人已经在温德尔医生那里治疗了几个星期、几个月甚至几年。我还没见过温德尔，事实上，我根本没听说过他。但这一切都即将改变。

我即将成为温德尔医生最新的来访者。

2

世事难两全

洛莉的治疗记录：

来访者年过四十，经历了一次意外的分手后，前来寻求治疗，自述希望"通过几次治疗来渡过眼前这个难关"。

一切都始于某个迫在眉睫的问题。

从定义上来说，这个促使某人去寻求心理治疗的问题就是来访者的"主诉问题"。它可能是一次惊恐发作、一次失业、一个生命的离世或诞生，可能是在一段关系中遇到了挫折，或是无法做出重大的人生抉择，也可能是一段时间的抑郁情绪。有时候主诉问题也可以很笼统，只是一种被困住的感觉；或是虽然说不清楚，但总觉得哪儿不对劲。

不管那个问题是什么，既然它"迫在眉睫"，那就意味着问题的主人已经走到了人生的转折点。是向左还是向右呢？是尽力维持现状，还是迈入未知领域呢？（丑话说在前头：就算你选择保持现状，心理治疗师也总会把你带入未知的领域。）

但事实上，当人们开始第一次心理治疗时，他们并不在乎什么人生转折点，他们只是希望得到解脱。他们想从那个迫在眉睫的问题说起，向你讲述自己的故事。

接下来就让我告诉你"男友事件"是怎么回事。

我要说的关于男友的第一点就是，他是一个极有风度的人。他友善、慷慨、幽默、睿智。他会在没事的时候逗你笑，也会在半夜两点开车去药店给你买你等不及要用的抗生素。如果他刚好在逛超市，会发消息问你需不需要买什么，如果你说只需要一些洗衣液，他还会顺手带回你最喜欢吃的肉丸，还有二十罐枫糖浆，好搭配他亲手做的华夫饼。他会把这些糖浆从车库搬到厨房，把其中十九罐整齐地码放在你够不着的高柜子里，然后留下一罐放在台面上，方便你早上取用。

他还会在你的书桌上留下爱心纸条，外出时牵着你的手，为你开门。他也从不抱怨被你拉去参加家庭聚会，因为他真心喜欢和你的家人相处，就连那些爱打听的或上了年纪的亲戚他也不嫌弃。他会无缘无故从亚马逊网上订一整箱书给你，因为他知道对你来说收到书就像收到花一样开心。到晚上，你们会蜷成一团，给对方大声朗读书中的段落，中间要是暂停一会儿，也只是为了亲热一阵。有时你沉迷于追剧，他会来给你按摩脊柱上轻微侧弯的那个部位，他要是停下来了，只要你推推他，他就会接着给你按摩，当然这舒适的享受也就只能再维持个六十秒，然后他就会趁你不注意悄悄溜走（当然你也只是假装没注意）。他会把最后一口三明治留给你。你可以把他的防晒霜用个精光。他说上半句你能接下半句。他会用心地听你说你一天中遇到的事，日子长了他就像是你的私人传记作者，比你自己还了解你的生活。

这些描述是不是听上去一边倒？确实。一个故事有许多种不同的讲法。要说在行医之路上我学到了什么，那就是：大多数人都是心理治疗师口中"不可靠的故事叙述者"。不是说他们有意要误导别人，只是每个故事都有许多条线索，人们总是避开那些与自己观点不吻合的线索。而来访者自述中所谓"绝对真实"的部分，也不过是基于他们在那个当下的观感。让一个热恋中的人描述她的另一半，再在这对爱侣离婚之后问她同样的问题，每次你都只能听到故事全貌的一半。

而以上我对男友的描述，就是好的那一半。

以下，请听坏的一半：某个工作日晚上十点钟，我俩躺在床上聊天。我们刚决定周末要去看哪部电影，好提前买票。就在这时，男友陷入了谜之沉默。

"你累了吗？"我问。我们都是四十多岁的单身职场父母，平时因疲惫而陷入沉默也不奇怪。即使不是在筋疲力尽的时候，两人只是静静地坐着也感觉很放松。但今晚不同，如果沉默能被人听见，那今晚的沉默肯定非同一般。如果你经历过爱情，你就会懂我说的这种沉默：这种沉默振动在只有你的另一半才能感知的频率上。

"没有。"他说。他只说了这一个词，但声音微微颤抖，紧接着是更令人不安的沉默。我看着他，他也看着我。他笑了笑，我也笑了笑，然后又是轰然一片死寂，屋子里只有他的脚蹬被子发出的沙沙声。我开始警觉。或许在办公室里我可以从容地应对马拉松式的沉默，但在卧室里，就是三秒钟我也忍不了。

"嘿，你是不是有心事呀？"我的语气尽量随意，心里却感觉不妙。答案明显是有事，因为自打地球有历史记载以来，这个问题从未得到过令人宽心的解答。在我这儿接受治疗的夫妇们即使一开始回答"没事"，但随着时间的推移，真正的答案也会以不同的形式显示"有事"："我出轨了"；"我超额透支信用卡了"；"我年迈的老母亲要搬来和我们一起住了"；"我不再爱你了"。

男友的回答也不例外。

他说："我决定了，今后十年里，我家里不能有小孩和我一起生活。"

什么叫"我决定了，今后十年里，我家里不能有小孩和我一起生活"？

我忍不住笑出了声。虽然我知道男友说的这些话一点都不好笑，但鉴于我俩正打算共度余生，而我有一个八岁大的孩子，他这句话听上去就实在太无厘头了，我只好决定把它当个笑话听。

男友默不作声，于是我也收起了笑声。我看着他，他却望向别处。

"你到底在说什么？什么叫今后十年都不能跟小孩一起生活？"

"我很抱歉。"他说。

"抱歉什么？"我继续追问，"你是认真的？你不想一起过了？"

他解释说他其实很想和我在一起，但现在他的孩子们马上就要离开他去读大学了，他这才意识到他不想再等十年才能重获自由。

我真是惊讶到连下巴都要掉下来了。毫不夸张，我感觉自己张大了嘴，怎么也合不上。这是我第一次听到他这个想法，我大概花了一分钟时间才让下巴回到原位，好开口讲话。我脑子里的声音在说："他说的是什么鬼话？"但从我嘴里说出的是："你这么想有多久了？如果我刚才不问，你打算什么时候才告诉我？"我又回想了一下整件事是多么荒谬，因为五分钟前我们才挑好周末要看的电影。我们本来周末是要一起过的，要一起看电影的！

"我也不知道。"他怯怯地说。他耸了耸肩，肩膀没怎么动，但他整个身体都在表达着无奈："我只是一直没找到合适的时机来跟你谈这件事。"（当我的心理治疗师朋友们听到这里，会马上把他诊断为"回避型人格"；而当其他的朋友听到这儿，会立刻把他归类为"渣男"。）

紧接着是更多的沉默。

我感觉自己是在从上帝视角俯视着这一切，目睹一个神志不清的自己以惊人的速度经历了哀伤的五个阶段：否认、愤怒、讨价还价、抑郁、接受。如果我把它看成笑话是在否认，问男友"你究竟打算几时跟我说"是愤怒，那我现在要进入讨价还价的阶段了。我们要怎么解决这个问题呢？也许我可以多承担一些照看孩子的责任？或许我们可以每周多安排一晚过二人世界？

男友摇了摇头。他说他那两个即将上大学的孩子不会在清早七点就起床玩乐高积木。他非常期待重获自由，他想要悠闲地享受周末的早晨。说真的，我儿子明明早上都是自己在玩乐高，但谁能想到，问题竟然出在他有时会说："看我的乐高！看我搭了什么！"

男友解释说："问题在于，我不想看乐高，我只想读报纸。"

我试想了一下，是不是有外星人入侵了男友的身体，还是他脑袋里突然长了个瘤，而性格转变是脑瘤的初期症状。如果我因为男友的女儿在我正打算休息看书的时候要我看一眼她刚买来的紧身裤就跟他分手，我不知道男友会怎么看我。"我不想看你的紧身裤，我想看书。"什么样的人会仅仅因为不想看一眼就一走了之呢？

"我以为你想和我结婚的。"我悲伤地说道。

"我是想和你结婚的。"他说，"我只是不想和孩子一起生活。"

我想了一下他说的话，尝试着去解开这个斯芬克斯之谜。

"但你明知道我有孩子。"我说，我的音量渐渐变大。我很气愤他现在才提出这个问题，更气愤他竟然会提出这个问题！"这就像一个套餐，你没法单点，比如只点汉堡不要薯条，比如……"我想到了我的来访者们，他们会描述理想的情景，并固执地认为只有百分之百地实现那个理想的情景，才能得到快乐。例如：如果他没有放弃商学院而去从事写作，他会是我的理想伴侣（所以我和他分手了，继续和那个无聊的对冲基金经理约会）。又如：如果工作地点不是在城市的另一边，这将是一个完美的工作机会（所以我还是接着做这个没前途的工作，继续和你诉说我多么羡慕我朋友们的事业）。再如：如果她没有孩子，我就和她结婚。

诚然，我们每个人都有死穴，但当来访者们重复陷入此类情景分析时，有时我会说："如果皇后是个带把儿的，那她就是国王了。"如果你一直都在丢西瓜捡芝麻，如果你不能意识到"完美是幸福的敌人"，那你就剥夺了让自己快乐的权利。来访者们起初大多会对我的直言不讳感到惊讶，但最终这会帮他们省下几个月的治疗。

"说真的，我一开始就不想和有孩子的人约会，"男友说，"但我后来爱上了你，我也不知道该怎么办。"

"你并没有在我们第一次约会之前就爱上我吧，而我在第一次约会的时候就告诉你我有一个六岁的儿子了呀。"我说，"所以在第一次约会之后，你本该知道要怎么办，对吗？"

又是一阵更令人窒息的沉默。

我想大家也猜到了，这个对话走进了死胡同。我尝试理解其中是否另有原因——如果没有其他原因怎么可能说得通呢？总而言之，他想要自由，因此"这不是你的错，都怪我"。（这句话的言下之意永远都是：不是我的错，都怪你。）这段感情中是不是有什么令他感到不愉快，而他却不敢告诉我？我把声线放柔和，平静地问他，因为我非常明白"愤怒的人不易靠近"。但男友坚称他只是希望生活中没有孩子，而不是没有我。

我现在的状态是又震惊又困惑，我不懂这一切都是怎么发生的。你怎么能在一个人身旁安然入睡，与她共同计划生活，同时又悄悄地纠结着要不要离开？（其实答案很简单：这是一个常见的心理防御机制，它叫作"心理间隔化"。但现在我正忙着用另一个防御机制——"否认"——来拒绝看穿它。）

男友是个律师，他就像面对陪审团一样，把所有的一切都呈在堂前。他是真的想要和我结婚。他也确实是爱我的。他只是想有更多时间和我在一起。他想要两个人在周末可以说走就走出去玩，或是下班回家可以出去吃个饭而不用顾及第三个人。他想要恋人间的私密感，而不是家人的亲近感。当他知道我有个年幼的孩子，他告诉过自己这不是理想的情景，但他没有跟我说，因为他觉得自己可以调节。然而两年过去了，当我们两个家庭要合并成一个家庭，却恰逢他正看到自由的曙光，他意识到自由是多么重要。他知道一切都该画上句号，但又不想让一切都结束。即使他想过要跟我谈谈，也不知道该怎么开口，因为我们一路走来的感情这么深了，也因为他能想象我会有多生气。他说他之所以犹豫着不跟我说，是因为他不想做渣男。

辩方律师陈述完了，并表示非常抱歉。

"你很抱歉？"我忍不住吐槽，"好吧，你不想做渣男是吧。你猜怎么着？你现在的所作所为就是渣男中最渣的混蛋！"

他再次沉默。我突然意识到，他之前诡异的沉默就是为了引出这个话题。虽然我们兜兜转转、来来回回，一直说到阳光从百叶窗的缝隙射进屋里，但我俩心底都知道，已经没什么好说的了。

我有个孩子。他想要自由。孩子和自由是相抵触的。

如果皇后是个带把儿的，她就是国王了。

好吧，这就是我迫在眉睫的主诉问题。

3

每次走一步

当你告诉别人你是心理治疗师时，常常会引来一阵惊讶的停顿，紧接着还会有一些奇奇怪怪的问题，例如："哦！心理治疗师！我是不是该跟你聊聊我童年的事？"或是"你能不能帮助我处理婆媳关系？"又或是"你会对我进行心理分析吗？"（以上问题的答案分别是："最好不要""应该可以"，以及"我为什么要在这儿做这些事呢？如果我说我是一个妇科医生，你会问我要不要当场给你内诊吗？"）

但其实我能理解大家为什么会有这样的反应，归根结底还是因为害怕——害怕被剖析，害怕被识破。人们就像是在说："你会发现我精心掩饰起来的不安吗？你会看到我的脆弱吗？你会不会识破我的谎言，看到我羞于见人的一面？"

"你会穿透躯壳，看到我的人性吗？"

在烧烤聚餐或晚宴聚会上，我惊讶地发现和我交谈过的人们通常不会期待再见到我，同时我也惊讶于自己总能礼貌地回避众人。似乎一旦他们听说我是个心理治疗师，我就变成了会窥探他们心灵的人，所以他们必须用一些有关心理医生的笑话来转移话题，或借着去续杯的名义溜之大吉。

不过，有时人们也会问更多的问题，比如："你平时都接待些什么样的人？"我会告诉他们，我的来访者就和在场的大家一样，换句话说，就和提问者本人一样。有一次在国庆节聚会上，我告诉一对好奇的夫妇，有不少夫妇会来我这儿进行伴侣治疗，紧接着他们就在我面前吵了起来。丈夫质问妻子为什么对伴侣治疗这么感兴趣——毕竟他们夫妻之间又不存在什么问题（此处伴有尴尬的干咳声）；而妻子则谴责丈夫为什么完全不关心夫妇间的情感生活，或许他们也会在这方面需要帮助呢？（此处伴有怒视）但事实上我有把他们看作我的治疗对象吗？完全没有。在那个情形下，我成了那个要去"续杯"的人，借故默默离开了这个对话。

心理治疗之所以会引发各种奇奇怪怪的反应，是因为某种程度上它就像成人电影——两者都涉及某种层面上的赤裸，也都有可能令人感到紧张刺激。两者都有数以百万计的用户，并且大多数用户都在秘密使用。尽管各种统计都在尝试量化参与心理治疗的人数，但由于接受心理治疗的人很多都否认这个事实，所以数字应该不够准确。

但就算这个数字被少报了也依然很高。每年都有差不多三千万美国成年人坐到心理治疗师的沙发上，而美国还不是全球心理治疗最发达的国家。（在此分享一个有趣的事实：全球心理治疗师人数占总人口比例最高的国家依次是：阿根廷、奥地利、澳大利亚、法国、加拿大、瑞士、冰岛，然后才是美国。）

你可能会认为，既然身为心理治疗师，在经历了男友事件之后的那个早上，我或许也会去找个心理治疗师接受治疗。我工作的地方有十几个心理治疗师，我们那栋大厦里到处都是心理治疗师，而我自己也参加了好几个督导小组，治疗师们会定期聚会讨论自己的个案。我在心理治疗师这个圈子里已经混得很熟了。

但鉴于现在我蜷成胎儿一般动弹不得，心理治疗并不是我当下的首选。

趁我儿子还没醒来，我躺在床上给认识最久的朋友艾莉森打电话讲述了男友的故事。"他简直就是人渣!"艾莉森听完后说道,"摆脱他也好!什么样的人才能做出这种事来呀!不只伤害你,还伤害了你的小孩!"

"就是呀!"我表示认同,"什么人会做得出这种事呢?"我们大概花了二十分钟时间批判男友。在经历痛苦的最初阶段,人们总是倾向于抨击他人或自己,让怒火向外或向内转化。显然艾莉森和我选择了对外。她住在美国中西部,她那儿比我所在的西海岸要早两个小时,她正在上班路上。接下来她立刻切入了重点。

她说:"你知道你现在应该做什么吗?"

"什么?"我感觉胸口已经被插进了一把刀子,我愿意做任何事,只要能让我从痛苦中解脱。

"你该去找个人上床!享受肉体的欢愉,然后忘了仇童男。"我即刻爱上了男友这个新名字——"仇童男"!艾莉森继续说道,"显然他不是你想象中的那个他,快把他忘了吧。"

艾莉森已经结婚二十年了,丈夫是她学生时代的恋人,显然她并不善于给单身人士指点迷津。

"这么做可能帮你迅速恢复状态,就像从自行车上摔下来,就要立刻起身继续前行,"她继续说道,"你别翻白眼。"

艾莉森非常了解我,此刻我正用我又红又痛的眼珠翻着白眼。

"好吧,我去找个人上床。"我大声应道。我知道她想逗我开心,但我又忍不住开始啜泣,就像是十六岁的少女正在经历生命中第一次分手。我真不敢相信自己都四十多岁了还这样。

"噢,亲爱的,"艾莉森的声音就像是一个拥抱,"还有我呢,你会渡过这个难关的。"

"我知道。"我说,同时却在心中异样地否定自己。罗伯特·弗罗斯特[1]的诗里有一句常常被人引用:"唯一的出路就是向前,穿过它。"要到达隧

1　罗伯特·弗罗斯特(Robert Frost, 1876—1963):20 世纪美国最受欢迎的诗人之一。

道的另一边，只能一往无前地穿过它，迂回绕道并不是出路。但彼时彼刻，我连入口的状况都还没搞清楚。

艾莉森已经停好了车，并许诺一休息就打给我。我看了看钟，此刻是清晨六点半。我又接着打给另一个朋友简，她也是心理治疗师，她的诊所在城市的另一头。电话只响了一声她就接起来了，我听见她丈夫在电话那头问她是谁打来的。简轻声说道："应该是洛莉。"她一定是看到了来电显示，而我正在号啕大哭，都没顾得上出声打招呼。如果不是有来电显示，她可能会以为是疯子的恶作剧吧。

我调整了呼吸，告诉她事情的经过。她听得很仔细，并不断重申她认为这难以置信。我们也花了差不多二十分钟时间批判男友，然后我听到她女儿走进房间，说要早点去学校参加游泳训练。

"我午餐时再打给你，"简说，"我觉得事情不会这么简单就结束了，一定是另有蹊跷。除非他是反社会人格，不然这完全不符合我在这两年里所看到的他。"

"一点都没错，"我说，"所以说他一定就是反社会人格。"

我听到电话那头她喝了口水，又把杯子放下。

"如果是这样的话，"她把水咽下去，接着说道，"我有个不错的人选可以介绍给你，绝对不是仇童男。"简也挺喜欢男友这个新名字，"过几个星期，等你缓过来了，我来介绍你们认识。"

这对话的荒谬差点令我破涕为笑。在刚分手没几个小时的这个当下，我最需要的是有人在痛苦中陪伴我，但我也知道看着朋友痛苦挣扎却又无能为力，是多么令人难受的一件事。"陪伴你经历痛苦"是少数只有在心理治疗室这种受到保护的空间里才能经历的体验之一，很难在这一特定情境之外重现，无论施与受都很难，即使对两个心理治疗师来说也是如此。

当我们挂断电话，我思考了一下简所讲的"过几个星期"这个说法。我真的在几星期后就能去和别人约会了吗？我想象了一下自己去和一位友善的男士约会，他正努力为初次约会制造话题，无意间却提到了某件事，让我想到了男友（我很肯定，几乎任何东西都可以让我回想起男友），然后我一定会忍不住流眼泪。初次约会就流眼泪肯定是件扫兴的事。而作为一个心理治疗师在第一次约会时哭，不仅扫兴，更会引起恐慌。话说回来，我现在的精力只够应付眼前的事。

当下，只能先迈出第一步，再走下一步。

当我面对那些正在经历严重（影响社会功能的）抑郁症的患者，我就会跟他们这样说："想象浴室就在前面。离你只有五步之遥。你看得到，却过不去。"这时就要先迈出第一步，再走下一步。不要一次去想五步，一次只迈好一步。迈好了这一步，再去走下一步，你终究会到达浴室的。同理，你也能成功地迈向明天、迈向明年。一步一个脚印。他们或许无法想象抑郁症状能在短期内缓解，但其实他们根本不需要去想。去做一件事，再让这件事驱使你去做另一件事，用一个良性循环来替代一个恶性循环。大多数巨大的转变都是靠我们用数百个微不足道、甚至难以察觉的一小步累积而来的。

一步之中蕴含着许多可能性。

我打起精神叫醒儿子，为他准备早餐，打包他的午餐，和他交谈，把他送去学校，然后开车去诊所，全程都没有掉过一滴眼泪。"我能做到的！"坐电梯到办公室的途中我心想，"迈出第一步，再走下一步。"就像专注于每一次时长五十分钟的心理治疗。

我走进诊所，在走廊上跟同事们打招呼，拿钥匙打开诊室的门，完成每天要做的一系列事务：把随身物品放到一边，把电话调成静音，取出病历，然后把沙发上的靠枕拍拍松。接下来，不同往常的是，我坐在平时给来访者准备的位子上，看着空荡荡的医生椅，从这个角度打量着自己的诊室，有一种奇异的舒适感。我就坐在那儿，直到门边的绿灯闪烁，提示我今天的第一位来访者已经到了。

"我准备好了。"我想，先迈出第一步，再走下一步。"我会没事的。"

只是，我并不是真的没事。

4

聪明的那个，还是好看的那个

我总是被各种故事吸引，不仅对其中发生的事感到好奇，更对各人叙述故事的不同方式感兴趣。当人们来做心理治疗，我不仅要聆听他们的讲述，更要从中辨别他们是否知道一个故事可以有多种讲法。他们是认为只有自己的叙述才是故事的"唯一正解"，还是知道那只是故事的多个版本之一？他们是否意识到自己会选择保留或删减故事的内容，是否意识到他们讲述故事的初衷也会影响到听者的立场？

我在二十多岁的时候，总是在思考这样的问题，但我所思考的不是心理治疗的事，而是电影和电视剧中的角色。所以我刚从大学毕业，就在娱乐行业找了份工作，迈入了大家口中的"好莱坞"。

我在一家大型艺人经纪事务所工作，为一名初级电影经纪人担任助理。他叫布莱德，是一些剧作家和导演的代理，他比我大不了几岁，毕竟好莱坞到处都是年轻人。他看上去满脸稚气，脸颊光滑，头发蓬松而凌乱，他常常需要把刘海从眼前拨开。那些精致的西装和昂贵的鞋子在他身上总是显得过于成熟，就像是穿了他爸爸的衣服。

严格来说，我上班的第一天是一次试工。据人力资源部的格洛丽亚说

（我从不知道她姓什么，每个人都称她为"人事部的格洛丽亚"），布莱德在应聘助理的候选人中选定了两名最终入围者，我俩要各来工作一天以考核实际表现。就在试工的当天下午，当我从复印室走出来的时候，不小心听到了未来的老板和另一个经纪人——也是他的导师——在他办公室里聊天。

"人事部的格洛丽亚要我今晚就给她答复。"我听到布莱德说，"我该选聪明的那个还是好看的那个呢？"

我怔住了。

"那一定要选聪明的那个。"另一个经纪人说道。

我想知道布莱德认为我是哪一个。

一小时之后，我得到了这个工作。我知道那个问题问得极不礼貌，但我还是受到了极大的伤害。

而且，我也不懂布莱德怎么会认定我是聪明的那个。当天我所做的事包括：打了一堆电话，但由于我还搞不清电话系统上的按键，所以常常按错导致通话中断；煮了杯咖啡，还被退回来重煮了两次；复印了一份剧本，却不小心把1份按成了10份，只好把其余9份复印件藏在休息室的沙发下面；我还被一个台灯的电线绊倒了，一屁股摔在布莱德办公室的地上。

我得出的结论是：好看的那个只能是特别特别蠢了。

我的官方职位是"电影文学助理"，其实我只是一个秘书，每天翻着长长的通信录，打电话给各个电影工作室的主管和电影制作人，跟他们的助理说我的老板正在电话这头等候，然后再把电话转给我老板。根据众所周知的行规，助理要默不作声地旁听这些通话，这样一来不用老板嘱咐，我们就能知道事后应该寄出哪份剧本。有时通话的各方也会忘记我们的存在，于是我们就会听到老板的知名友人们的各种劲爆八卦，例如谁和对象吵架了，或是哪个工作室高管马上就要"秘密地"拿到一份大制作的合约。如果我老板要找的人没空接电话，我就会给他留言，再接着打给通讯录上几百号人里的下一位。有时我会根据指示很有技巧地在不合时宜的时间回复一些电话。在好莱坞，如果你想故意联络不到谁，那就在早上九点半之前打电话，因为没有人会在十点钟之前上班。说白了，大家只有到午饭时间才会出现。

虽说电影行业光鲜亮丽——布莱德的名片盒里装满了我仰慕已久的人的电话和住址——但一名助理所做的工作正是光鲜的反面。作为助理，你要端茶递水，为老板安排理发和美甲，取回干洗的衣物，屏蔽他们父母和前任的来电，复印和传送文件，把汽车开去送修，担任私人跑腿，还得确保每次开会都备好冰镇的瓶装水。即使会上有你做梦都想见到的编剧或导演，你也不能跟他们说一句话。

到了深夜，你终于有时间读完客户寄来的剧本，并写下十页密密麻麻的札记，以便你的老板明天在开会时可以不费吹灰之力地发表富有洞察力的评论。我们这些小助理之所以会为这些札记花费心血，就是为了证明自己的智慧和才能，盼望着有一天老天开眼，让我们能从令人心智麻木、工时超长、薪酬低廉，还没有加班工资的助理工作中解脱出来。

工作了几个月之后，我渐渐明白在公司里受瞩目的还是那些"好看的"——而且助理职位上好看的人还真不少——而所有额外的工作都被分配给了所谓聪明的人。在那家公司供职的第一年里，我睡得很少，因为我每周都要给十几份剧本写札记，而且用的都是下班后和周末的时间，但我其实对此并不在意。事实上，这是工作中我最喜欢的部分。我从中学到了如何刻画故事，我爱上了那些内心复杂的有趣角色。随着时间的累积，我对自己的灵感越来越有信心，和别人分享故事创意时也不再那么胆怯了。

不久就有一家制作公司聘用我做入门级的电影执行制作人，正式头衔是"剧情编辑"。于是我成了与会发言的人，有别的助理会为我准备好瓶装水。我常常跟作家和导演密切合作，窝在一个房间里，逐个逐个场景地斟酌脚本，作者们常常会非常保护自己的创作，我要帮助片方得到他们想要的修改，又不能惹毛作者，以免他们暴跳如雷，甚至以退出合作相威胁。

这些谈判的经验后来竟成了伴侣治疗中最佳的实践参考。

有时为了避免办公室嘈杂的环境，我会邀请电影制作人一大清早到我狭小简陋的公寓里来，而当我在前一晚为明天挑选早餐小食的时候，就会想象，尽管我的客厅破破烂烂，地毯和天花板如此简陋，但约翰·利思戈[1]明天就要坐在这里吃贝果，还有比这更美好的事情吗？

还真有更美好的事情——至少我一度这么以为——我升职了。这次的升迁是我付诸努力且梦寐以求的，但得到之后才发现并不是这么回事。

讽刺的是，在这一行，你资历尚浅的时候反而最有机会做创造性的工作，当公司高层们在外招揽演员、与经纪人共进午餐，或是路过片场探班时，你就在办公室里承担所有与剧本相关的工作。但当你成为开发主管，工作重心就从对内执行变成了对外的角色。如果你中学时是学校里的活跃分子，那这就是为你量身定制的工作；但如果你是个喜欢钻在书本里，喜欢和三五知己泡图书馆的孩子，那就得好好想想这到底是不是你想要的了。

现在我就是每天穿梭在午餐和会议之间，笨手笨脚地尝试着去社交。与此同时，工作的进展却举步维艰。感觉制作一部电影可以用上几个世纪的时间——事实上完成一部电影的制作确实需要好几年的时间，同时我越来越感觉自己入错了行。当时我和一个朋友住在一间复式公寓里，她指出我每晚花非常多的时间看电视，简直陷入病态了。

"你似乎有些抑郁。"她关切地对我说。我说我这不是抑郁，我只是觉得无聊。我当时没有意识到，如果你每天赖以维持生活的唯一动力只是能在晚餐后打开电视，那你很可能就是抑郁了。

一天中午，我坐在一家高雅的餐厅里，和一位漂亮的经纪人共进午餐，她正和我说起她刚拿下的一个非常不错的项目，我突然意识到自己脑中不停闪现四个大字："我、不、在、乎！"无论那个经纪人跟我说什么，

1　约翰·利思戈（John Arthur Lithgow, 1945—　），美国演员、音乐人和作家。

那四个字就是不停地在我脑内循环，直到结账时还没停止，直到我开车回公司也没停止。第二天，甚至之后的几个星期，这四个字还是响个不停，直到几个月之后，我终于不得不承认这就是我脑子里真实的想法：我不在乎。

我当时唯一在乎的似乎只有看电视，因为只有那些每周准时更新的剧集才能让我沉浸在虚构的世界里，恢复片刻的感知；或者更准确地说，唯有沉浸在虚构的世界里，我才能屏蔽那些令我不愉快、却又无力改变的事情。既然如此，我就去应聘了一份电视台的工作。几个月之后我开始在NBC（全美广播公司）从事连续剧开发。

我当时还以为自己梦想成真了。我以为我又能写故事了。而且与结构封闭、结尾精致完整的电影相比，写电视剧更有趣。我可以用几集或几季的时间让观众层层递进地了解他们喜爱的角色，这些角色会和我们平常人一样不完美、充满矛盾，那些故事也会和现实生活一样复杂。

我以为自己找到了最好的方法来应对无聊，直到多年之后我才发现，我只是解决了一个错误的问题。

5

练瑜伽不如躺着

朱莉的治疗记录：

　　三十三岁的大学教授，在蜜月旅行后查出罹患癌症，故前来寻求帮助。

　　"那是一件睡衣吗？"朱莉一边走进我的办公室一边问道。那是男友事件刚发生后的那个下午，就在我接待约翰（和他的蠢货们）之前。我已经快熬过这一天了。

　　对于她的提问，我回以诧异的眼神。

　　"你身上那件。"她说着，在沙发上坐下。

　　我的思绪回到今天早上，回想起我本来打算要穿的那件灰色卫衣，它就放在床上。我心头一沉，突然意识到卫衣旁边是我去洗澡前脱下来的灰色睡衣，而当时的我正经历分手后的恍惚。

　　天哪！

　　男友有一次从超市买回来几件睡衣，每件胸前都绣着搞怪的文字，比如"老子就是那束光""想听土味情话""聊什么都能秒睡"（心理治疗师可不会想对来访者说这些）。我努力想要记起昨晚我穿的是哪一件。

我振作起来瞥了一眼胸前，衣服上写着"练瑜伽不如躺着"。朱莉正看着我，等我给她一个答案。

每当在接诊时遇到不知该说什么的时候（对心理治疗师来说这种情形时有发生，只是来访者们不常留意到），我通常有两种选择：我可以保持沉默，直到我更理解当下的状况为止；或者我可以尝试做出回答。但无论我选择怎么做，都必须说真话。所以在面对朱莉的问题时，我想过回答我在练瑜伽，而这只是一件普通的 T 恤，不过这样的话我就说了两个谎。朱莉参与的正念癌症康复项目中包括练习瑜伽，如果她跟我谈论起一些瑜伽体式，我就得继续说谎以显得我很熟悉这些术语，或者我就得承认我撒了谎。

我记得在培训期间，有一个实习医生曾经告诉来访者他将有三个礼拜不在诊所，来访者问他要去哪儿。

"我要去夏威夷。"实习医生诚恳地回答道。

"是去度假吗？"来访者问。

"是的。"他回答。但实际上他是去结婚，再加两周的海岛蜜月。

"这个假期可真长呀。"来访者评论道。实习医生当时认为结婚是过于私人的话题，于是他避而不提，把关注点放在来访者的评论上——错过三周的治疗对她来说会有什么影响？他的短暂缺席给她带来的感受，又会让她回想起什么？或许探索这两个问题都会让治疗有不少收获。但若是去探索来访者这个评论背后隐藏的间接问题，或许也会收获颇丰：既不是暑假也不是逢年过节，你究竟为什么要放三个礼拜的假呢？可想而知，当来访者留意到实习医生戴着婚戒回来上班时，她会觉得自己被背叛了——"为什么你当时不能如实告诉我？"

再回过头想，实习医生宁愿自己当时说了实话。让来访者得知自己的婚讯又会怎么样呢？如果医生结婚对来访者的状态造成了影响，那还可以想办法解决这些影响；但一旦丧失了信任，就很难修复了。

弗洛伊德主张，医师对于病人应滴水不漏，就像一面镜子，只反映病人呈现出的那些部分（内容）。但现在很多心理治疗师都会在治疗工作中融入不同形式的"自我暴露"，可能是分享自己在某次治疗中的反应，或是表示知道来访者经常提到的某个电视节目。（承认自己也看《钻石求千金》[1]总好过装作不知道却无意间说出一个来访者从未提过的剧中人的名字。）

但什么能说、什么不能说，总是一个不可避免的难题。我知道有一个心理治疗师，她来访者的孩子被诊断出图雷特氏综合征（抽动秽语综合征），而她自己的儿子也有这个病，分享这个信息加深了她们之间的关系。而我另一个同事在治疗一位父亲死于自杀的来访者时，就从未提起过自己的父亲也是死于自杀。在这两个例子中，我们都要进行主观判断，权衡一下"分享"的价值：分享的信息是否对来访者有益？

如果处理得当，"自我暴露"可以让治疗师和那些在过往的经历中感到被疏远的来访者拉近距离，鼓励来访者更敞开心扉。但如果分享得不合时宜，或以自我为中心，就会让来访者觉得不舒服，开始自我封闭，甚至直接逃遁。

"是的，"我告诉朱莉，"这是件睡衣。我可能是不小心穿错了。"

我停顿了一下，好奇她接下来会怎么说。如果她问起怎么会穿错，我会如实（但略去细节地）告诉她：今天早上我没留神。

"哦。"她说。然后她的嘴唇微微颤动，像是要开始啜泣，但事实上，她笑了起来。

"抱歉，我不是笑你。'练瑜伽不如躺着'，这简直就是我的心情写照！"

朱莉告诉我，在她参加的正念癌症康复项目中有一位这样的女士：她坚信如果朱莉不认真练习瑜伽，癌症将置她于死地。当然她也信仰象征抗击乳腺癌的粉色丝带和积极乐观的心态。尽管肿瘤科大夫已经宣布癌症终将夺去朱莉的生命，那位女士依然坚信瑜伽能治愈她。

---

[1] 《钻石求千金》（The Bachelor），是美国的一档关于约会游戏的电视真人秀节目。

朱莉对她不屑一顾。

"想象一下如果我穿着这件睡衣去练瑜伽——"

她笑到完全失控，刚收住一阵，又爆发出另一阵大笑。自从朱莉被宣判"死刑"之后我就没见过她笑了。这应该就是她以前的样子——她把自己患癌症之前的日子戏称为"癌症元年之前"，那时的她快乐、健康，和即将成为她丈夫的男友坠入爱河。她的笑声就像一首歌，富有感染力，让我不由得也笑了起来。

我俩都坐在那儿笑着，她笑那位"圣母"女士，我笑我自己穿错衣服，笑两个悲情的女人表里不一的状态。

朱莉发现自己的癌症症状时，正在大溪地的海滩上和丈夫亲热，不过她当时并没有怀疑那是癌症。当时她的乳房有点疼痛，后来在淋浴的时候，那个疼痛的地方感觉有些异样。但她之前也有感觉异样的状况，而妇科医生经过检查之后总会告诉她那只是腺体在生理期的正常变化，所以她当时以为自己或许是怀孕了。她和新郎迈特在一起三年了，两人说起过一结婚就要生儿育女，而且婚礼之前的几周里他们都没有采取避孕措施。

此外，现在怀孕也正是时候。朱莉刚刚拿到大学的终身教职，这代表着在多年的艰苦努力工作之后，她终于有机会喘口气了。现在她可以有更多的时间照顾自己的兴趣：跑跑马拉松，爬爬山，为她的小侄子烤蛋糕。她也终于有时间考虑结婚生子了。

朱莉在蜜月回来之后就用验孕棒验证了自己的怀疑，当她和迈特分享这个好消息时，迈特一把抱起她在房间里转圈圈。当时电台里正在播放《走在阳光里》，他们当即决定这首就是属于他们小宝贝的歌。他们激动地去找产科医生做第一次产检，但当医生摸到朱莉在蜜月时注意到的"腺体"时，他的笑容渐渐消失。

"应该没什么事，"医生说，"但还是让我们查清楚吧。"

事实并不是没什么事。年轻、新婚、怀孕、没有家族遗传乳腺癌史的朱莉无情地被宇宙中的小概率事件击中了，她挣扎着尝试，同时挨过癌症治疗和妊娠期，却发现自己流产了。

朱莉就是在这个时候来到我的诊所的。

鉴于我不是一个专攻癌症病人的心理治疗师，这是一次颇为不同寻常的转介。但我在这方面的经验不足正是朱莉选择我的原因。她告诉她的医生，她不想要"癌症组"的心理治疗师，她想要感觉自己是正常人，还在正常地参与生活。而且医生似乎也坚信她在手术和化疗之后会好起来，所以她想要把心理治疗的重点放在如何熬过治疗期，同时过好新婚生活。（试想一下，她的新婚回礼贺卡上该写什么呢？"非常感谢你送的可爱的大碗，化疗呕吐时我会把它放在床头以备不时之需"？）

治疗非常残酷，但朱莉的病情有所好转。在医生宣布她"肿瘤消失"的那一天，她和迈特，以及他们最亲密的朋友和亲人一起乘坐了一趟热气球。那是夏天开始的第一周，当两人手挽手在一千英尺的高空欣赏日落的时候，朱莉不再像治疗时那样感到被世界抛弃了，现在的她感觉自己很幸运。是的，她经历了地狱，但一切都已经过去了，未来在向她招手。再过半年，她会再做一次最终检查，为治疗画上句号，这意味着她又可以备孕了。那天晚上，她梦见自己已经六十多岁了，怀里抱着她的第一个孙子。

朱莉的精神状态很好，我们的任务已经完成了。

在热气球之旅和最终检查之间我没再见过朱莉。不过倒是开始有其他癌症病人通过朱莉的肿瘤医生介绍，打电话到我这儿。生活中我们能掌控的其实原本就不如自己想象的那么多，但面对病痛才是最叫人无能为力的事。无论是面对生活还是面对一次治疗，人们绝不愿意去想象的是，即使自己把所有该做的都做对了，还是有可能抽到一支下下签。但如果最坏的情况真的发生了，你唯一能做的就是以自己的方式面对厄运，而不是听从别人的意见。我想让朱莉沿着自己选择的路去走——况且以我贫乏的经验，也不知道"应该"怎么办——但似乎这么做对她起到了帮助作用。

"不管你用的是什么方法，反正她看上去对结果很满意。"朱莉的肿瘤医生说。

我知道那不是我的功劳。我做的最有价值的事不过是努力让她保持本性。而这个"原生态的朱莉"之所以能坚持到现在，仅仅是因为我们在治疗中根本没有去考虑死后的事，而是在谈论化疗后要戴假发还是裹头巾、如何处理性生活，以及如何在术后管理体形。我帮助她想清楚要如何经营婚姻、处理和父母的关系、如何面对工作，就和我帮助其他来访者没有两样。

然后，有一天我听到了朱莉的电话留言，她需要马上见我。

她是第二天一早来到诊室的，面色铁青。那个本该证明她痊愈的最终检查却发现了另一种罕见的癌症，是与原发癌无关的新病灶。医生断言这次的癌症终将夺走她的生命，可能是一年，可能是五年，如果奇迹出现也可能是十年。当然，医生们会尝试实验性的治疗，但毕竟只是实验性的。

"你会陪着我，直到我死去吗？"朱莉问我。

每当有人提及死亡，大家总是倾向于彻底否认这个问题。我的本能反应也一样，或许我可以对朱莉说："哎呀，先别想这么多。或许那些实验性的治疗能奏效呢？"但我必须记得我在场的目的是为了帮助朱莉，而不是安慰我自己。

话虽如此，但在她问到我的当下，我还是惊呆了。我努力尝试着消化这个消息。我不确定自己是不是帮助朱莉的最佳人选。如果我说错什么做错什么，那可如何是好？如果我的面部表情或肢体语言透露了我的不安、恐惧或悲伤，会不会冒犯到朱莉？她只有一次机会按照自己选的路来走，要是我让她失望了怎么办？

她一定是看出了我的迟疑。

"求你了，"她说，"我知道这不是一件轻松的事，但我真的不能去看那些专攻癌症的医生。他们把每个人都称为'勇士'，但除了勇敢我们还有别的选择吗？事实是，我看到针头都还会感到害怕，会畏缩，就像我小时候怕打针一样。我并不勇敢，也不是什么斗士，我只是一个普通的大学老师。"她坐在沙发上，身子向前倾，"他们的墙上甚至还挂着抗癌誓词。

所以求你了，别让我去那儿。"

我看着朱莉，我无法拒绝她。更重要的是，我不想拒绝她。

而从那时起，这个治疗工作的本质改变了：我要帮助她面对死亡。

这一次，我的经验不足可能事关重大。

6

寻找温德尔

"也许你该找个人聊聊。"在我和男友分手两个星期之后，简向我提出了这样的建议。她打电话到我的诊所问我状况如何。"你要找一个你不必扮演心理治疗师的地方。"她补充道，"你要找一个能让你完全释放的地方。"

我从办公室门旁边的镜子里观察自己，我一直都用这面镜子来检查仪容，如果我在休息时吃了东西，就会在接待下一个来访者之前照一照镜子，检查一下牙齿上有没有沾着口红。镜子里的我看上去很正常，但实际上我感到又晕又迷茫。不过这并不影响我接待来访者——老实说，那对我来说倒是一种解脱，让我有整整五十分钟逃离自己的生活——但在治疗之外的时间，我正渐渐地迷失自己。事实上，随着日子一天天过去，我的情况非但没有好转，反而变得更糟。

我睡不着，也无法集中精神。自从分手以后，我有一次把自己的信用卡落在了超市里，还有一次加完油，油箱门都没关就从加油站开车走了，我还从车库的台阶上摔下来，把膝盖都摔紫了。我感觉胸口阵阵绞痛，就像心被碾碎了，但同时我知道它并没有碎，它比任何时候跳得都快，而持续过速的心跳也是焦虑的症状之一。我一直纠结于男友的心态，我猜他过得平静而从容，而我却在深夜里躺在卧室的地板上对他念念不忘。然后我又开始纠结我想念的是不是他——还是我根本都不曾真正地"认识"过他？我想念的是真正的他，还是我想象中的他？

所以当简建议我应该去看看心理治疗师时，我知道她说得有道理。我需要有人帮助我走出这个困境。

但是找谁呢？

找心理治疗师并不是件容易的事，这不像找好的内科医生或牙医。如果要找心理治疗师，你就得考虑以下几点：

首先，如果你跟人打听有没有心理治疗师可以介绍，而那个人本身并没有在做心理治疗，那他可能会因为你竟然以为他在做心理治疗而感到不悦。同理，如果你所问的人刚好在做心理治疗，那他也可能因为你所作的假设而感到不安。他可能会想："她认识这么多人，为什么偏偏来问我？"

其二，当你做出询问时，你就要准备好那个人可能会问你为什么想找心理治疗师。"出什么事了吗？"那个人可能会说，"是不是你的婚姻出现了问题？你是抑郁了吗？"即使他没问出口，但他以后每次见你，都可能会默默琢磨：是出什么事了吗？是不是你的婚姻出现了问题？你是抑郁了吗？

其三，如果你的朋友真的向你推荐了一位心理治疗师，那你在那位医生的诊室里所说的内容可能受到意想不到的审视和权衡。例如说，如果你的朋友和这位医生说起一件不太愉快的事，而其中也牵涉到你，无论你是就同一个事件做出了另一版本的叙述，还是对此事绝口不提，治疗师看你的角度都将和你选择呈现的角度有所不同。但你将无从得知治疗师都知道哪些关于你的事，因为治疗师不能透露别人在治疗中说的话。

虽然存在上述这些戒律，但要寻找心理治疗师，最有效的方法还是靠口口相传。你也可以去《今日心理学》的网站[1]检索你所在地区的医生资料，但无论你怎么做，你都需要亲身去见几次才能找到适合自己的治疗师。因为你与治疗师之间的契合度很重要，这与你和其他医生的关系不同。曾经有一个心理治疗师说过："这跟要选一个好的心脏科医生不一样，你可能一年只需要见他两次，他也永远不需要知道你内心巨大的不安全感。"各种学术研究都表明，心理治疗成功的最重要因素就是你和心理治疗师的关系，你是否"感到被感知"。不管这个心理治疗师受过什么样的培训，采用什么样的治疗方式，或是你的症结属于哪一类问题，都不如你和治疗师之间的关系来得重要。

但对于我来说，寻找治疗师有一个特殊的限制。为了避免"双重关系"之类违反职业伦理的行为，我不能为我身边的人提供治疗，也不能接受他们为我进行心理治疗。我儿子同班同学的家长不行，我同事的姐姐不行，我朋友的妈妈不行，我的邻居也不行。心理治疗中的关系必须独立存在，区别于其他关系，并保持距离，这就和其他临床科室的医患关系不同。你可以和你的外科医生、皮肤科医生或推拿医生一起打网球，或参加同一个书友会，但和你的心理治疗师就不行。

这个限制大大地缩小了我的可选范围。我和城里许多心理治疗师都有交集，有的是熟人，有的转介过来访者，有的一起参加过研讨会。就算简向我推荐一位我不认识的同事，但她和我的治疗师很熟也会令事情变得尴尬，这个关系还是太近了。至于我有没有想过问问我自己的同事呢？问题是，我并不想让我的同事们知道我急需寻求心理治疗，我怕这会让他们在考虑要不要把来访者转介给我时有意无意地产生迟疑。

就这样，虽然我身边尽是心理治疗师，而我却面临着如英国诗人柯勒律治描绘的困境："水啊水，到处都是水；却没有一滴能解我焦渴。"

1　《今日心理学》是美国的一本心理学杂志，旗下网站 PsychologyToday 提供寻找治疗师以及心理学基础方面的内容。

到这天快结束的时候，我突然有了个主意。

我的同行凯洛琳和我不在一个诊所里工作，她甚至都不在我所在的这栋楼里行医。我和她算不上朋友，但我们在业务上有友好的往来。有时我们会分享案例，例如我为一对夫妇做心理治疗，她会单独会见夫妇中的一人，或是反过来。她推荐的人我信得过。

我在下班前十分钟拨通了她的电话。

"嗨，你好吗？"她问道。

我说我很好，"非常非常好。"我热情满满地回答道，只字不提我几乎不吃不睡，快要昏过去了。我也向她问好，然后便直接切入正题。

"我需要你推荐一位心理治疗师，"我说，"我的一位朋友需要进行心理治疗。"

我很快地向凯洛琳解释了一下这位"朋友"指明想找一位男医生，所以我没有向这位"朋友"推荐凯洛琳本人。

接着，我几乎能听到电话那头她脑袋里的搜索引擎运转起来的声音。四分之三从事临床心理治疗的心理医生都是女性，所以得费点神才能找出一位男医生来。我还补充道，我知道我所在的诊所有一位男医生是我认识的最厉害的心理治疗师之一，但那位医生和我共用一间候诊室，而我那位朋友不想在我的诊所进行治疗，所以他也不合适。

"嗯……"凯洛琳说，"让我想想。要找心理治疗师的是一位男性吗？"

"是的，他四十多岁，"我说，"配合度很高。"

"配合度很高"是心理治疗师之间对"好的来访者"的代指，大多数心理治疗师都喜欢与这类来访者合作，可以穿插在那些需要帮助但配合度不那么高的来访者之间，起到调剂作用。配合度高的来访者有能力与人建立关系，承担成年人应有的责任，并且能够反省自己。这类来访者不会在两次治疗之间还每天因为突发状况打电话给你。研究结果和常识都告诉我们，大多数心理治疗师都更愿意和善于表达的、有决心的、开放的、有责任感的来访者合作，这些来访者的情况改善得也更快。我向凯洛琳提到"配合度高"这一点，是希望能扩大可选择医生的范围。而且我确实觉得自己配合度还挺高的，至少到男友事件发生之前都是。

"我觉得如果是一个已婚有小孩的男医生，他会觉得更自在些。"我接着说道。

加上这一点也是有原因的。我知道自己这个假设或许失之偏颇，但我怕女医生会倾向于同情分手后的我，而未婚又没当过父亲的男医生又可能无法理解小孩对整件事的影响。简而言之，我想要见一个对婚姻和育儿都有第一手经验，但又能保持客观的男性专业心理治疗师———一个和男友处境相似，但会像我一样对男友的行为表示震惊的男性，这样我才能知道自己的反应是正常的，知道自己没有疯。

是的，我寻求客观，但只是因为我坚信客观意见会站在我这边。

我听到凯洛琳"嗒嗒嗒"地敲击着键盘。

"这个怎么样……不不，这个不行，他自恃过高。"她没有提及那个治疗师的名字，随即又敲起了键盘。

嗒嗒嗒。

"有个同事以前和我在同一个督导小组，"她说道，"但我也不确定。他确实很不错，技术成熟，而且说的话也总是很有见地，但只是……"

凯洛琳迟疑了。

"只是什么？"

"他总是一副很开心的样子，这让人感觉很不……真实。我的意思是，他究竟开心个什么劲儿呢？但有些来访者喜欢这样的医生。你觉得你的朋友会跟他合得来吗？"

"肯定不会。"我说，我对常年兴高采烈的人总是抱持怀疑的态度。

接着凯洛琳又给出了一个好医生的名字，但我跟那个人也挺熟的，所以我对凯洛琳说他不行，因为有"冲突"———在心理治疗师的世界里这代表着"他俩的世界有交集，但我不方便透露更多了"。

她又四处点击了一阵——嗒嗒嗒——然后她停下了。

"噢！有了，有一位名叫温德尔·布朗森的医生，"凯洛琳说，"我已经好几年都没跟他说过话了，但我们曾经一起接受培训。他很聪明，已婚，有小孩，四十多快五十岁吧，干这一行也很多年了。你要他的联系方式吗？"

我说好的，我是说"我的朋友"会想要的。我们又寒暄了一阵，然后就挂了电话。

到现在为止，我对温德尔医生的了解仅限于凯洛琳刚刚告诉我的那些，以及他办公室对面有停车场可以免费停车两小时。我怎么会知道那个停车场呢？因为凯洛琳刚挂断电话就把温德尔医生的电话和地址发给了我，我才发现之前去做比基尼蜜蜡脱毛的地方就在同一条街上。不过在可预见的未来我都不需要用到私处脱毛服务了，想到这儿，我又不禁哭了起来。

我花了很长时间重新收拾心情，然后拨通了温德尔医生的电话，并不意外地被转到了语音信箱。心理治疗师很少会接听办公室的座机，因为医生在两个治疗之间只有几分钟时间，而如果来访者刚好因为紧急情况打来寻求帮助，仓促的通话反而会让来访者感到碰壁。医生之间则多通过手机或传呼机联系。

我听到一段格式化的预录信息："您好，这里是温德尔·布朗森医生的办公室。我会在周一到周五的工作时间内回复您的电话。如果您有紧急状况，请拨打……"

我在提示音后留下了简短的留言，说明了一位治疗师需要了解的所有信息：我的姓名，一句话概括我致电的原因，还有回电号码。我追加了一条信息：我自己也是心理治疗师。我原本希望这能让我在温德尔医生那儿更快排上号，但当我说出"治疗师"这个词时我的声音哽咽了，我羞愧地用咳嗽掩饰了一下，赶紧挂断了电话。

温德尔在一小时后给我回了电话，我尽量用镇静的语调向他说明，我只是需要一次小小的危机管理，用几周时间"消化"一次意料之外的分手，就这么简单。我之前也做过心理治疗，所以我说我已经"经过预处理"了。他并没有接我这个梗，这让我确信他没什么幽默感。但这没关系，危机管理并不需要用到幽默感。

归根结底，重点在于帮助我从困境中重新站起来。

温德尔在电话里大概就说了五句话。这五句还包括一系列"嗯嗯啊啊"组成的短句，以及向我提出可以第二天早上九点钟到他的诊所。我答应了，然后我们的通话就结束了。

虽然温德尔医生说得不多，但我们的对话即刻让我感觉轻松了很多。我知道这是常见的安慰剂效应：来访者在预约了第一次心理治疗后、在踏入诊室之前，通常会觉得充满了希望。我也不例外。我想着，就在明天，我将会得到帮助。没错，虽然这个突如其来的打击令我现在一团糟，但我马上就会理出头绪（具体来说，就是温德尔也会认定男友是一个反社会人格者）。当我在未来的生活中回过头看这件事，它只会像是雷达屏幕上一闪而过的暗礁。我会从这个错误中吸取经验教训，我儿子把这种错误称为"一个漂亮的跟头"。

那晚临睡前，我把属于男友的东西都收拾起来，包括他的衣服、洗漱用品、网球拍、书，还有各种电子产品。我把它们装进一个箱子里，打算改天还给他。我把男友从超市买回来的睡衣从抽屉里拿出来，还发现了其中一件上贴了张便笺纸，上面是男友柔情蜜意的留言。我很好奇，写下这些话的时候，他知不知道自己就要离我而去了？

分手前一周，我参加了一次个案讨论会，其间有医生提到某位来访者发现自己的丈夫一直过着双重生活。这位丈夫不仅维持了多年的婚外情，而且情人还怀上了他的孩子，很快就要生了。当妻子发现了这一切，（你猜丈夫有没有想过要跟妻子坦白？）她不知道该拿自己的婚姻生活怎么办。她在这段婚姻中的记忆是真实的吗？譬如某个浪漫的假期，当时丈夫已经有外遇了，那么她在旅途中的感受与实情相符吗？还是只是自己的想象呢？她觉得自己不仅被抢走了婚姻，也失去了记忆。同理，当男友在我的睡衣上留下便笺，或者当初他在给我买睡衣的时候，他是不是也在暗地里规划着远离孩子的生活？我紧锁着眉头看着那张便笺纸，心里想：这个骗子！

我把装满男友物品的箱子搬到车上，放在前座上，这样我就会记得把它送走。或许明天一早我就去把东西还给他，在我去温德尔医生办公室的途中。

我等不及想听到温德尔医生对我说，男友是一个十足的反社会人格者。

7

觉知的起点

　　我站在温德尔医生诊室的门口，思考着该往哪儿坐。在我的职业生涯中，曾经见过许多心理治疗诊室，包括培训期间督导的诊室，还有我到过的其他医生的诊室，但从没见过像温德尔医生的诊室这样的。

　　和一般诊室相同的是，墙上也挂着常规应有的证书，书架上也摆着心理治疗相关的书籍，房间里也没有任何透露医生私生活的物件，书桌上没有家人的合照，只有一台笔记本电脑。但是按照心理治疗师诊室的标准布局，通常在房间中央会背着墙放一张心理治疗师的椅子。在实习期间，我们还学到要靠近门坐，因为万一"形势升级"，治疗师需要逃生通道。但温德尔的诊室只有两张长条形的沙发在远离门的墙角排成L形，两张沙发之间放着一个茶几，并没有单独的、给心理治疗师准备的椅子。

　　我感到无所适从。

　　温德尔医生是个瘦高个，谢顶，还有心理治疗师标志性的驼背。他站在那儿等我先坐下。我考虑了各种可能性。我猜我俩不会在同一张沙发上并肩而坐，但他通常都坐哪张沙发呢？是窗户边上的这张（万一事态升级，他可以从那儿逃走），还是倚着墙的那张呢？我决定坐在窗边，下图

A 的位置。温德尔医生关上门，穿过房间，安然地坐到 C 的位置上。

当我会见新来访者的时候，通常都是我起个话头来打破沉默，例如："来吧，跟我说说今天是什么事把你带到这儿来的。"然而温德尔医生却闷不吭声。他就这么看着我，用他的绿眼睛对我进行盘问。他穿着针织外套、卡其裤和乐福鞋，就跟人们对心理治疗师的刻板印象一模一样。

"你好。"我说。

"你好。"他回答，然后继续等待。

时间过去了一分钟，但感觉比一分钟要长得多，我努力动用自己的智商和情商把关于男友的情况阐述清楚。真实的情况是自从分手之后，我的状态一天比一天糟糕，我的生活出现了一片炫目的空虚。在之前的这几年，男友和我在白天都会保持频繁的联络，晚上他也会在睡觉前跟我说晚安。但现在呢，他在干什么？他是如何度过这一天的？他的工作进行得顺不顺利？他有没有想我？还是他庆幸自己终于吐露了心声，可以去寻找一个不带孩子的伴侣了？我身体的每一个细胞都感受到男友不在我身边了。今天早上来到温德尔医生诊所的时候，我简直就像是一个废人，但我不希望这是自己留给他的第一印象。

老实说，即使是以后，我也不想留给他这样的印象。

心理治疗的过程有一个有趣的悖论：心理治疗师为了治疗来访者，需要尽量看透来访者的真实状况，这就意味着要看到他们的脆弱、他们根深蒂固的行为模式和内心挣扎。来访者当然想要寻求帮助，但他们也想让别人喜爱和欣赏自己，换句话说，他们会隐藏自己的弱点。这并不意味着心理治疗师不会去发现来访者的长处并尝试在此基础上发展其所长——我们确实会这么做，但医生在尝试找出哪里出了问题，来访者却在尽力维持表象，表现得比真实情况要振作，避免丢脸。双方都是为了同一个目的，但行动上却背道而驰。

我尽量平静地向温德尔医生讲述男友的故事，但刚一开口，我的体面就瓦解了，我开始啜泣。当我一幕幕讲完整个故事，我已是掩面而泣，身这是我的诊室：

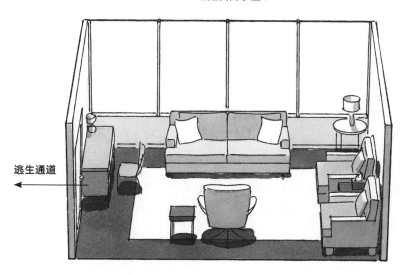

逃生通道

这是温德尔的诊室：

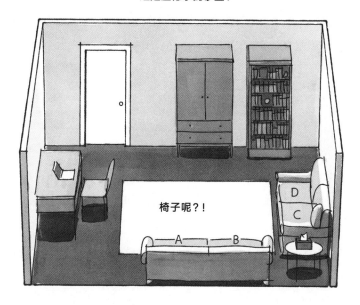

椅子呢？！

A   B

D
C

子也不住地颤抖。我想起了昨天简在电话里对我说的话："你要找一个你不必扮演心理治疗师的地方。"

那一刻我一点都没有心理治疗师的样子。我只是在竭力证明为什么所有这一切都是男友的错：如果不是他选择回避问题（根据简的诊断），我就不会如此后知后觉。我还补充道，他一定是反社会人格。（同样是引用简的话——这也恰恰是为什么心理治疗师不能为他们的朋友进行心理治疗的原因。）因为我平时从未觉察到他的真实想法，他简直是个一流的演员！即使他不能被烙上反社会人格的标签，那也一定是哪根神经短路了，不然谁会把这么大的事藏着掖着这么久？总而言之，我了解正常的沟通应该是什么样的，尤其我还在行医生涯中见过那么多夫妇，除此之外……

我抬起头，觉得我看到温德尔医生压抑住了一个笑容。（我幻想他的心声从他的脑袋上冒出来：这个疯子竟然是个心理治疗师……还要给别人进行伴侣治疗？）不过我也说不准，因为眼泪模糊了我的眼睛，就像在暴雨中坐在车里往窗外看，而车上的雨刷还坏了。说来奇怪，能在另一个人面前尽情地哭出来，让我觉得释然——即使那个人是个缄默的陌生人。

温德尔医生"嗯嗯"地附和着我的叙述，然后问道："对你来说这是分手后的典型反应吗？"他语气温和，但我明白他在尝试搞清楚什么问题。他在尝试判断我的依恋模式。依恋模式的形成取决于我们幼年与养育者之间的互动。依恋模式至关重要，因为它也将影响人们成年后与人相处的模式，影响他们如何选择另一半（安稳的，还是不安稳的），影响他们在一段关系中的表现（是渴爱的、疏远的，或是不稳定的），以及一段关系会如何终结（是惆怅不舍地、和和气气地，还是彻底撕破脸）。好消息是，不良的依恋模式可以在成年时期进行矫正，这也是许多心理治疗所牵涉到的内容。

"不，这并不典型。"我坚称，同时用袖子抹去眼泪。我告诉温德尔医生我经历过长期交往后分手的情况，但都和这一次不同。我反复重申，我之所以有这样的反应，仅仅是因为这一次分手来得太突然，让我毫无防备。而男友的所作所为难道不是世界上最糊涂、最荒唐、最不人道的事情吗？

那一刻我很笃定这位已婚有子的专业心理治疗师会说一些安慰鼓励的话，例如这样突如其来的分手确实让人痛不欲生，但塞翁失马焉知非福，从长远看或许我避开了一颗地雷，不仅是为我自己，也是为我的孩子。我让自己放轻松，舒了口气，等待温德尔医生开口印证我的想法。

但温德尔医生并没有说话。我当然并不指望他会像艾莉森那样把男友称作人渣，心理治疗师应该使用更中性的语言，例如"听上去他有许多感受，却没有直接与你沟通"。但温德尔医生还是一言不发。

我的眼泪又开始从眼角掉落，滴到裤子上，眼睛的余光看到有样东西从空中向我飞来，乍一看像是一个橄榄球，这让我怀疑自己是不是开始出现幻觉了（因为自从分手之后我一个小时都没有睡踏实过），但后来我意识到那是一个棕色的纸巾盒，它原本就放在沙发中间的茶几上，而我选择的位置在沙发另一头。我发自本能地伸手想去接住它，但没接到。它"砰"的一声落在了我旁边的坐垫上，我从中抽了几张纸巾来擤鼻涕。纸巾盒的存在似乎缩短了我和温德尔医生间的距离，就好像他刚刚扔了根救命稻草给我。这么多年来，我给数不清的来访者递过纸巾，但我都忘了这么简单的一个动作能给人带来这么多关爱。

我脑海中突然浮现出一句话："治疗的关键在于治疗性的举动，而不在于治疗性的言语。"我第一次听到这句话还是在我读研究生的时候。

我拿了更多的纸巾来擦眼泪。温德尔医生只是看着我，静静等待着。

我继续聊男友的事，关于他如何一再选择回避问题。我以他过往的经历来举例说明，包括他上一段婚姻是如何收场的——其实他对他前妻和孩子造成的打击和这次的情况并无二致。我把我知道的男友的回避行为史都告诉了温德尔医生，我并没有意识到这在无意间证明了，是我在回避自己深知男友遇事会选择回避这一事实。

温德尔略微歪着脑袋，脸上露出询问式的微笑。"这就值得我们琢磨一下了，是不是？既然你知道他有这样的历史，却依然觉得这是个意外的打击？"

"但这确实是个意外的打击呀，"我说，"关于不希望家里有小孩这件事，他从来都没提过一个字！而且他才刚和他公司的人力资源部确认过，在我们结婚后我儿子可以作为他的子女享受福利政策！"我又把故事从头说了一遍，加上了一些能支持我论点的证据，然后我发现温德尔医生的脸色开始沉了下来。

"我知道我在重复自己说过的话，"我说，"但您得理解，我以为我俩是会共度余生的。一切本该顺理成章地发展下去，现在却都成了泡影。我的人生都走过一半了，现在却觉得前路茫茫。说不定他是我这辈子能爱上的最后一个人呢？要是他就是我错过的末班车呢？"

"末班车？"温德尔突然来了精神。

"是呀，末班车。"我说。

他等着我继续说，而我却又哭了起来。但并非之前那样的号啕大哭，而是更平和更深沉的呜咽。

房间里一下子更安静了。

"我明白你是对事情的发展感到意外，"温德尔说道，"但我也注意到你说的另一些事，你说你的人生都走过一半了。也许让你悲伤的不仅仅是分手这件事，尽管分手确实会让人觉得崩溃。"他停顿了一下，然后用更柔和的声线说道："我在想，或许你悲伤的症结是比失恋更重大的一些事。"

他意味深长地望着我，就像是他刚刚说了一些非常重要而深刻的话，但我简直想给他一拳。

"简直是胡说八道！"我心里想道。温德尔是认真的吗？要知道在这一切发生之前我过得很不错——比不错更不错，是很不错：我有一个让我爱到无以复加的孩子；我有一份能让我乐在其中的事业；还有支持我的家人和一群很棒的朋友，我们彼此关心，互相照顾。我对生活抱着感恩的态度……或者说，时而心怀感恩。至少我会想着要去感恩，这是肯定的。但此刻我感到委屈，我付了钱给这个心理治疗师，希望他能帮我走出分手的痛苦，他却在跟我说这些？

为一些更重大的事情感到悲伤？什么屁话！

我还没能把这些说出口，就注意到温德尔在用一种很奇特的眼神注视着我，我很少体验过这样的眼神。他的眼睛就像磁铁一样，每次我的眼神游离开，他的目光似乎总是能找到我。他的表情严肃但温和，像是一个智慧的长者和一个毛绒玩具的结合体，他传达着这样的信息：在这个房间里，我会看到你，你会尝试躲藏，但我还是会看到你，到那个时候，一切都会好起来的。

但这不是我此刻想要的。我在打电话预约的时候就告诉过温德尔，我只是需要危机管理。

"我来这儿真的只是想走出分手的困境，"我说，"我觉得我像是被扔进了一个搅拌机里爬不出来，我来这儿只是为了找到一个出口。"

"好吧，"温德尔和缓地做出让步，"那让我再多了解一下这段关系吧。"他在尝试建立一种叫作"治疗同盟"的关系，不建立这种信赖关系是无法进行任何心理治疗的。在最初的几次治疗中，对来访者来说更重要的是能得到聆听和理解，而不是获得领悟或做出改变。

听到温德尔这么说，我如释重负，又回到了男友的话题，老调重弹。

但温德尔医生是知道的。

就像所有的心理治疗师都知道：那个迫使来访者来做心理治疗的主诉问题，通常只是某个大问题的其中一个层面，或者根本就是遮掩实际问题的烟幕弹。他知道大多数人都有足够的聪明才智，能找到方法屏蔽那些他们不想直视的问题，或是转移注意力，启动防御机制，来让威胁远离自己。他知道把情绪推到一边只会让它们变得更强烈，但在他长驱直入摧毁来访者的防御机制之前（这防御机制可能是让自己陷入对某个人的迷恋，也可能是对眼前的问题假装视而不见），他要帮助来访者找到能替代这个防御机制的东西，而不是让来访者卸下防御之后，赤裸裸地暴露在情绪中。

顾名思义，"防御机制"具有功能性，能保护人们不受伤害。而心理治疗师要做的，就是帮助来访者窥探防御机制背后隐藏的问题，帮助他们学会直面自己的内心，促使他们做出改变，直到他们不再依赖这些防御机制。

与此同时，坐在沙发上攥着纸巾盒的我内心也升起了一小部分的觉知。即使我如此渴望自己的观点得到印证，但在心底里，我知道温德尔的"胡说八道"正是我出钱找心理治疗师想要得到的东西。如果我只是想找人抱怨男友，我完全可以不用花钱，只要找我的家人和朋友就好了（至少在他们对我丧失耐心之前都可以）。我知道人们常常杜撰出失之偏颇的故事，好让自己在当下能好受一些，但长远来看这样只会让他们更难受。我也知道有时候人们需要别人透过字里行间读出真相。

但我还知道：男友就是一个天理难容、人性泯灭、自私自利的反社会人格者。

我正处在一个知与不知之间的地带。

"我们今天就只能先进行到这儿了。"温德尔医生说，顺着他的目光，我第一次注意到他的钟就摆在我身后的窗台上。他提起胳膊，拍了两下自己的腿，就好像是为这次治疗的结束打个卡。我后来很快意识到这是他标志性的收尾动作。然后他站起来，把我送到门口。

他说如果我下周三还想来会面的话可以跟他说。我预想了一下下周的情形，想到男友留给我的空虚和简所说的"要有一个能让我完全释放的地方"。

"帮我预约吧。"我说。

我走到街对面，来到这个熟悉的停车场。我感觉轻松些了，但同时又有点想吐。一位督导曾经把心理治疗比喻成物理治疗。有时会很难、会痛，甚至在状况有所改善前还会一度变得更糟，但如果你坚持不懈，努力做好每次治疗，总有一天你能解开心结，活得更好。

我查看了一下手机。

有一条艾莉森发来的消息："记住，他是垃圾。🚶🗑🤖🚚"

有一封来访者发来的邮件，说要改时间。

还有一条妈妈发来的留言，她担心我状况如何。

没有来自男友的任何讯息。我依旧期盼他会跟我联系。我不能理解，我如此痛苦，他怎么可能没事？至少我今天早上把他的东西送还给他时他看上去像个没事人一样。难道早在几个月前，当他知道自己终将亲手结束这一切的时候，就已经熬过了属于自己的悲伤期？如果是这样，他怎么还能不断和我探讨我们的将来？他怎么能在我们最后一次谈话的几小时前还给我发来写着"我爱你"的邮件，而那次谈话一开始我们还在选择周末看什么电影？（我很好奇，他后来有没有去看那部电影？）

开车返回办公室的途中，我又开始重复这些思绪。等到我把车停进办公室大楼的车库时，我在想男友不仅浪费了我生命中两年的时间，我现在还要为了处理后续的情绪而去接受心理治疗，而我根本没时间应付这些，因为我都四十多岁了，我的前半生都过完了……天哪，它又出现了！"我生命的一半已经走完了。"我之前从未跟自己或任何人说过这话。为什么它现在会跳出来？

"你悲伤的症结是一些更重大的事情。"温德尔这样说。

但当我走进诊所的电梯时，这一切就立刻被我抛到脑后了。

8

罗西

"我跟你说，真的一点儿不假。"约翰脱掉了他的鞋，盘腿坐上沙发，说道，"我身边都是蠢货。"

他的手机响了。当他伸手去拿手机的时候，我挑了挑眉，他回以一个特别夸张的白眼。

这是我们的第四次治疗，对约翰的情况我已经有了初步的概念。我察觉到尽管约翰身边围绕着很多人，他依然是极度孤立的——而这背后是有原因的。他生活中经历过的一些事，令他认为亲近别人是危险的，所以他竭尽所能地避免与别人亲近。他有一套有效的防御机制：他用言语冒犯我，绕着弯说话，改换话题，还在我要讲话的时候打断我。但我必须设法攻破他的防线，否则我们无法取得进展。

他的手机也是他的防御机制之一。

约翰在上周的治疗时段里竟拿起手机来发短信，我向他指出当他发短信时我感觉自己被晾在一边。我这么做是利用当下的情形来推进治疗。所谓"当下"就是要关注此时此刻发生在这个房间里的事，而不是来访者所叙述的在别处的经历。来访者在心理治疗师面前的所作所为势必会反映出他在其他人面前的行为，我希望约翰能开始意识到自己的行为会对别人产生什么样的影响。我也知道这么做有可能太早也太激进了，但我从约翰的上一段心理治疗中留意到一个细节：他只去了三次就放弃了，而我们这次恰恰是临界点。我不知道他下次还会不会来。

我猜想约翰之所以放弃上一个心理治疗师，无非是因为她没能适时制止约翰的胡说八道，这就像纵容孩子犯错的家长，会让来访者感到不可靠。或是因为她的确指出了约翰的胡扯，但她推进得太快了，就像我可能正在犯的错误一样。但我依然愿意去冒这个险。我希望约翰在治疗中感到放松，而不是被纵容。

归根结底，我不想掉入被"愚蠢的"慈悲心支配的陷阱，佛教里说要心怀慈悲，但根据约翰的世界观，一种"愚蠢的"慈悲心是指：即使你知道人们需要重新审视现状，也知道此刻的仁慈终将带来比诚实更严重的伤害，但你还是不会把事情挑明，只因为你不想伤害别人的感情。人们常常这样对待自己的孩子和配偶、对待瘾君子，甚至对待他们自己。与之相对的是智慧的慈悲心，是即使知道忠言逆耳，也会在别人需要的时候给出充满关爱的当头一棒。

"约翰，"前一周他发短信时我说，"我想知道，你对我在你发短信时感到被冷落这件事做何反应？"

他竖起食指示意我等一下，然后继续编辑短信。等发完了短信，他抬起头看着我："不好意思，我刚刚说到哪儿了？"

妙极了，正中下怀！不是"你说到哪儿了"，而是"我说到哪儿了"。

"我是说……"我刚起了个话头，他的手机就响了，然后他拿起了手机回复另一条短信。

"你看，我就说吧，"他嘟囔着，"把事情委派给别人就啥都干不成。等我一下哈。"

根据他手机铃响的频率，我猜他应该在和好几个人发短信。我不知道我们是不是在重演他和他妻子之间的那一幕：

玛戈："把注意力放在我身上。"

约翰："谁？你？"

这情形让我觉得不耐烦。但我能做些什么呢？我可以坐等（同时变得更不耐烦），或者我也可以试试别的方法。

于是我站起身，走到书桌前，从一堆文件中找到手机，走回我的座位，开始发短信。

是我，你的心理治疗师，我在这儿。

约翰的手机响了，我看到他一脸震惊地读着我的短信。

"我的天哪！你在给我发短信？"

我微笑着说："我想要引起你的注意。"

"我的注意力在你这儿呀。"他边说边继续打字。

我没觉得你的注意力在我这儿。

我感觉被无视了，还觉得自己有些不被尊重。

叮。（短信的提示音）

约翰夸张地叹了口气，然后接着发短信。

我觉得如果我们不能百分之百地把注意力放在对方身上，我就无法帮到你。

所以，如果你想尝试和我一起努力，我就必须请你在这儿把手机收起来。

叮。

"怎么着？"约翰说，抬头看着我，"你不准我用手机？就像我在坐飞机时那样？你不能那么做，这是属于我的治疗时间。"

我耸了耸肩，"我不想浪费你的时间。"

我并没有告诉约翰这治疗时间其实不只属于他一个人。治疗时间不仅属于来访者，也属于治疗师，属于双方的互动。精神分析学家哈里·斯塔克·沙利文在二十世纪初期建立了一种基于人际关系的精神病学理论，他打破了弗洛伊德所提出的精神失常是源于"内在的"（一个人内心的精神运作）这一论断，沙利文相信我们的挣扎是"互动的"（人际关系中的精神运作）。他甚至说："一个经验老到的临床心理治疗师在家里和在诊所里应该是同一个人。"如果我们不与来访者建立关系，就无法教他们如何与别人保持互动。

约翰的手机又响了，但这次不是我发去的短信。他看看我，又看看手机，反复思量。当他在内心和自己较量的时候，我就静静地等待着。我虽然没有准备好他会直接起身离去，但我也知道他不是不想待在这里，否则他就不会来了。他或许不理解，但他一定会从这个小插曲中有所收获。我可能是他当下的生活中唯一会听他倾诉的人。

"噢，看在老天爷的分上！"他边说边把手机扔到房间另一边的椅子上。"好了，我把该死的手机放下了。"然后他换了个话题。

我原以为他会发火，但有一个瞬间我似乎看到他的眼眶湿润了。这是悲伤的情绪吗？还是被从窗户射进来的阳光闪到了眼睛？我拿不定主意该不该问他，但距离这次治疗结束只有一分钟时间了，通常在这时治疗师应该帮助来访者收拾心情，而不是让他们打开心扉。我决定把这个细节记录在册，然后等待将来更合适的时机来谈论这个话题。

我就像矿工瞥见了一丁点闪闪发光的金子，感觉自己能从这里挖到些什么。

今天的治疗时间里，约翰非常克制，没有中途去拿手机，而是把不断振动的手机晾在一边，继续给我讲他和他周围那些蠢货的故事。

"就连罗西也表现得十分愚蠢。"他说道。我很惊讶他会这么说自己四岁大的女儿。"我告诉过她不要靠近我的笔记本电脑，可是怎么做的呢？她跳到床上来，这倒还好，但跳到放在床上的电脑上就不太好了。真是愚蠢！当我对她喊'不许这样！'她却在床上尿尿，床垫都被她毁了。要知道，她从小都没在任何东西上乱撒过尿。"

这个故事让我心里不太舒服。人们总有一个迷思，认为心理治疗师就该保持中立，但怎么可能呢？我们也是人，不是机器人。事实上我们不是要保持中立，而是要尽力去留意自己非常不中立的情感、偏见和见解（我们称之为"反移情"），这样我们才能退一步，弄清楚该怎么处理它们。我们要利用自己的感受来帮助引导治疗，而不是压抑它。罗西的故事引起了我的愤怒。许多家长都会在不得已的时候对自己的孩子吼叫，但我对约翰和他女儿的相处方式产生了怀疑。在处理夫妻间的共情问题时，我常会说："在你开口之前，先问问你自己，对方听到我这么说会有什么样的感受？"我在心里暗暗记下了有一天我要和约翰讨论这件事。

"这听上去确实令人崩溃。"我说。"但你这样会不会吓坏她？声音太大也挺吓人的。"

"不会的，我成天都对她吼，"他说，"声音越大越好，只有这样她才听得进去。"

"这是唯一的方法吗？"我问。

"她再小一点的时候我会把她带出去跑跑，让她放掉些电。有时候她只是想在外面待着。但最近她真的很烦人，她甚至还想咬我。"

"怎么会这样？"

"她想要我跟她玩，但是……呵呵，这你一定爱听。"

我知道他要说什么了。

"我在发短信，所以她得等一会儿，然后她就丧失理智了。玛戈刚好出远门了，所以白天罗西只能和她的宠姆在一起……"

"等会儿，谁是宠姆？"

"宠姆不是个人名，就是个宠姆，罗西的宠姆。"

我茫然地看着约翰。

"狗保姆，替人照看宠物的保姆，宠姆。"

"噢，所以罗西是你的狗。"我说。

"当然了，不然你以为我在说谁？"

"我以为你女儿的名字是……"

"是露比，"他说，"我的小宝贝叫露比。刚刚难道不是很明显在说一只狗的事吗？"他叹着气摇了摇头，仿佛我是他蠢货王国里的头号蠢货。

他从来都没提过他养狗的事。事实上，能记得他女儿的名字是 L 开头我都很为自己骄傲了，因为他只是在距今两次治疗前略略提过一下。不过相较约翰觉得我理所当然该记得他女儿的名字，并知道他是在谈论狗的事，更令我吃惊的是他在向我展示自己柔软的一面，这是我从未见过的他。

"你真的很爱她。"我说。

"我当然爱她，她是我的女儿。"

"不，我是说罗西。你非常在乎她。"我在尝试触动他的内心，让他更接近自己的情绪，我知道他有自己的情绪，但就像一块不常被用到的肌肉那样萎缩了。

他摆摆手否认说："她只是条狗。"

"她是什么品种的狗？"

他的眼睛突然亮起来："她是一只串串，是我领养来的。我们领养她的时候，她的情况糟透了，都怪那些本该照顾她的蠢货。不过现在她……我可以给你看她的照片，如果你允许我去拿该死的手机的话。"

我点点头。

他一边翻阅手机里的照片，一边露出笑容。"让我找一张拍得好一点的，"他说，"这样你才能知道她有多可爱。"每翻过一张照片他的笑容就更灿烂，我又能看到他完美的牙齿了。

"这就是罗西！"他自豪地说道，把手机递给我。

我将目光移到照片上。我也很喜欢狗，但罗西——愿上帝保佑她——在我见过的狗之中，她算是最其貌不扬的之一了。她下巴的肉垂着，大小眼，身上有多处秃斑，也没有尾巴。但约翰依然笑容满面，陶醉在爱意中。

"我能看得出你有多爱她。"我说，把手机递回给约翰。

"这不是爱。她只是一条狗。"他听上去就像一个五年级的小学生在否认自己喜欢上了班里的女同学。我耳畔仿佛响起孩子们编的顺口溜："约翰和罗西，树下排排坐……"

"噢，"我温和地说，"但从你谈论她的方式，我听得出其中充满了爱。"

"你可以别再说这些了吗？"他的语气显出不耐烦，但我在他的眼睛里看到了悲痛。我回想起上一次的治疗，一定是一些关于爱和关怀的事情让他感到悲痛。如果是另一个来访者，我或许会问他是怎么了，是不是我说了什么让他难过。但我知道约翰会通过和我争执他是否爱自己的狗来回避这个话题，所以我选择对他说："大多数养宠物的人都对他们的宠物关爱有加。"我故意把声音压低，这样他几乎要靠过来才能听到我讲话。神经科学家发现人类有一种叫作镜像神经元的脑细胞，它能使人们模仿别人；当人们的情绪处在一个高亢的状态时，一个舒缓的声音能让他们的神经系统平静下来并保持这个状态。我接着说道："至于这是被称为爱还是别的什么，并不重要。"

"这个对话太无厘头了。"约翰说。

他低头看着地板，但我看得出他所有的注意力都集中在此时此刻。"你今天提起罗西是有理由的。她对你很重要，而她现在的表现让你担心——因为你在乎她。"

"我在乎的是人，"约翰说，"我的妻子，我的孩子，人。"

他的手机又在响了，他瞥了一眼，但我没有理会他的目光。我专注在他身上，尝试保持这个状态，防止在不好的感受出现时他被那个感觉带走，遁入麻木。人们常常把麻木误认为是放空，但麻木不是感受的缺失，而是人在被太多感受吞噬的情况下做出的反应。

约翰的目光又从手机回到了我身上。

"你知道我为什么爱罗西吗？"他说，"只有她从不会想要从我这儿索取任何东西。而且从某种意义上说，只有她不曾对我失望——至少在她咬我之前是这样！这怎能叫人不爱她呢？"

他大声笑起来，就好像我们是在一个酒吧里，他刚抛出一句轻松的笑话。我想要聊聊关于失望的话题——他让谁失望了，为什么会失望？——但他坚称那只是个笑话，还笑话我难道连笑话都听不懂吗？虽然今天我们没有就这个话题取得任何进展，但我俩都知道他透露了一个重要的信息：在层层遮掩之下，他有一颗可以去爱的心。

最起码，他爱着那只其貌不扬的小狗。

9

我们的自拍照

　　人们总会在心理治疗中展示自己的"自拍照",而心理治疗师则必须通过这些自拍照来做出推断。来访者踏进诊室的时候,就算不是处在最糟糕的状态,也一定不会是在最佳状态。他们或是绝望,或是困惑,或是怀着戒心,或是处于混乱的状态。总之,一般来说心情都不太好。

　　所以当他们坐在心理治疗师的沙发上时,会期待自己能得到别人的理解,并最终(但最好是马上)得到治愈。但心理治疗师并没有可以瞬间治愈的灵药,因为这些来访者对我们来说都是完完全全的陌生人。我们需要时间去了解他们的愿望和期许、他们的感受和行为模式,有时还要去深挖表象背后的东西。假设困扰他们的问题是从他们一出生就慢慢滋长至今,又或是问题已经酝酿了好几个月,那么要想从问题中获得解脱,同样需要多耗费几次治疗的时间,这也算合理吧。

　　但当人们处于绝境时,会希望心理治疗师作为专业的医生,采取一些立竿见影的行动。来访者们总是希望医生对他们耐心,但反过来却不能将心比心。他们会把要求说出来,或是用暗示的方式,这会给心理治疗师带来很大的负担,在治疗刚开始的时候尤其如此。

　　我们为什么要选择这样一个职业呢——需要面对不开心的人、痛苦的人、生硬粗暴的人、麻木的人，一个接一个地，和他们独处一室，跟他们促膝谈心？答案是：心理治疗师从一开始就知道，他们见到的每个来访者都只是一张抓拍的快照，只记录了某个人的某一个瞬间。或许这张快照的拍摄角度不怎么令人满意，刚好捕捉到了你尴尬的表情，但一定也会有把你拍得容光焕发的照片，捕捉到你正在打开礼物时的表情，或是和爱人一起面带春风的样子。无论是好是坏，都只是那个瞬间的你，并不代表你的全部。

　　所以心理治疗师会聆听、建议、劝说、指引，有时还要哄着来访者去看见更多不一样的快照，以此改变他们对内在和对外界的体验。我们会帮来访者将这些快照分类，很快就会发现看似各不相干的画面都围绕着同一主题，而这个主题可能在来访者最初决定来进行治疗时还未进入他们的视野。

　　有些照片令人不安，瞥见它们会提醒我大家都有阴暗的一面。也有些照片会很模糊，我们未必能清楚地记得事件和对话的内容，但一定会准确地记得这些内容带来的体验。心理治疗师要去读懂那些模糊的照片，还要理解一定程度的模糊可能正是来访者所需要的，治疗刚开始时，他们呈现的样子多是为了粉饰痛苦正扰乱他们内心的平静。但随着时间的推移，他们会发现自己并不是要去打一场保卫战——通向和平的道路正是与自己和解。

　　正因如此，当人们第一次来做心理治疗，我们就会想象他们之后的样子。我们不仅在遇到他们的第一天这么做，在后面的每一次治疗中也是如此。想象中的形象让我们对他们未来的状态保持期盼，也指引着我们治疗该如何展开。

　　我曾听过有人将创造力形容为一种特殊的能力，它能抓住一些完全不相干的事物的本质，再将它们打碎了揉在一起，创造出一些全新的事物。

心理治疗师的工作同样如此。我们提取来访者最初提供的快照中的精髓，再加上理想中的那张快照所需的元素，把这两者碾碎了糅在一起，来创造一个全新的形象。

每次接待新来访者的时候，我都会将此牢记在心。

我希望温德尔医生也会这么做，因为在最初的几次治疗中，我的快照并不怎么靓丽动人。

10

此刻就是未来

　　今天，我比约定的时间到得早，于是我坐在温德尔医生的候诊室里，四下张望。我发现他的候诊室和他的诊室一样不同寻常。房间里没有任何体现专业感的家具，也没有常见的艺术装饰画——比如一幅抽象画作的海报，或者一个非洲脸谱。温德尔的候诊室从审美上来看像是从祖父母那一辈传下来的，家具甚至还散发着一股霉味儿。墙角摆放着两张破旧的靠背餐椅，餐椅包裹的布艺是已经过时的佩斯利花纹锦缎，地毯上放着一张同样破旧而过时的小地垫，书柜上铺着沾有污渍的蕾丝桌布，上面还有一块钩织的蕾丝垫——钩织蕾丝垫！真是不可思议！——柜子上放着花瓶，花瓶里插着假花。两张餐桌椅中间摆放着白噪音器，在椅子和机器前面不是一般常见的茶几，而是一张小边桌。我猜这张小桌子以前可能是放在家中起居室里的，表面已经布满划痕和缺口，还堆满了杂志。一扇折叠的纸屏风将这个就座区域和通往温德尔医生诊室的走廊间隔开，为来访者保留一些私密性，但其实透过屏风铰链处的缝隙，你还是能看清外面的状况。

　　我知道我不是来这儿参观装修的，但我发现自己在琢磨着：品位这么糟糕的人真的能帮到我吗？这些装潢是不是反映了他的判断力？（有一个熟人曾经告诉我，要是看到心理治疗师把墙上的画挂歪了，她就会特别心烦意乱：为什么就不能把它摆摆正呢？）

我花了大概五分钟时间，扫视边桌上那些杂志的封面：有《时代周刊》《父母世界》《名利场》……然后诊室的门开了，走出来一位女士。她从屏风后面匆匆闪过，但即使只瞥见她一秒，我也能看到她很漂亮，衣着光鲜，眼眶含着泪。随后，温德尔出现在了候诊室。

"稍等我一下，"他说，然后朝走廊走去，大概是去洗手间。

我一边等待着，一边猜想那位美丽的女士是为什么而哭泣。

当温德尔再次出现时，他示意我走进他的诊室。这次我没有在门口迟疑，而是径直走向了座位 A，靠窗的位置，他在座位 C 坐下，靠近桌子。然后我立刻滔滔不绝地讲了起来。

"这个那个那个这个……"我说道，"你能相信吗，男友竟然说'这样那样这样那样'，于是我说'是吗？这样那样这样那样……'"

当然我的原话并非如此，但我敢肯定对温德尔来说，我的叙述听上去就只是"这样那样"而已。我持续说了一会儿。这次治疗我带了几页纸的笔记，还标了页数，做了记号，按照时间顺序排列好，就像我还在做记者的时候准备去采访时那样。

我向温德尔坦白，我还是没忍住，给男友打了电话，但他那头直接就转到了语音信箱。我等了一整天他才给我回电。简直太丢人了。但我也明白，谁会想和刚刚被自己抛弃却还想着要复合的旧恋人讲话呢？

"你一定会问我为什么要打电话给他。"我说，揣测着温德尔接下去会问我的问题。

温德尔抬起了他右边的眉毛——我注意到他只抬起了一边的眉毛，我好奇他是怎么做到的——但还不等他回答，我又继续开始讲。首先，我解释说，我想要男友告诉我他想念我，所有这一切都是个巨大的错误。但是，鉴于我知道这可能性"微乎其微"（我附上这个说明是为了让温德尔知道我有自知之明，尽管我还是相信男友会告诉我他会重新考虑的），我想要搞清楚我们是怎么会走到这一步的。只要我能找到答案，失恋这件事就不会在我脑子里无止境地翻来覆去，让我感到困惑甚至想吐。我告诉温德尔，正因如此，我才胁迫男友进行了数小时的"交谈"（或许不如说是审问），我想要揭开那个谜——到底是见鬼的什么导致了我们突然分手。

"然后他说'有个孩子在身边让我觉得受到限制和打扰。'"我继续转述，并逐字引用男友的原话，"'我永远都不会有足够的时间和你独处。而且我意识到，无论那个孩子有多好，只要不是我自己的孩子，我就绝不会想要和他一起生活。'于是我说'那你为什么要对我隐藏这些想法呢？'他说'因为在开口之前我得先想清楚。'于是我又说'但你不认为这是个需要一起讨论的事吗？'他又说'讨论什么呢？这就是个二选一的题目。要么我可以和孩子一起生活，要么我做不到，只有我自己能想清楚。'当时我的脑袋就要爆炸了，然后他补充道，'我真的很爱你，但爱不能克服所有一切。'"

"二选一！"我对温德尔说。我在空中挥舞着手上的笔记，笔记上我还给这个词打了个星号。"二选一！如果真是二选一，那他一开始干吗让自己走入这二选一的境地呢？"

我知道自己这样让人受不了，但我就是停不下来。

接下去的几周里，我来到温德尔的诊室，向他报告我和男友循环性的谈话（诚然，实际发生的可能比我报告的还要多几次）。温德尔则不断尝试在我的讲述中插入一些对我有帮助的内容：他指出他不确定我这么做会有任何益处；我所做的听上去像是受虐狂；我在重复同样的故事却希望有不同的结局。他说我希望男友向我解释自己的想法——而男友也的确解释了——但我还是不依不饶，只因为他给出的解释不是我想听到的。温德尔还说，如果我能记下如此详尽的通话笔记，那我很可能根本没机会好好听男友讲话；他还说，如果我想要以开放的心态去理解男友的想法，行动上却只是想要证明自己的观点而不是真诚地去和他交流，那将很难达成所愿。他还补充说，我在治疗中也是这样对待他的。

我同意他的话，然后我又开始继续抱怨男友。

在一次谈话中，我以对自己极为残忍的方式，极其详细地复述了我是如何把男友的物品归还给他的。在另一次治疗中，我不断地问：是我疯了还是他疯了？（温德尔说我俩谁都没疯，这让我很生气。）还有一次我一个劲儿地在分析到底哪种人会说"我想娶你，但只要你，不要孩子"。而这次治疗，我提出了性别在这件事上的差异：一个男性会说"我不想去看那些乐高玩具"，以及"不是我的孩子我不爱"，然后转身离开。但如果是一个女性这么说，她就会被钉在道德的十字架上。

我还给我们的治疗加了点料，我把每天在网上偷窥男友社交行踪的内容整理成了一份报告：比如那个肯定在跟男友约会的女性（根据我从社交平台点赞记录上揣测出来的故事）；比如他甩掉我之后过得多滋润（根据他出差时发的推特）；还有他是如何对这次分手丝毫不感到难过（因为他在餐厅里给桌上的色拉拍了张照片——他怎么还吃得下东西？）。我非常确定男友已经迅速切换到了没有我的生活中，而且毫发无损。这个现象我经常在接受治疗的离婚夫妇身上看到：一个人还在拼命挣扎，另一个却似乎不受影响，甚至很快活，就这么翻篇了。

我跟温德尔说，我就像我那些来访者一样，想要看到伤疤的印记，想知道自己曾经被在乎过。

"我有被在乎过吗？"我不断地问。

我就持续着这样的状态，放飞自我，直到温德尔一脚把我踢醒。

有一天早上，当我还绕在男友这个话题上时，温德尔挪到沙发的边缘，站起来，走到我这边，然后用他那条大长腿轻轻踢了一下我的脚。他笑了笑，然后又坐回他的位子。

"哎哟！"我反射性地叫了一声。虽然并不疼，但我着实吃了一惊：

"刚刚发生了什么？"

"我看你似乎挺享受让自己痛苦的感觉，所以我想我可以帮你一把。"

"你说什么？"

"痛和痛苦是有区别的。"温德尔说，"你会感觉到痛，每个人都会有感觉到痛的时候，但你不必让自己那么痛苦。感到痛不是出于你的选择，但你选择了让自己痛苦。"他继续解释说，我所有这些无法释怀的执拗，所有这些关于男友现在生活无休止的反刍和揣测，都在增加自己的痛楚，使自己更加痛苦。所以他认为，既然我如此紧抓着痛苦不放，那我一定是从中得到了些什么。痛苦对我来说一定是有其意义所在的。

是吗？我思索着为什么在网上偷窥男友的生活让我如此难受，却还是欲罢不能。是不是这样能让我觉得跟男友的日常生活还有一丝联系——哪怕这种联系只是单向的？也许吧。又或者这样能让我麻木，不用去思考现实中会发生什么？也可能吧。还是因为这样我可以逃避生活中我本该关注却不想去关注的事情？

温德尔在早前的谈话中就曾指出过，是我故意和男友保持距离，无视那些可能会透露他的分手宣言的线索。我之所以无视那些线索，是因为如果我问了，男友可能会说出些我不想听到的话。面对种种蛛丝马迹，我总是告诉自己这些都不能代表什么，例如在公共场所似乎总会有孩子让他心烦，例如他宁愿为我们去跑腿办事也不愿意出席我儿子的篮球比赛，他说过当初他和前妻遭遇生育问题的时候是他前妻比较想要小孩，还有他弟弟和弟媳来的时候也是住在酒店里，因为男友不喜欢他们的三个小孩在家里吵吵闹闹的。还有就是，无论是他还是我，都从来没有正面谈论过对孩子的想法。我只是推测，他是个父亲，他应该会喜欢孩子。

温德尔说，是我故意假装看不到男友的某些过去、他的某些意见和肢体语言。如果我曾关注这些潜在的预警，它们可能会发出警报，但是我自己把它们静音了。而现如今，温德尔怀疑我是否在故意和他保持距离，一味沉迷在自己的笔记中，坐得离他很远，以此来保护自己。

我看了一眼 L 形沙发的摆放方式。"不是大多数人都会坐在这儿吗？"我坐在位于窗户下方的位子上问道。我很肯定没有人会和他坐在同一张沙发上，所以座位 D 就被剔除了。至于座位 B，和温德尔挨在一块儿，谁会和心理治疗师坐得这么近呢？也是不会有的吧。

"还是有人会的。"温德尔说。

"真的吗？坐在哪儿？"

"就这个区域。"温德尔从我坐的地方一路指到了位置 B。

这让我突然觉得我们之间的距离好远，但我还是无法相信会有人跟温德尔坐得那么近。

"所以有人第一次走进你的办公室，扫视一下房间，然后就一屁股坐在那儿了，哪怕知道你一会儿就坐在咫尺之外？"

"是的。"温德尔简单地回答道。我想到了温德尔之前扔给我的那个纸巾盒，而它就被温德尔放在位置 B 旁边的茶几上。我现在意识到了，大多数人是因此而需要坐在那个位置。

"哦，"我说，"我应该挪个位置吗？"

温德尔耸了耸肩，"这取决于你。"

我站起来，去和温德尔坐成一个直角。我得把腿放到一边才不会碰到温德尔的腿。我留意到他深色的头发发根有些发白。还有他手上戴着婚戒。我想起之前拜托凯洛琳要替我——我"朋友"——找一位已婚的男性心理治疗师，但我来了之后发现这其实根本不重要。他并没有站在我这边，也没有断言男友是反社会人格。

我调整了一下靠垫，想让自己坐得舒服一些。坐在这儿感觉很异样。我低头看着我的笔记，却完全不想念了。我觉得自己暴露了，我想要逃走。

"我不能坐在这儿。"我说。

温德尔问我为什么，我告诉他我也不知道。

"不知道是一个好的开始。"他说，听上去就像是一个智慧的启示。我花了这么多时间想要厘清思路，追寻答案，但是，不知道好像也没关系。

069

我俩都沉默了一会儿，然后我站起来，挪远了一点，挪到 A 和 B 中间的位置。我感觉又能正常呼吸了。

我想到美国作家弗兰纳里·奥康纳的一句名言："真相不会因我们的承受能力而改变。"我到底在防备些什么？什么又是我不想让温德尔看到的？

一直以来，我都在告诉温德尔我从未诅咒男友，比如希望他下一任女友也背地里给他一刀，我只是想要挽回我们的关系。我绷着脸说我不想报复，我不恨男友，我不愤怒，我只是很困惑。

温德尔听完说他不信。很明显，我想要复仇，我恨我男友，我已怒不可遏。

"你的感受不需要服从你对它们的预判。"他解释说，"感受是无论如何都会存在的，所以你还不如张开双臂欢迎它们，因为这些感受里可能藏着重要的线索。"

我曾经多少次对来访者说过类似的话！但现在我却感觉像是第一次听到它。"不要评判你的感受。留意它们。把它们当作你的地图。不要害怕真相。"

我的朋友们和家人都像我一样，很难把男友想成是一个既困惑又矛盾的好男人。他就只能是自私的，或者是个骗子。他们也从来没考虑过另一个可能性，那就是虽然男友说他无法忍受和孩子一起生活，但或许他同样无法和我一起生活。也许他自己也没意识到，我会让他想起他的父母和前妻，或是那个他曾提过的在他读研究生时伤他很深的女人。他在我们刚在一起的时候说过："我已经决定了，再也不会让自己重蹈覆辙。"但当我想让他说明更多详情时，他拒绝谈论这个话题，于是我便顺从了他的回避，没有去逼他。

温德尔没有饶过我，他一直要求我去看清我俩是如何躲在浪漫的爱情、戏谑和对将来的计划背后，以此来回避面对对方。而我现在不仅在经历心痛，还在为自己制造痛苦——而我的心理治疗师真的是在用脚"踹醒我"。

他把原本跷在左腿上的右腿放下，又把左腿搭到右腿上，心理治疗师在腿快发麻的时候常会这么做。他的条纹袜子和他今天穿的条纹外套很搭，就像是一套的。他用下巴指了指我手中的笔记。"我觉得你不会从这些笔记中找到你要的答案。"他说。

"你在为一些更重要的事情感到悲伤。"这句话突然出现在我的脑海里，就像一句挥之不去的歌词。但我依然坚称："如果我不聊跟分手有关的事，那我就没什么可说的了。"

温德尔歪着头。"你会有重要的事情要说。"他说。

我听到了他的话，却并没有听进去。每当温德尔暗示我的问题远不止于男友的事，我总是挡回去，所以我怀疑他一定是发现了什么。我们最抵触的往往是我们最需要看到的东西。

"也许吧。"我说。但我觉得如坐针毡。"现在我只想把男友说过的话全都告诉你。我可以最后再跟你说一件事吗？"

他深吸一口气，然后停住了，犹豫了一会儿，像是想要说点什么却又决定把话咽了回去。"当然。"温德尔说。他知道他已经把我逼得够紧了，他要拿走我的安慰剂——不让我谈论有关男友的事——我连一分钟都挨不住，我需要替代的解药。

我开始快速地翻查我的笔记，但此刻我想不起来自己说到哪儿了。我扫视笔记上的内容，看看接下去该分享男友的哪个金句，但纸上标着那么多星号和脚注，我能感觉到温德尔的目光正看着我。如果我的诊室里来了一个像现在的我这样的人，我不知道自己会怎么想。老实说，我知道。我会想到我办公室的同伴塑封好放在诊室文件里的一张卡片，上面写着："你必须不断做出决定，是逃避疼痛，还是忍受着疼痛做出改变。"

我放下了手中的笔记。

"好吧，"我对温德尔说，"你刚刚想说什么？"

温德尔解释说，虽然我感觉我的痛苦就存在于当下，但其实它也存在于过去和未来。心理治疗师经常都会谈论过去是如何影响现在的，我们的过往如何影响我们的想法、感受和行为，而我们也会在生命的某个节点意识到，必须放弃虚构关于美好过往的幻想。如果我们不能接受历史无法重来这个概念，比如想要父母、兄弟或伴侣去重新理顺许多年前的事，那我们就会被困在过去。改变和过去的关系是心理治疗中很重要的一部分，但我们却很少谈及与未来的关系同样也会影响当下的情况。我们对未来的看法和对过去的理解一样，都会成为阻碍我们做出改变的绊脚石。

温德尔继续说道，我其实不只是在当下失去了一段感情，也失去了在未来的感情。我们总是倾向于认为未来是还没到来的事，但却每天都在自己的脑子里构建未来。当此时此刻的一切支离破碎时，与之相连的未来也会随之瓦解。如果没有了未来，那一切情节都将被改写。可是，如果我们把当下的时间花在修改过去和控制未来上，还是会怀着无尽的遗憾被困在原地。当我在网上暗中观察男友时，就像看着他的未来在我眼前展开，而自己却被冰封在过去。但如果我活在当下，就得接受自己的未来有所缺损。

我能不能忍过这一阵痛？还是想让自己沉溺于痛苦？

"所以，"我对温德尔说，"我想我应该停止对男友无休止的盘问，也不要在网上偷窥他了。"

他露出宠溺的笑容，就像是听到一个烟民断言要立刻彻底戒烟，而完全没意识到这太过急于求成。

而我立刻就怂了，给自己找退路："或者至少可以先试试花多一点时间关注我自己的现状，少去关心他的将来。"

温德尔点点头，然后拍了两下自己的腿，站起身来。这次治疗结束了，但我还想留下。

我觉得我们才刚要进入正题。

11

告别好莱坞

　　我到 NBC（全美广播公司）工作的第一周，就被分配到两部即将首播的电视剧剧组：一部是医疗剧《急诊室的故事》，还有一部是情景喜剧《老友记》。这两部剧集日后将让 NBC 一跃成为行业霸主，并确立在未来几年内周四晚间收视率的统治地位。

　　这两部连续剧计划在秋天开播，电视剧的制作周期比电影要短得多。不到几个月的时间，演员和剧组人员都已经到位，场景也搭建好了，制作就开始进行了。珍妮佛·安妮斯顿和柯特妮·考克斯为《老友记》试镜的时候我也在场。我权衡了朱丽安娜·马古利斯在《急诊室的故事》中的角色是否应该在第一季结尾的时候死去，我也和乔治·克鲁尼一起在拍摄现场工作，那时还没有人知道这部戏后来会让他如此出名。

　　这份新工作让我感到充满活力，我在家里看电视的时间减少了。我有能让自己热血沸腾的故事要写，还有和我一样对这些故事充满热情的同事们，我再次感觉到和自己的工作紧密地联系在了一起。

　　一天，《急诊室的故事》的编剧为了一个医学上的问题致电一家本地医院的急诊科，恰好是一位名叫乔的医生接的电话。就好像是命中注定的安排，乔除了拥有医学学位之外，还是电影制作专业毕业的硕士。

当编剧们得知乔的背景之后，就经常去咨询他的意见。不久之后，他们就把乔聘为技术顾问，帮忙设计手术台周围的场景要如何借位走位，教演员们如何正确读出那些医学术语，确保医疗处理的流程尽量准确（比如该如何冲洗注射器、如何在静脉注射前用酒精给皮肤消毒、在给病人做气管插管时如何托住他的颈部）。不过有时我们也会考虑到观众的需求而让剧中的人物摘掉本该佩戴的口罩，毕竟大家都想看到乔治·克鲁尼的脸。

拍摄现场的乔就是专业和冷静的化身，就像现实中他在急诊室工作时一样。在工作的间隙，他会谈论起最近接触过的患者，而我总是想知道所有的细节。"这都是多棒的故事啊！"我想。有一天，我问乔可不可以去他工作的地方探班——美其名曰是去做"现场调研"——他同意了，于是我得以进入急诊室，穿着手术服，在他值班期间紧跟在他身边。

我在一个周六的下午来到了急诊室，那里冷冷清清。乔告诉我："通常酒驾的司机和擦枪走火的帮派团伙都要到天黑了才会涌入急诊室。"但很快，我们就忙着从一个房间到另一个房间，查看一个又一个病人，我努力地记着每个病人的名字、病历和诊断。仅仅在一个小时内，我看着乔做了腰椎穿刺，替一个孕妇做了内诊，还握着一位三十九岁的双胞胎母亲的手，告诉她，她的偏头痛是脑瘤造成的。

"不，大夫您看，我只是想再开点治头疼的药。"那位母亲这样回答道，但她无力的否认很快就被一涌而出的泪水冲走了。她丈夫借口去洗手间，却在半路忍不住吐了。有一个瞬间，我把这个场景想象成电视剧里的情节——这是一种根深蒂固的本能，尤其当你在构思下一集故事的时候——但我知道我到这儿来并不完全是为了搜集电视剧的素材。乔也觉察到了这一点。

在那之后的几周里，我一次次地回到急诊室。"你似乎对我们这儿的工作比对你自己的本职工作还要感兴趣。"几个月之后的某一天晚上，乔突然对我说道，当时我俩正在读一张 X 光片，乔正在指给我看骨折的部位。随后，他突然补了一句："其实，你现在去读医也不晚。"

"去读医？"我说，我看着他，就好像他疯了。我都二十八岁了，而且我大学读的是语言专业。我确实在中学的时候参加过数学和科学的竞赛，但课余时间我一直都陶醉在文字和故事里，而且能在 NBC 拥有现在这份美差我已经感到非常幸运了。

尽管如此，我依然常常在后期录音的时候偷偷跑去急诊室——不只是跟着乔，还有一些别的医生也同意了我跟在他们身边见习。我知道这已经从现场调研发展成了我的爱好，但那又怎么样呢？每个人不都有自己的爱好吗？虽然我也承认，像这样整晚整晚泡在急诊室里，或许和当初在电影行业工作时身陷焦虑而每晚沉迷电视剧是一样的。但还是那句话，这又怎么样呢？我当然不打算放弃现在的一切去从头开始学医。除此之外，我也没有对自己在 NBC 的工作感到厌烦。我只是觉得电视剧的情节永远无法再现现实中急诊室故事的真实、伟大和深刻意义，而我的这个爱好填补了这些空白——爱好不就是起到这个作用吗？

但有时候，当我站在急诊室里小歇片刻的时候，心里会突然觉得很踏实。这让我越来越怀疑乔是不是说中了一些事。

不久之后，我的爱好把我从急诊室带到了神经外科。我被邀请旁观一台手术，患者是一名患有脑垂体瘤的中年男子，虽然肿瘤应该是良性的，但为了避免脑神经受到压迫，医生必须为他切除脑垂体瘤。我穿着手术袍，戴着口罩，脚蹬舒适的跑鞋站在桑切斯先生身旁，窥入他的脑壳。用来开颅的工具很像你平时会在家装五金店里看到的东西。在锯开头骨之后，主刀医生和手术团队仔细地分离开一层层筋膜，直到抵达大脑表面。

眼前的场景就像我前一晚在书中看到的图片一样，只是我就站在那儿，我的脑袋和桑切斯先生的脑袋近在咫尺，这让我感到一丝敬畏。一个人之所以能成为一个独立的个体，是因为他有自己的个性、记忆、经历、喜恶、所爱与所失、知识和能力，而这一切的载体就是这个只有三磅重的器官。如果你失去了一条腿，或一个肾，那你还是原本的你，但如果你失去了一部分脑子，就真的丧失了一部分心智——那你还是你吗？

当时我有一个不合时宜的想法：我进入了一个人的脑子里！好莱坞总是想通过市场调研和广告进入到人们的脑子里，但此刻我是真的进到了深藏在头骨下的脑子里。我好奇于NBC向观众进行轰炸式宣传的广告词"必看电视"¹是否曾经成功地抵达过这里——人们的脑子里？

两位神经外科医生在轻柔的古典乐伴奏中取出了肿瘤，小心翼翼地把切除的部分放到一个金属托盘里，此时我想到了好莱坞疯狂的拍摄现场，总是充斥着喧闹和命令。

"快点，伙计们！我们走！"一个演员躺在担架床上被人匆忙地推过走廊，他的衣服上浸湿了红色的颜料。这时，有人在转角处拐得太快了。"见鬼！"导演会怒吼道，"天哪，伙计们，下一条能不能一次过！"魁梧的摄影师和灯光师会急忙移动，重新就位待命。然后制作人会吞下一颗泰诺，或是赞安诺，又或是百忧解，配以气泡水送服。"如果今天不能拍完这场戏，我就要犯心脏病了。"他叹息道，"我是说真的，我真的快不行了。"

此刻在手术室里，我们和桑切斯先生在一起，没有叫喊，也没有人觉得马上就要心脏病发了，甚至连头颅大开的桑切斯先生看上去也比片场的那些人要放松。手术团队给出每个指示都还不忘加上"请"和"谢谢"，要不是血从我旁边这位男士的脑袋里源源不断地流出来，流到我脚边的一个袋子里，我简直以为自己是在幻境里。不过从某种意义上来说，它确实很梦幻——比我见过的任何事物都要真实，却又好像和我在好莱坞的现实生活隔着几个银河系那么远，而我从未想过要离开好莱坞。

但几个月之后，一切都改变了。

1　"必看电视"（Must See TV）是NBC重点时段推出的节目的名称，该时段内播出的节目一度使周四晚间成为收视率的制高点。

某个周日，我跟着一个急诊医生来到一家郡立医院。当我们靠近隔帘的时候，医生开口说："四十五岁，有糖尿病并发症。"他掀起帘子，我看见一位女士躺在就诊台上，身上盖着条医用床单。一股臭味钻进我的鼻孔，难闻极了，我真怕自己会昏过去。我无法辨识这是什么气味，因为我有生以来从未闻到过如此令人恶心的气味。她是失禁了吗，还是呕吐了？

我没有看到排泄物的痕迹，但气味变得更加浓烈，我感到一小时前吃的午餐已经顶到嗓子眼了，我用力地咽着口水不让自己吐出来。我希望她没有看到我苍白的脸色，希望她没觉察出我正翻江倒海般地犯恶心。我暗暗想着，或许那是隔壁床上传来的气味，也许我挪到房间的另一边就不会闻到这么重的臭味了。我努力把注意力集中在这位女士的脸上，水汪汪的眼睛、红红的脸颊、刘海紧贴在她流汗的前额上。医生在向她询问病情，我不知道他是如何保持呼吸的。我全程都在憋气，但我还是得透口气。

好的，我对自己说，我准备好了。

于是我吸了一口气，并靠着墙让自己站稳，看着医生掀起了盖在她腿上的那条床单。她的小腿及以下都不在了。糖尿病造成了严重的血管炎，她的腿只剩下膝盖以上的两段残肢。其中一条大腿还感染了坏疽而发黑发霉，就像一只腐烂的水果。这外观和这气味，我分不清哪个更糟糕。

诊室的空间有限，我挪到靠近病人头部的位置，尽量远离受感染的下肢。正在此时，不可思议的事情发生了。这位女士握起了我的手，对我微笑，像是在对我说："我知道这惨不忍睹，但没事的。"此刻不应该是我握着她的手才对吗？她才是那个失去了下肢又严重感染的人，可她却在安慰我。虽然这可以成为《急诊室的故事》里一个精彩的故事，但在那千分之一秒内，我知道我不会再为那个剧组工作了。

我要去读医。

仅仅因为这件事就决定改变职业规划或许太过冲动了，但当一位残肢坏死的陌生人在我强忍着呕吐的时候从容地握住我的手，我内心所经历的震撼是在好莱坞的任何一项工作中都未曾体验过的。我仍然热爱电视，但我亲身经历的这些真实的故事中有一些东西在深深地吸引着我，使那些杜撰出来的故事显得那么单薄。《老友记》讲的是一群朋友间的故事，但这是个虚构的群体；《急诊室的故事》说的是生与死的故事，但也是虚构的故事。与其把我目睹的这些故事塞回电视剧里，我更希望自己的世界里充满着真实的生活和真实的人。

那天当我开车从医院回家的时候，我还不知道一切将如何展开，也不知道一切将在何时展开，不知道自己可以申请哪类医学院的助学贷款，或者是不是够资格拿得到贷款。我不知道要上多少理科课程才够资格去准备美国医学院入学考试，也不知道要去哪里读这些课，毕竟我离开大学已经六年了。

但不管怎么说，我决定了。我一定会做到的，只不过我不能同时兼顾在 NBC 每周工作六十个小时。

12

欢迎来到荷兰

当朱莉得知自己患了绝症之后，她最好的朋友达拉想施以援手，于是给朱莉发来了那篇著名的散文《欢迎来到荷兰》。散文的作者是艾米丽·珀尔·金斯利，一位唐氏综合征患儿的母亲。那篇散文描述了当生活的期许被现实颠覆时，将是一种什么样的体验——

当你的身体里孕育着一个宝宝，就像是在计划一场美妙的意大利之旅。你买了一大堆旅游指南，还做好了精彩的攻略：罗马斗兽场、米开朗琪罗的大卫像、威尼斯的贡多拉……你或许还会学几句简单的意大利语。所有的一切都是那么激动人心。

经过几个月的翘首期盼，那一天终于到来了。你收拾行囊踏上旅途，几小时之后，飞机着陆了。机组人员走过来跟你说："欢迎来到荷兰。"

"荷兰？！"你大吃一惊，"为什么是荷兰？我要去的是意大利！我应该已经到达了意大利才对呀。我一辈子都梦想着能去意大利。"

但飞行计划临时有变。他们决定停在荷兰，而你只能既来之则安之。

但重点是，他们也没把你带去一个可怕的、令人厌恶的、肮脏不堪的、充满瘟疫、饥荒和疾病的地方。仅仅是一个和预想中不一样的地方罢了。

于是你不得不下飞机，去买一本新的旅游指南，还得去学一门全新的语言。你还会遇到一群原本永远都不会遇到的人。

这里只不过是另一个国度。这里比意大利的节奏更慢，没那么多浮华。等你在这里待了一阵子之后，你缓过劲来，眺望四周，会发现荷兰有风车，荷兰还有郁金香，荷兰甚至还有伦勃朗。

但你认识的所有人都在忙着往返于意大利，而且都在炫耀着自己在那儿过得有多好。在你的余生里你却只能说："是的，我原本也是要去那里的。我都计划好了。"

而这种痛苦永远永远永远永远都不会消失……因为失去梦想是一种非常非常重大的损失。

但是，如果你把生命都浪费在哀叹你没去成意大利这件事上，你就永远不能自由地享受荷兰非常特别、非常美好的方方面面了。

《欢迎来到荷兰》这篇文章让朱莉很生气，因为对于朱莉来说她的癌症并没有什么"特别"和"美好"的地方。作为一名自闭症儿童的妈妈，达拉说朱莉没抓到文章的重点。她也承认医生对朱莉病情的预判是毁灭性的，这对朱莉很不公平，使她完全脱离了原来的生活轨道。但她不希望朱莉在她余下的生命里——可能长达十年——错失她活着时能拥有的一切：她的婚姻、家庭、工作。即使身处"荷兰"，她也还是可以拥有这一切。

朱莉的反应是：去你的！

但同时她也知道达拉是对的。因为达拉是过来人。

我从朱莉口中听说过达拉的事——所有来访者都会提到他们最亲密的朋友。朱莉告诉我，达拉的儿子有时会无休止地捶打、撞头、发脾气，四岁大的时候还不能进行正常的对话，无法自己进食。他每周都要去治疗好几次，占据了达拉大量的时间却仍然不见起效。每当这些情况让达拉感到忧心和悲伤，几乎要丧失理智的时候，她都会沮丧地给朱莉打电话。

"有一个想法让我感到很尴尬。"解释完自己为什么对达拉发火后，朱莉说道，"当我看到达拉和她儿子经历的一切，我最担心的是自己最终会陷入她的境地。我很爱她，但我也能感觉到她对生活所有的期许都已经消逝了。"

"就像你现在的感受一样。"我说。

朱莉点点头。

她告诉我，曾经有很长一段时间，达拉一直会说："这不是我选的！"然后就把她生活中不可逆转的变化全部罗列一遍。她和她丈夫永远都无法安心地相拥而睡，无法和别人拼车出去兜风，也没机会给孩子讲睡前故事。他们的孩子永远都无法长成一个独立的大人。达拉会看着她的丈夫然后想，对我们的孩子来说他真是个了不起的父亲。但她也会禁不住去想象，如果孩子能够没有障碍地与他互动，他会是一位多棒的父亲。当她想象着那些他们永远没机会和儿子一起体验的经历时，悲伤就无法阻挡地笼罩着她。

达拉觉得自己很自私，她为自己的悲伤而自责，因为她最大的心愿是儿子的生活会好过一些，能过得充实，有朋友，有爱人，有自己的工作。当她看到其他妈妈和四岁大的孩子在公园里玩耍时，达拉既痛苦又嫉妒，因为她知道如果她儿子在场的话，他很可能会失控，被要求离开。她也知道随着儿子渐渐长大，他和她都会受到更多排挤。其他妈妈有普通的孩子，那些孩子也会有普通的问题，但那些妈妈脸上的表情让达拉有被孤立的感觉。

那一年，达拉经常给朱莉打电话，每次通话都比上一次更绝望。鉴于金钱、情感和精力都几乎被耗尽了，达拉和丈夫决定不再多要一个孩子，以免情况更为复杂——他们没有财力和时间来养活另一个孩子，如果第二个孩子也有自闭症怎么办？她为了儿子已经放弃自己的工作了，而她的丈夫还要多打一份工，她不知道该如何应付这一切。直到有一天她读到了《欢迎来到荷兰》这篇文章，她意识到她不仅要顽强地在这片陌生的土地上生存下去，还要尽其所能在那里找到快乐。如果能敞开怀抱，她一定还能拥有快乐。

在"荷兰"，达拉找到了能理解她家庭状况的朋友们。她找到了和儿子沟通的方法，她享受和儿子的相处，去爱最原本的他，而不是纠结于他无法成为什么样的人。她也找到了出路，不再执着于反思自己在怀孕时是不是做了什么事，还是因为对金枪鱼、大豆和化妆品里的化学物质有欠了解，以至于伤害到了正在发育的胎儿。她找人帮忙照看儿子，这样她也有时间照料自己，做一些有意义的兼职工作，还能有充实的休息时间。虽然还是要努力应付许多无法避免的挑战，但她和她丈夫也重新找到了彼此初识时的状态，挽救了婚姻。在这个旅程中，他们不再是全程呆坐在酒店里，他们决定要去外面冒险，去看看这个国家的样子。

现在达拉邀请朱莉也这么做，看看郁金香，看看伦勃朗。在朱莉对《欢迎来到荷兰》的怒气消退之后，她突然意识到，世上总有让你羡慕的好命之人，也总有人比你运气更糟。如果可以，朱莉会和达拉互换生活吗？她的第一反应是：不假思索地换。但再想一想：或许不会。她设想了各种情景：如果她可以和一个健康的孩子过上美好的十年，她会宁愿让自己折寿几年吗？是你自己生病比较艰难，还是照顾一个病孩更苦？这些念头让她觉得很可怕，但她也不能否认自己的这些想法。

"你会觉得我是一个很糟糕的人吗？"她问我。我跟她说，几乎每个来接受心理治疗的人都会担心自己的想法和感受是不是"不正常"或者"很糟糕"，然而正是我们对自己的这份诚实，帮助我们理解了生活中所有的细微差别和复杂性。如果压抑这些想法，才真的可能会表现得"糟糕"。正视它们，你就能成长。

从这个角度来看，朱莉开始认识到每个人都在"荷兰"，因为大多数人的生活都不会完全按计划展开。即使你足够幸运能去到意大利，你也可能会遇到航班取消，或是恶劣天气。也有可能你和你的爱人正在享受周年纪念之旅，两人刚刚在罗马的豪华酒店客房里缠绵，十分钟后你的爱人就在淋浴时突发致命的心脏病——我的一个熟人就遇上了这样的事。

所以朱莉决定要去"荷兰"了。她不知道自己会在那儿待多久，但我们准备先为她计划一个十年的旅程，具体行程可以按需修改。

与此同时，我们要一起来想想她在那儿可以做些什么。

朱莉只有一个要求。

"如果我做了一些疯狂的事情，你能保证会如实跟我说吗？我的意思是……既然我会死得比我想象中要早得多，我不必太……理智，对吧？如果我越界了，或是事情变得有点过火了，你会提醒我的，对吧？"

我说我会的。朱莉一直都是一丝不苟、认真负责的人，做什么事都是中规中矩，我无法想象她所谓的过火会是什么样的情形。我想充其量不过是像一个好学生在某次聚会上有点小疯狂地多喝了一杯啤酒而已吧。

但我忘了，要是脑袋上顶着一支无形的枪，人们往往会展现出最有趣的一面。

"遗愿清单，"一次我们在为朱莉展望她在"荷兰"的愿景时她提到，"这真是个有趣的词，你说是不是？"

我承认，确实如此。究竟完成什么"愿"望才能让我们不留"遗"憾呢？

人们常常是在亲近的人过世时会想到思考自己的遗愿清单。就像艺术家坎迪·张，2009 年她把新奥尔良的一处公共外墙改造成了黑板，并留下了一道填空题："在我离世之前，我想 _____。"几天之内整堵墙就被写满了。人们写下各种答案：在我离世之前，我想跨过国际日期变更线；我想为数百万人唱歌；我想做百分之百的自己……很快，这个创意传遍了全球，各地衍生出上千处相似的墙壁：在我离世之前，我想和我姐姐融洽地相处；我想做一个好爸爸；我想去跳伞；我想为别人的生活带来改变……

我不知道人们有没有遵照愿望去行事，但就我在工作中的观察，有很大一部分人只维持了短暂的觉醒，探索一下自己的灵魂，又在清单上多加了几条愿望——然后就不想着要去付诸实践了。人们往往想得多做得少，死亡也只是存在于假想中的课题。

我们以为罗列遗愿清单是为了避免遗憾，但事实上我们是在靠它回避死亡。遗愿清单越长，越是代表我们想象中自己还有很长时间可以去完成。然而，如果要减掉清单上的愿望，就会让我们的否认机制受到微妙的损害，因为这代表着我们不得不认清一个严峻的现实：生命的死亡率是百分之百。每个人都会死去，而且大多数人不知道死亡将会在何时、以什么样的方式发生。事实上，每过一秒，我们都向死亡这个终点又靠近了一点。俗话说得好，没有人会活着离开这里。

我打赌你现在一定在庆幸你的心理治疗师不是我。谁会愿意思考这些？在死亡这件事上就做一个拖延症患者多好！我们大多数人都把我们所爱的人、我们觉得有意义的事情看作是理所当然的，直到我们被宣判死期的时候，才知道一切的先决条件是：我们还活着。

不过现在，朱莉需要的是为那些她必须从清单上剔除的愿望难过一会儿。这不像是老年人在为自己将要失去的、带不走的东西而难过，朱莉难过的是她没有机会拥有的东西——那些人们在三十岁时预想着将会发生的、所有里程碑式的事件和人生的新体验。用朱莉的话说，她有一个具体的"死限"（其中"死"字是该词的重点，她说），一个无情的"死限"，因为她绝大多数的期待都会被拦在大限之外。

有一天，朱莉跟我说她开始留意到人们常常会在闲聊中提到未来的事：我要去减肥了；我要开始锻炼身体了；今年我要去度个假；三年内我要升职；我要存钱买房子；我们几年内考虑要生二胎；我们五年后要再聚一次。

他们总是在计划。

但朱莉很难做计划，因为她不知道自己还有多少时间。如果一年和十年有那么大的差异，你会怎么做？

后来奇迹发生了。实验性的治疗似乎在让朱莉的肿瘤萎缩，短短几周之后肿瘤几乎已经消失了。她的医生也很乐观——或许她能活得比他们之前预计的更久。或许这些药物不只是现在有效，或许药效能维持几年甚至更久。出现了许多的"或许"。当肿瘤完全消失的时候，这许许多多的可能性甚至让朱莉和迈特开始尝试着成为那种有计划的人。

当朱莉查看她的遗愿清单时，她和迈特说起了生小孩的事。但如果孩子上中学的时候朱莉就已经不在了，他们还应该生小孩吗？万一情况突然恶化，不到学前班朱莉就不在了呢？迈特会愿意吗？孩子又愿不愿意呢？在这样的状况下要成为一个母亲，对朱莉来说是明智之选吗？还是说朱莉伟大的母性会让她决定放弃成为母亲，尽管这将是她做过的最大的牺牲？

朱莉和迈特最终决定，即使要面对这样的不确定性，他们还是要按照自己的意愿去生活。因为他们学到的最重要的事就是，生活就是不确定性的代名词。如果朱莉还是战战兢兢的，因为怕癌症会回过头来找他们而不敢要孩子，那如果它最后没有回来呢？迈特向朱莉保证他会做一个尽心尽责的爸爸，无论朱莉的健康状况如何，他一直都会守着他们的孩子。

所以事情就这么决定了。和死亡的对视迫使他们活得更投入——不是为未来列出长长的目标清单，而是活在当下。

朱莉的遗愿很简单：建立起自己的小家庭。

他们并不在意最后是到了意大利还是荷兰，或是别的什么地方。重要的是他们决定登上飞机，看看会降落在哪里。

13

孩子应对悲伤的方式

我分手后不久，就把这个消息告诉了八岁的儿子扎克。当时我们在吃晚饭，我尽量简单地向他说明：男友和我"共同决定"（诗一般美妙的谎言）我们还是不在一起过了。

儿子的脸拉得好长，他的表情既吃惊又困惑。（我心想："欢迎来到吃惊俱乐部！"）

"为什么呢？"他问。我告诉他两个人在结婚之前要搞清楚他们能不能成为合适的伴侣，不只是现在觉得合适，而是要能在一起过一辈子。男友和我虽然相爱，但我俩都意识到（又一个诗一般美妙的谎言）我们不能一起过一辈子，所以还是各自另找可以共度余生的伴侣比较好。

我说的基本上都是事实，只是略去了一些细节，又把代表男友的"他"改成了"我俩"。

"为什么呢？"扎克接着问道，"为什么你们不会成为合适的伴侣呢？"他的脸皱成一团，令我为他感到心痛。

"这个嘛，"我说，"你记不记得你以前常跟亚瑟一起玩，但后来他爱上了踢足球，但你喜欢打篮球？"

他点点头。

"你们俩还是互相喜欢的，但现在你们会花更多的时间和兴趣相投的人一起玩。"

"所以是因为你们喜欢的东西不一样？"

"对呀。"我说。我喜欢孩子，而他是仇童男。

"是什么样的东西呢？"

我吸了口气。"就比如，我更喜欢待在家里，他更想出去旅行。"我嘴上这么说，心里却想着，"孩子和自由是相抵触的。就像如果皇后是个带把儿的……"

"为什么你们不能各自做出一点让步呢？为什么不能有时待在家里，有时出去旅行？"

我斟酌了一下。"也许可以，但就像上次你和索尼娅分在一组做海报一样，她想画满粉色的蝴蝶，你想画克隆部队，但最后你们画的是黄色的龙，结果也很棒，但并不是你们俩各自最想要的。可是后来你跟西奥一起完成另一项作业时，你们俩的想法虽然也不一样，但非常相似。你们也需要互相迁就，但就不像你和索尼娅那次要妥协那么多。"

他呆呆地望着桌子。

"每个人和别人相处时都要做出让步，"我说，"但如果不得不妥协的事情太多了，那两个人就很难结婚了。如果一个人一直都想出去旅行，另一个想一直待在家，两个人可能都会非常沮丧。这么说你能明白吗？"

"嗯。"他说。我们就这么坐了一会儿，突然他抬起头，脱口而出地问道："我们吃香蕉的时候是杀死了香蕉吗？"

"什么？"我完全摸不着头脑。

"我们要杀死一头牛才能吃到牛肉，所以素食者不吃肉对不对？"

"没错。"

"那么当我们把香蕉从树上拔下来，我们是不是也杀死了香蕉？"

"我猜那更像是头发，"我说，"头发会从我们头上脱落，同一个地方还会长出新头发。拔掉香蕉的地方也会长出新的香蕉。"

扎克坐在椅子上，身子前倾着说："但香蕉自己掉下来之前就被我们拔下来了呀，那时它们还活着。就像你头发还没有掉下来之前有人拔你的头发。所以这不是在杀死香蕉吗？我们把香蕉拔下来的时候树不会疼吗？"

噢。这是扎克应对这个消息的方式。他就是那棵树，或者是那根香蕉，反正他受到了伤害。

"我也不知道。"我说，"或许我们不是有意要伤害那棵树或是香蕉，但可能从结果来看有时是会伤害到它们，尽管那真的不是我们的本意。"

他沉默了一阵子，然后说："我还会再见到他吗？"

我告诉他应该不会。

"所以我们再也不会玩《干杯》了吗？"《干杯》是一种桌游，原来是男友的孩子们小的时候玩的，扎克和男友有时会一起玩。

我说不会了，至少不会和男友一起玩了。如果他想玩，我可以陪他玩。

"好吧，"他轻声说道，"但他真的玩得很好。"

"他确实玩得很好，"我附和道，"我知道这会是一个很大的改变。"然后我停下来，因为那一刻无论我说什么对扎克都不会有帮助，他还是会感到难过。我知道在接下来的几天、几周，甚至几个月的时间里，我们会进行很多对话来帮助他渡过这个难关。（作为心理治疗师的孩子，好处是没有什么需要隐藏的情绪，但坏处是面临难关的时候，你会被逼着直面痛苦，完全没机会逃开。）与此同时，这件事总需要慢慢被消化和平息。

"好吧。"扎克嘟哝道。然后他从桌子后面站起来，走到料理台旁，拿起一根香蕉，剥开香蕉皮，故意动作夸张地把他的牙齿插进果肉里。

"真——好吃。"他说，脸上露出一种奇异而喜悦的表情。他是在谋杀香蕉吗？他狼吞虎咽地三口就把一根香蕉吃完了，然后走去他自己的房间。

五分钟后，他拿着《干杯》游戏走出房间。

"我们把这个捐给慈善商店吧，"他说着，把那盒桌游放到门边，然后走过来，给了我一个拥抱，"反正我也不喜欢它了。"

14

解剖课

在医学院的时候，我经手的大体老师[1]名叫哈洛。其实是我们隔壁那组同学先给他们的大体取名为慕德，我和我的实验室伙伴们才把我们的这具大体叫作哈洛[2]。那是大一新生必经的大体解剖学课程，斯坦福大学会给每个学生小组分配一具大体，这得感谢那些慷慨的人为科学捐赠了自己的遗体。

教授在我们踏入实验室前给了我们两个指令。第一，要对遗体表示尊重，就好像那是我们祖母的遗体一样。（有个同学吃惊地回应道："普通人会划开他们祖母的遗体吗？"）第二，解剖是一个令人紧张的过程，在此期间要留意自己可能出现的任何情绪上的反应。

关于大体的个人信息，包括姓名、年龄、病史、死因，我们全都一无所知。隐去姓名是出于保护隐私的考虑，其他信息则留待我们在解剖中抽

1　"大体老师"是医学生对遗体捐献者的尊称，下文简称"大体"。

2　《哈洛与慕德》（Harold and Maude）是美国在1971年发行的一部黑色喜剧，影片讲述了二十岁的哈洛和七十九岁的慕德之间发生的奇妙故事。

丝剥茧，重点是要从线索中找到原因：这个人为什么会死？他抽不抽烟？是不是肉食爱好者？是不是有糖尿病？

在一个学期的时间里，我发现哈洛做过髋关节置换手术（线索是：髋关节的侧面还留有钢钉），他有二尖瓣关闭不全（线索是：左侧心脏增大），他在生命的最后阶段可能由于长期住院卧床造成了便秘（线索是：他的结肠里还积聚着宿便）。他有一双淡蓝色的眼睛，整齐但泛黄的牙齿，一圈白发，他手指的肌肉很发达，像是建筑工人、钢琴家，或是外科医生的手指。后来我得知他九十二岁时死于肺炎，这让我们所有人都很惊讶，包括我们的教授，因为教授曾判断说，"从器官来看他像是六十多岁的人。"

那边厢，慕德的肺里却布满了肿瘤，精心涂抹的粉色甲油遮盖了她常年抽烟在指甲上留下的尼古丁污渍。她和哈洛的情况刚好相反：她的身体过早衰老了，使得她的器官看上去属于年纪更大的人。有一天，慕德小分队（这是我们对慕德所属的实验室小组的昵称）取出了她的心脏。组里的一个同学小心翼翼地举起那颗心脏，捧在手里好让其他人细细研究，但那颗心脏从她的手套上滑了出来，摔在地上，"砰"的一声裂开了。我们都惊讶地倒抽了一口气———颗破碎的心。我不由想到，即使你竭尽全力避免让别人伤心，但心总是那么容易受伤。

我们被教导应当关注自己的情绪，但当我们割下大体的头皮，像切哈密瓜一样锯开他们的头骨时，把情绪封闭起来似乎是更省事的选择。（在那个课程单元的第二天早上，教授跟我们打招呼时说："今天又是挥舞锯子和钻头的一天。"一周之后，我们对耳朵进行了"温柔的切割"，意思就是只用凿子和锤子，不动用锯子。）

每一堂人体解剖学的实验课开始时，我们会拉开装有大体的袋子，然后全班都会静默一分钟来向这些允许我们切割他们身体的人致敬。我们从脖子以下开始解剖，为了表示尊重我们会把他们的头遮盖起来。当我们的解剖进行到脸部的时候，我们还是会把眼睑盖住，同样是出于尊重，但同时也是弱化他们的"人"性——显得不那么像个真人。

解剖向我们展示了生命的脆弱，而我们则是尽最大的努力让自己远离这个现实。我们用各个班之间流传的口诀来放松心情，就好比为了记住大脑中的各种神经——嗅觉神经（olfactory）、视神经（optic）、动眼神经（oculomotor）、滑车神经（trochlear）、三叉神经（trigeminal）、外展神经（abducens）、面部神经（facial）、前庭耳蜗神经（vestibulocochlear）、舌咽神经（glossopharyngeal）、迷走神经（vagus）、副神经（accessory）及舌下神经（hypoglossal）……我们用其首字母编了一个荤段子："哦（Oh），哦（Oh），哦（Oh），来（To）触碰（Touch）和（And）感受（Feel）弗吉尼亚（Virginia's）丰饶的（Greasy）桃花源（Vagina），啊（AH）——"在解剖头部到颈部的时候，全班会齐声喊出这段口诀。随后，我们就埋头于书本中，准备明天的实验课内容。

我们的刻苦学习得到了回报。每个课程单元我们都完成得很出色，但我不确定我们之中有没有人曾关注过自己的情绪。

当考试临近，我们进行了第一次巡房。巡房就是在满屋子的皮肤、骨骼和内脏之间巡视一番，就像是在检查一次空难留下的残骸。不同的是，你需要检视的不是遇难者，而是分散的身体部件。你不需要确认这个人是不是约翰·史密斯，但要试图分清楚台子上摆放的肢体碎片是手还是脚，然后判断说，"我觉得这是桡侧腕长伸肌。"不过即便如此，这也不能算是我们经历过的最血淋淋的场面。

那天，我们解剖了哈洛的阴茎——冰冷的，像皮革似的，毫无生气——慕德那桌的同学因为拿到的是女性大体，所以加入了我们的解剖观察。凯特是我的实验室搭档，她在进行解剖时总是一丝不苟，她的教授形容她的专注"就像刀锋一样锐利"。但此时，她被围观她操作的慕德小分队发出的叫声分散了注意力。她每切深一点，喊叫声就变得更大。

"喔唷！"

"呃！"

"我觉得我要吐了！"

越来越多的同学聚过来围观，一群男同学开始手舞足蹈地围成个圈，并拿着塑封过的课本护住自己的裆部。

"真爱演。"凯特嘀咕了一句。她对这种神经质的表现完全无心理会——她是要成为外科医生的人。凯特重新集中精神，她用一根探针来确定精索的位置，然后再次拿起手术刀，沿着阴茎的整个根部垂直切开，切口两边整齐地被分开了，就像切热狗一样。

"好了，够了，我得离开这儿！"有一个男生宣告说，随后他和几个朋友逃离了现场。

在课程的最后一天，我们举行了一个仪式，向那些贡献了自己的身体来让我们学习的人致敬。我们朗读了感谢词，为他们演奏音乐、送上祝福，即使他们的身体已经被肢解，但我们期望他们的灵魂仍旧是完好无损的，能接收到来自我们的感激之情。我们多次提到他们是多么脆弱，赤条条地暴露着，任由我们切开，并取出组织样本放在显微镜下一毫米一毫米地端详。其实真正脆弱的是我们这些大活人，我们却不愿意承认，而这恰恰更体现了我们的脆弱。我们只是一群不知道自己能不能应付这一切的大一新生；一群近距离观察死亡的年轻人；一群对于有时不经意间垂泪的自己不知该如何是好的学生。

我们被告知要关注自己的情绪，但并不确定自己的情绪是什么，也不知道该拿它怎么办。有些人参加了医学院的冥想课程；有些人靠做运动来使自己振作；还有些人则选择埋头学习。慕德小分队中有一个成员染上了吸烟的习惯，他总是偷偷溜出去抽支烟偷个闲，并拒绝相信抽烟会让他像慕德一样身体里长满肿瘤。我选择为一个读写项目做志愿者，为幼儿园的小朋友朗读故事——幼儿园的小朋友们是多么健康，多么有活力！他们的身体是如此完整无缺！除此之外，我就埋头写作。我写下自己的经历和体验，也对别人的经历和体验产生了兴趣，后来便开始为杂志和报纸撰写相关的文章。

有一次我写了一篇关于医患关系课的文章，那门课教我们如何与今后的病人相处。在期末考试的时候，每个学生都要演示如何向病人询问病史，而且整个过程都会被拍摄下来。事后教授告诉全班同学，只有我一个人问了病人的感觉如何，而"这应该是你们要问的第一个问题"。

斯坦福注重人性化地对待每一个病人，而不是只把他们当作一个个病例；但与此同时，教授告诉我们，由于医学实践的方式正在改变，这正变得越来越艰难。医生和病人的长期私人来往和重要的诊疗接触已几乎不复存在，取而代之的是一些新出现的、被称为"管控型医疗"的机制，规定看诊时间为十五分钟，设定流水线般的治疗流程，以及限制医生为病人做治疗的范围。在我结束了大体解剖课之后，我认真地思考了一下自己要选择哪个专科——有没有哪个专业可以延续以前家庭医生的模式呢？还是我愿意连大多数病人的名字都不知道，更不用去了解他们的生活呢？

我见习了许多不同专科医生的工作，排除了一些与病人互动最少的科室，包括急诊科——非常惊心动魄，但你和病人几乎只有一面之缘；放射科——你面对的只是医学影像，而不是活生生的人；麻醉科——你的病人都睡着了；手术外科——同上。我喜欢内科和儿科，但带我见习的那些医生提醒我说，这些科室正变得越来越缺乏对个体的关怀——为了维持业务的正常运转，他们每天都要看三十个病人。甚至有医生说，如果能从头来过，他们或许会选择别的科室。

"如果你能靠写作为生，为什么还要成为医生呢？"曾有一个教授在读过我为某本杂志撰写的文章之后这样问我。

当我在NBC时，我的工作是写故事，但我却向往生活中真实的故事。现在我得到了真实的生活，我却又开始思考，在现代医学的行医日常中，就没有一点空间能留给人们讲述自己的故事吗？我发现，将自己沉浸在别人的故事里令我感到满足，而越投入记者的工作，我就越发现这个工作的本质就是投入别人的故事里。

有一天，我和一个教授说起我的困境。她建议我两样都做——既从事写作，同时也行医。她说，如果我能靠写作多赚些钱，那我就可以选择少看一些病人，并用以前家庭医生的方式行医。但是，她同时补充道，这样的话我还是要花大量时间来应付保险公司的各种文件和手续，这也会减少我能在病人身上投入的时间和精力。听了她的话，我反思，事情真的到了这个地步了吗？我真的要靠写作来维持行医生活吗？不应该是反过来的吗？

但我还是考虑了她的提议。不过那时我已经三十三岁了，医学院还有两年多才能念完，之后至少还要驻院实习三年才能成为进修医生——同时，我也知道我想要成家。我越是近距离地观察到"管控型医疗"的效果，就越无法想象自己冒险付出时间成本，完成长年的医学培训，然后一边从事写作，再一边摸索我想要的那种行医方式是否可行。而且我也不知道能不能两者兼顾——至少不确定自己两边都能做得好——同时还得留出时间兼顾个人生活。到学期末时，我觉得我必须在两者之间做出选择：是从文，还是从医。

我选择了从文，在接下去的几年时间里，我出版了书籍，为杂志和报纸写了不下几百篇文章。我觉得自己终于找到了天职所在。

至于事业之外的部分——成家的事，我相信一定也会水到渠成的。至少在离开医学院的时候，我对此非常肯定。

15

不要蛋黄酱

"你是认真的吗？你们心理医生就只在乎这些吗？"

约翰又回到了我的诊室，他光着脚，盘腿坐在沙发上。他是穿着夹脚拖鞋来的，因为今天美甲师到片场去了。我留意到他的脚指甲和他的牙齿一样完美。

我刚问了他一些关于童年的事，他为此不高兴了。

"我到底要告诉你多少遍？我的童年很美好，"他接着说道，"我的父母都是圣人。圣人！"

每当我听到别人把父母形容为"圣人"，就会心生狐疑。不是我故意要找碴，只是本来就没有一对父母会是圣人。大多数父母顶多也就能做到"还不错"。根据颇具影响力的英国儿科医生和儿童精神科医生唐纳德·温尼科特的说法，"还不错"的父母就足以培养出能自如适应环境的孩子了。

尽管如此，诗人菲利普·拉金还是用最犀利的句子写道：

"就是你的父母，把你搞得一团糟。

或许并非本意，但他们也难辞其咎。"

我是在有了孩子之后，才真正理解了对心理治疗至关重要的两件事：

第一，询问关于别人父母的事，目的不是为了和他们一起埋怨、评判或指责他们的父母。事实上，关键完全不在他们的父母身上。这类询问只是为了理解幼年经历是如何影响他们长大成人的，这样他们才能把过去从现在的生活中剥离开来，同时也脱下与年龄不再相符的心理外衣。

第二，无论最后结果是"优－"还是"差＋"，大多数的父母在抚养子女上都已经尽了全力，只有极少数家长打心底里不希望孩子能过上好日子。尽管如此，大多数人还是会对自己父母做得不够的地方（或是父母的态度和脾气）心存芥蒂。对此，人们需要搞清楚如何处理这种介怀。

以下是我至此对约翰的了解：他四十岁，结婚十二年，有两个女儿，一个十岁，一个四岁，还养了一条狗。他的工作是电视剧编剧和制片。当我得知他都有哪些作品时，我并不惊讶——为他赢得艾美奖的，正是他笔下那些睿智却不近人情的角色。他抱怨妻子有抑郁症（然而，俗话说得好，"在断言别人抑郁之前，你得先确定他们是不是每天都要面对一群混蛋"），孩子们对他不够尊重，同事们在浪费他的时间，所有人都对他太苛求。

约翰的父亲和两个哥哥住在中西部，那是他长大的地方，一家人里只有他搬离了家乡。母亲过世的时候他才六岁，他两个哥哥一个十二岁一个十四岁。他母亲曾是一名戏剧老师，出事那天她刚结束排练，离开学校的时候，她看到一辆汽车正在加速驶向她的一个学生。她跑过去把学生推到一旁，自己却被汽车撞倒了，当场身亡。约翰跟我说这些的时候不带任何情绪，就好像是在如实叙述他写的电视剧里的一个场景。约翰的父亲是一位立志要成为作家的英语文学教授，在妻子意外身故之后，他独自照顾三个儿子，直到三年后才和住在附近的一个没有子女的寡妇再婚。约翰形容这位后母"平平淡淡、中规中矩，不过我对她并没有任何不满"。

约翰对我讲了他生活中的各种"蠢货"，却很少谈及他的父母。我实习期间的督导曾说过，面对防卫心较重的来访者，如果想要了解他们的过去，可以尝试让他们"不假思索地用三个词来形容你父亲（或母亲）的性格"。这些未经雕琢的答案总是能帮助我和我的来访者洞察他们与父母的关系。

但是这招对约翰不管用。"圣人，圣人，圣人——就这一个词，对我父亲和母亲都适用！"这就是约翰的回答，尽管他本身就是个文字工作者，他却没有用形容词作答，而是用了名词。稍后我才会了解到约翰的父亲在丧偶之后"或许有过"酗酒问题，"可能"现在也一样。约翰的大哥曾经跟约翰说过，他们的母亲"可能"患有"轻微的双相情感障碍"，但约翰说，那只是他哥哥"夸大其词"罢了。

我对约翰的童年十分好奇，因为他表现出了强烈的自恋。他以自我为中心、过分防御、贬低他人、总想主导谈话，以及相信自己享有特权——简而言之就是他的种种混蛋行为——完全符合自恋型人格障碍的诊断标准。我在第一次治疗中就注意到了他的这些性格特征。有些治疗师或许会因此将约翰转介给其他医生，因为自恋型人格难以清晰地看清自己和他人，所以被认为不适合进行内省性、洞察性治疗，但我却不以为意。

我不想因为一个诊断就放弃一个人。

诚然，约翰将我比作应召女郎，治疗时把我当作空气，自己感觉比任何人都优秀。但在所有这些表象的背后，他和我们其他人又有什么不同呢？

"人格障碍"一词会引发人们的各种联想，不仅对治疗师而言这些患者是少数，大众更是对他们知之甚少。维基百科中甚至有一个词条，分类罗列了一些电影角色和他们所代表的人格障碍。

最新版的《精神疾病诊断与统计手册》[1]中罗列了十种人格障碍，这

1　《精神疾病诊断与统计手册》（*The Diagnostic and Statistical Manual of Mental Disorders*，简称为 DSM）由美国精神医学学会出版，是在美国与其他一些国家中最常用来诊断精神疾病的指导手册之一。

本临床心理诊断的"圣经"将这十种人格障碍分为三大类群：

A 群（具有古怪、奇异、反常的人格特质）
偏执型人格障碍，分裂样型人格障碍，分裂型人格障碍
B 群（具有戏剧化、不稳定的人格特质）
反社会型人格障碍，边缘型人格障碍，表演型人格障碍，自恋型人格障碍
C 群（具有焦虑、恐惧的人格特质）
回避型人格障碍，依赖型人格障碍，强迫型人格障碍

    门诊最多见的是 B 群患者。有信任危机的（偏执型）、孤独的（分裂样型），或是性格古怪的（分裂型）通常不会寻求心理治疗，所以诊室里很少见到 A 群患者。而那些不愿与人产生关联的（回避型）、行为无法像成年人一样的（依赖型），还有严重的工作狂（强迫型）也不太会想到要寻求帮助，所以诊所里也不常见到 C 群患者。B 群中的反社会型兄弟们通常也不会来找我们。但当人们在感情中遭遇困境，像是陷入了极度的情绪化（表演型或边缘型），或是嫁给了像约翰这样的（自恋型），那倒是会找上门来求助。顺便一提，边缘型人格通常都与自恋型人格为伴，这种搭配在伴侣治疗中很常见。

    直到最近，大多数心理健康从业者都认为人格障碍是不可治愈的，因为这不像抑郁或焦虑之类的情绪障碍，人格障碍是由长期存在的、贯穿始终的行为模式组成的，它就是一个人性格的一部分。换句话说，人格障碍是自我协调的，这就意味着行为是与行为人的自我概念同步的，因此有这类障碍的患者会认为是别人在给他们的生活制造麻烦。而情绪障碍是自我不协调的，所以此类患者对自己的处境感到痛苦。他们并不是自愿要陷入抑郁或焦虑，也不喜欢在离开屋子前把灯开关个十次，他们自己知道自己有问题。

不过各种人格障碍也各有不同。患有边缘型人格障碍的人害怕被抛弃：对于一些人来说，如果他们的伴侣不立刻回复短信，他们就会觉得焦虑；而对于另一些人来说，这可能意味着他们情愿选择停留在一段不稳定、不健全的关系中，也不愿独自一人。再来说说自恋型人格的患者，谁不认识一两个在不同程度上符合自恋特质的人呢：有建树、有魅力、聪明、睿智，但又惊人地以自我为中心。

最重要的是，就算一个人具有某种人格障碍的特质，那也不代表那个人就一定符合正式诊断的标准。其实每个人都会时不时地表现出这样或那样的人格障碍——或许是在时运不济的一天，或许是在被逼到绝境、某根脆弱的神经绷不住了的时候——因为它们植根于人类对自我保护、被接受和安全感的本能需求中。（如果你觉得你是例外，那就去问问你的伴侣或挚友会怎么说。）换言之，我总是希望能全面地了解一个人，而不是只看到某个瞬间的快照。我也试图看到患者潜在的挣扎，而不只是找到我能写在医疗保单上的五位数诊断编号。如果我太依赖那个编号，我就会只从那个角度去看治疗中的方方面面，那就会影响我和我面前的这个独特的人建立真正的关系。或许约翰很自恋，但他也还是独一无二的约翰。他或许很傲慢——或者用大白话来形容就是：真他妈烦人。

但是。

诊断也是有其用处的。例如，我知道那些苛刻的、挑剔的、愤怒的人容易感到极度孤独。我知道这样的人既想被注意到，又害怕受到注意。我相信对约翰来说，感到脆弱是可悲和可耻的——而且我猜想，他是在六岁那年失去母亲时被告知不能表现出"软弱"的。如果他投注哪怕一点点时间在自己的情绪上，他就会崩溃，所以他将自己的情绪以愤怒、嘲笑或批评的形式转嫁到别人身上。所以说像约翰这样的来访者尤其棘手：他们总有办法把你惹恼，这都是为了转移话题的重心。

我的任务是要帮助我自己，也帮助约翰了解他在逃避什么情感。他用堡垒和护城河来把我挡在门外，但我知道他的内心正在塔楼里寻求帮助，希望获得营救，虽然我还不知道困住他的究竟是什么。我要运用我的诊断能力，又不能迷失在诊断中。我要帮助约翰看清楚，比起他身边所谓的"蠢货"们，他自己的行为方式会给他带来更多的问题。

"你的灯亮了。"

约翰和我正在讨论他为何会抵触我过问他的童年，他却突然告诉我门边墙上那盏和候诊室按钮相连的绿灯亮了。我看了一眼那盏灯，又看了看钟。整点才过了五分钟，我猜可能是后一位来访者今天来得异常的早。

"是的，灯是亮了。"我说。我想搞清楚约翰是在试图转移话题，还是他意识到自己不是我唯一的来访者，并对此发现抱有一些感想。许多来访者都暗中期许自己是治疗师唯一的来访者，或者至少是治疗师最偏爱的那个——最风趣的那个、最让人开心的那个，当然最好是最受宠的那个。

"你能帮忙应一下吗？"约翰向着那盏灯点点头，"那是我的午餐。"

我被搞糊涂了。"你的午餐？"

"送外卖的小伙计应该就在外面。因为你说了不能用手机，所以我告诉他到了就按铃。我刚才没来得及吃午饭，刚好现在有一个小时的时间——我是说，五十分钟。我得吃点东西。"

我真是败给他了。首先，很少有人会在治疗期间吃东西，就算不得不这么做，他们也会按照常理先问一句："我今天可以在这儿吃东西吗？"而且通常是自带食物。就连我那位患有低血糖的来访者，也只把吃的带进过诊室一次，更何况那是为了避免自己休克。

"别担心，"约翰显然留意到了我脸上的表情，"你想吃的话也可以吃一点。"然后他站起来，穿过走廊，从外卖员那儿取回了他的午餐。

约翰回来之后，从袋子里取出食物，在自己大腿上铺了张餐巾纸，打开三明治的包装，咬了一口，但立刻又吐了出来。

"我的天哪，我都说了不要蛋黄酱！你看看这个！"他掀开三明治给我看里面的蛋黄酱，另一只手正要伸向他的手机——我想他是想要打电话去投诉这个订单——但我给了他一个眼神，提醒他不能用手机这条规定。

他的脸涨得通红。我不知道他是不是也会冲我吼叫，不过他只是蹦出一个词："蠢货！"

"我吗？"我问。

"你什么？"

"你说过你的上一任治疗师很友善，但愚蠢。我也是友善的蠢货吗？"

"不，完全不是。"他说。

我很欣慰，他终于能认可一个人不是蠢货了。

"谢谢你。"我说。

"谢我什么？"

"谢谢你说我不是个蠢货。"

"我不是这个意思，"他回答道，"我是说，你并不友善。你都不让我用手机打给那个往我三明治里放蛋黄酱的蠢货。"

"所以我是个刻薄的蠢货喽？"

他咧嘴一笑，笑起来的时候眼睛里闪着光，还露出了酒窝。这让我在一瞬间看到了他潜在的魅力。

"这么说吧，刻薄那是毋庸置疑的了。至于是不是蠢货，那还不好说。"他打趣地说道，我也回以微笑。

"好吧，"我说，"至少你还愿意花工夫先了解我。对此我表示感激。"我尝试和他套近乎，这让他坐立不安。他拼了命地想要逃离这个与人产生交流的时刻，为此他甚至开始大口大口地嚼起那个放了蛋黄酱的三明治，同时将目光瞥向别处。但他并不是在和我较劲，我能理解。我感觉顽石上出现了一个细小的豁口。

"让你觉得我很刻薄，这我得道歉。"我说，"是不是因为这样你才会对我们五十分钟的治疗做出那样的评价？"我指的是约翰把我比作是他应召女郎的事。我知道"金屋藏娇"这个不太妥当的比喻背后有着更复杂的原因，但我猜想约翰之所以会这么挖苦我和这五十分钟的治疗，其原因和大多数人一样——他们其实希望能多待一会儿，但不知道该如何表达。而如果承认自己心存依赖又会让他们觉得自己太脆弱了。

"不，我很高兴治疗时间规定是五十分钟！"他说，"如果我要在这儿待足一小时，天晓得你会怎么不停地逼问我的童年。"

"我只是想要更了解你。"我说。

"了解些什么？我很焦虑，我无法入睡。我一个人要应付三部电视剧；我老婆总是不停地抱怨；我十岁的大女儿就像是提早进入叛逆期一样；照顾我小女儿的保姆去读研究生了，但我四岁大的小女儿还成天挂念着她；我家那只可恶的狗也越来越坏；我周围充满了蠢货，他们给我的生活增加了不必要的麻烦。坦白说，我现在非常生气！"

"确实，"我说，"你要面对的事情实在是不少。"

约翰没有说话。他嚼着三明治，眼睛紧盯着地板上的某一个地方。

"你说得太对了！"他终于说话了，"不要蛋黄酱有这么难懂吗？不就三个字吗？不！要！酱！还不够简单吗？！"

"要说那些蠢货呢，"我说，"我有一个想法。虽说那些人是惹你生气了，但会不会其实他们也不是有意要让你生气的？会不会那些人其实也不是真的蠢，只是智力正常的普通人，而且他们也已经尽力了？"

约翰只稍稍抬了抬眼，像是在思考我说的话。

"还有就是，"我轻声细语地补充道，寻思着他对别人都那么苛刻了，估计他对自己更是三倍的苛刻，"或许你自己也是一样呢？"

约翰想要开口说些什么，却又停下了。他的目光又回到他的拖鞋上，他拿起一张纸巾，假装要擦掉嘴边的面包屑。但实际情况我都看见了，他迅速而巧妙地把纸巾往上挪了挪，擦了擦眼角。

"这三明治太难吃了。"他把纸巾连同剩下的三明治都塞回袋子里，然后一记远投，扔进了我书桌下的垃圾桶。"唰"的一记，还真准。

他看看钟，说："这太愚蠢了，我饿得要命，而且只有这个时段有空吃东西，但我甚至都不能用我的手机来好好叫一个外卖。这算什么心理治疗？"

我很想说："是的，这就是心理治疗——我们面对面，不受手机和三明治的干扰，两个人促膝谈心，建立交流。"但我知道如果我这么说，只会引来约翰的嘲讽和反驳。我想到他的妻子玛戈，她究竟经历了些什么，她的心理成长史是什么样的，才会令她选择了约翰呢？

"我来跟你做笔交易吧，"约翰说，"如果你让我从这附近叫个外卖，我就告诉你一些我童年的事。而且我可以叫够两人份的午餐，我们可以斯斯文文地一边吃着色拉一边聊天，你看怎么样？"他看着我，等待我的答复。

一般情况下我不会这么做，但心理治疗不能照本宣科。我们需要设定一个专业的度，如果太开放，就像置身大海里，如果太拘谨，那就像在鱼缸里。这么比喻的话，水族馆这个度听上去就刚合适。我们需要一些即兴发挥的空间，就像是温德尔医生走过来踢我的时候，就很有效。如果食物能够充当约翰与我之间的缓冲距离，以方便他向我吐露心声，那何乐而不为呢？

我告诉他，他可以打电话订餐，但不必作为交换条件来聊有关他童年的事。他并没有理我，而是立刻打电话去餐馆订了餐。不出所料，订餐过程也很令他抓狂。

"对，不要调料。不是饮料，是调料！"他冲着电话那头吼道，而且还是用免提，"特——易——奥——调，了——易——奥——料。"他对着电话吼出每一个字，然后大声地叹了口气，还翻了个白眼。

"多放调料？"电话那头餐馆里的人用蹩脚的英语问道，约翰本来是想尝试让店家把调料分开放，这下他火冒三丈。问题还不止这些——他们只有百事轻怡，没有健怡可乐；他们没法在十五分钟内送达，需要二十分钟。我在一旁看着，感到恐惧又困惑，觉得约翰真是活得太不容易了。最后，约翰用汉语说了些什么，但餐馆的人没有听懂。约翰不懂为什么那个人连他们"自己的语言"也听不懂，那个人解释说他只会说粤语。

挂断电话后约翰满脸不解地望着我，说，"他们怎么不会说汉语呢？"

"如果你会说汉语，为什么不一开始就用汉语点菜呢？"我问。

约翰狠狠地瞪了我一眼："因为我讲英语。"

呃——

直到午餐送达之前，约翰一直都嘟嘟囔囔的，不过一旦吃的都就位了，他也渐渐放下了通往他内心堡垒的吊桥。虽然我已经吃过午饭了，但我还是陪他一起吃了一点，因为我知道分享食物能让人自然地产生亲近感。我听他说了一些关于他父亲和哥哥们的故事，他还说关于母亲他记得的不太多，对此他觉得很奇怪。从几年前开始，他会梦见母亲。他总是反复做同一个梦，他也无法控制自己不断做着这样的梦。他不想再这样重复做梦了，即使睡着了也不得安宁。他想要的只是内心的宁静而已。

我问了关于梦的内容，但他说聊这些会让他不开心，而他不是付钱给我来让他不开心的。难道刚刚不是他自己说想要得到内心的宁静吗？不都叫治疗师要"学会倾听"吗？我就是想和他聊聊他刚刚提到的——他认为心理治疗不该让他感到不自在，认为不用经历不自在也能获得内心的宁静。我知道改变他的观点需要时间，可是这次治疗只剩下几分钟了。

我问他在什么情况下能感受到内心的宁静。

"遛狗的时候，"他说，"至少在罗西的行为变得古怪之前。那是我内心最宁静的时刻。"

我思考了一下为什么他不想在这里谈论梦境的话题。会不会是他把诊室当作避难所，可以暂时逃离他的工作，他的妻子、孩子，他的狗，还有全世界的蠢货们，以及出现在他睡梦中的母亲的亡灵？

"我说，约翰，"我尝试着问道，"此时此刻你的内心感到宁静吗？"

他把筷子扔进袋子里，里面是他刚刚装起来的剩下的色拉。"当然不。"他说道，还加了一个不耐烦的白眼。

"噢。"我说道，打算就此打住。但约翰却不依不饶。我们的治疗时间结束了，他站起来要走。

"你是开玩笑吗？"他一边往门那儿走一边说道，"在这儿？会感觉宁静？"这会儿，他的白眼变成了一个微笑——不是一个傲慢的微笑，而像是在和我分享一个秘密。他笑得很甜，明亮照人，不过不是因为那些耀眼的大白牙。

"我以为是的呢。"我说。

16

完美之选

剧透一下：离开医学院后我的人生也并未如预想一般顺利地展开。

三年之后，在我将近三十七岁时，一段维系了两年的感情走到了终点。那次分手虽然令人难过，但也算心平气和，不像后来仇童男的闪电式突袭分手。但对于一个想要生儿育女的人来说，在人生的这个节点面临分手算是糟糕透顶了。

我一直都非常肯定地知道自己想要成为一个母亲。我成年之后参加的志愿者活动都是与孩子为伴的工作，我也认定有朝一日会有自己的孩子。但现在，站在四十岁的门槛前，我不顾一切地想要生个孩子，但这并不代表我会随便就和自己身边出现的下一位男性结婚。于是我陷入了一个微妙的困境——走投无路，却还要挑剔。

后来，有一个朋友建议我可以调整一下两件事的顺序：先要小孩，再找个伴。一天晚上，她在电子邮件里给我介绍了几个提供捐精服务的网站。那时我还对此一无所知，一开始也不确定自己对此是怎么想的，但仔细权衡了所有的可能性之后，我决定迈出这一步。

现在，我只需要选出一个提供精子的人。

　　我当然想要选一个体格健康的捐精者，但我发现，在那些网站上还有许多别的条件可供考虑，不只是像头发的颜色或身高那样的外部条件，而是我会想要一个曲棍球运动员，还是文学专业的学霸？是一个特吕弗的影迷还是长号手？一个外向的人还是一个内向的人？

　　我惊讶地发现，挑选这些捐精者的资料就像在看约会对象的个人资料——只不过这里的大多数候选人都是大学生，还会提供他们的高考成绩。其次还有一些别的关键性的不同，但最为特殊的是，每个人的资料里都会有一项来自"精库女孩"的评论。捐精者前来捐精时，在精子库工作的女士们（这个职位上似乎全是女性）会与他们进行面谈，随后"精库女孩"会写下所谓的"工作人员印象"笔记，并添加到捐精者的资料中。至于她们会写下什么样的印象，并没有特定规律或原因可循。女孩们的评论简直五花八门，从"他的二头肌好惊人"到"他有拖延症倾向，但最终还是会完成他的工作"都有。（我个人对于连自慰都要拖延的大学生抱持谨慎观望的态度。）

　　我很看重这些来自工作人员的印象笔记，因为我过目的资料越多，就越意识到自己还是想和捐精者建立某种无形的联结，毕竟他将和我的孩子血脉相连。我希望自己能喜欢他，我也不知道该怎么形容，也许可以理解成：如果要和我家里人一起吃饭，我会很享受有他的陪伴。但当我阅读那些工作人员印象笔记时，或是在听"精库女孩"们和捐精者的面谈录音时——她们会问："你遇到过的最有趣的事是什么？""你会如何形容你的性格？"以及更奇怪的问题，例如："你心目中浪漫的初次约会是什么样的？"——这些资料还是让我觉得这是个纯临床医学的事，缺乏人情味。

　　直到有一天，我因为对某一个捐精者的健康史有一些问题打电话去精子库，我的电话被转到了一位名叫凯瑟琳的"精库女孩"那儿。当凯瑟琳在查看那个人的医疗记录时，我和她聊了起来，并得知就是她面试了这个捐精者。我没忍住自己的好奇。"他帅吗？"我故意问得十分随意。我不确定我是不是可以跟工作人员打听这些。

"嗯……"凯瑟琳踌躇了一下，用她浓重的纽约口音婉转地说道："他也不是没有魅力。但如果在地铁里遇到他我也不会特别多看两眼。"

自那之后凯瑟琳成了我的御用精子把关员，向我推荐捐精者，为我答疑解惑。我之所以如此信任她，是因为她不像那些会夸大其词的"精库女孩"，那些人只是一味地想把精子推销出去，凯瑟琳对任何不足之处都非常诚实。她的标准很高，我的标准也很高，于是就产生了一个问题：几乎没有人能通过我俩的共同审查。

凭良心讲，我未来的小孩应该会同意我在这件事上挑剔一些，而且确实有很多因素需要权衡考虑。就算我能找到一个心仪的捐精者，他也可能家族健康史与我的情况不匹配（我家族中有人六十岁前罹患乳腺癌，还有肾脏疾病的基因）。又或者我找到一个健康履历满分的捐精者，但他可能是一个身高超过一米九的丹麦人，如果孩子继承了他的北欧长相，却生活在所有人都是矮个子、棕色头发的德系犹太人家里，孩子会不会因此感到格格不入？也有些捐精者看上去健康聪明，体貌特征也与我相似，但其他方面却让我不禁要打几个问号：例如有人说最喜欢的颜色是黑色，最喜欢的书是《洛丽塔》，最喜欢的电影是《发条橙》。我试想了一下，如果有一天我的小孩看到这份资料，他／她会不会一脸不解地望着我，"这么多候选人里你偏偏选了这个人？"同样会让我产生这种想象的还有那些无法正确拼写单词和使用标点符号的候选人。

挑选捐精者的过程持续了三个月之久，实在是令人疲惫。我简直都要放弃希望了，觉得自己不可能找到一个既健康，又能让我以后在跟小孩作交代时面上有光的捐精者了。

但谁知，柳暗花明又一村——我找到了这么一个人！

有天晚上我到家很晚，发现凯瑟琳在语音信箱给我留了言。她让我去查看一个候选人的资料，按照她的描述那个人长得像"年轻的乔治·克鲁尼"。她还补充说，她之所以尤其喜欢这个人，是因为他总是很友善，每次来精子库捐精的时候都是一副心情很好的样子。我翻了个白眼。说到底，如果你是一个二十出头的小伙儿，你要做的只是看着成人电影让自己达到高潮，还能为此拿到报酬，心情怎么会不好？但凯瑟琳滔滔不绝地说着这个人——他是何等身健体康、相貌堂堂、才智无双、性格开朗。

"他就是完美之选。"凯瑟琳非常自信地说道。

凯瑟琳从未如此热情高涨过，于是我登录到网站上去看了一眼。我点击了那个人的资料，仔细研究了他的健康履历，阅读了他写的短文，听了他的面谈录音，我即刻意识到，他就是我要找的那个人，这就像大家所说的一见钟情一样。有关他的一切看上去都是那么有亲切感——无论是他对事物的喜恶、他的幽默感、他的兴趣爱好和价值取向。我高兴坏了，但同时身体已经筋疲力竭，于是我决定第二天一觉醒来再处理具体操作上的事宜。第二天刚好是我的生日，那一晚我觉得自己美美地睡足了八个小时，全程都清晰地梦见自己的小孩。以前我想象中的孩子都只有一个很模糊的样子，因为孩子的另一半基因是一片空白，那晚是我第一次能想象和一个特定的人生出一个实实在在的宝宝。

第二天一早，我兴奋地从床上跳起来，脑袋里萦绕着《我的孩子》这首歌。生小孩已经是我多年的梦想了，能在今天找到一个合适的捐精者，简直是有史以来最好的生日礼物。我在心中默默地祝福自己，祝我生日快乐！天赐的运气让我不由得嘴角上扬。我走向电脑，心想着我真的要去实现这个梦想了。我输入了精子库的网址，找到那位捐精者的档案资料，又再从头到尾读了一遍，确认自己和前一晚一样肯定——他就是我要找的那个人。就算以后当我的孩子问起，我也能跟他（或她）交代为什么我在所有的候选人里选择了他。

我把这个捐精者加入我的购物车，就像在亚马逊网站上买书一样，我再次检查了订单，然后点击"购买精子"。我心里想着，"我要有孩子了！"那一刻充满了仪式感。

当订单在等待处理的时候，我迅速地在脑子里计划着接下来要做什么：要预约受孕，购买孕期维生素和婴儿用品，还要准备婴儿房。就在思考的间隙，我注意到订单还没处理完毕。屏幕上那个"死机之轮"一直在转圈圈，感觉比平时运转的时间要长好多。我等了又等，终于忍不住按了回退键，看看是不是电脑真死机了。但并不是。终于"死机之轮"消失了，跳出一个提示框："库存不足"。

库存不足？我想这一定是电脑故障——或许是我按回退键时出了问题？我按下快拨键，接通了精子库。我想找凯瑟琳，但她不在，于是我的电话被转接到一个叫芭比的客服代表那里。

芭比查看了一下详情，她确定那不是电脑故障。她说我选的是一个很抢手的捐精者。她补充解释道，抢手的捐精者很容易售罄，即使公司设法让他们频繁地"补充货源"，但补充来的货源也要先暂存六个月，进行隔离和检疫。她还说，就算库存上架了，也还是有可能要等很久，因为可能要先满足之前排队预约的订单。听着芭比的话，我回想凯瑟琳昨晚给我打电话的情形。我突然意识到或许她向好几位女士都推荐了这名捐精者，而那些女士也和我一样，因为凯瑟琳对捐精者们的诚实评价而和她变得亲近。

芭比把我放在候补名单上，但她非常丧气地告诉我："千万别犯傻，别把时间浪费在等待候补上。"然后我挂断了电话，感觉整个人都呆滞了。本以为在几个月徒劳无功的搜索之后终于找到了捐精者，我未来的宝贝终于不再只是一个脑袋里的幻想，而是几乎要变作现实了。然而就在生日的这一天，我却不得不放弃这个孩子。我又回到了原点。

我重重地合上电脑，望着空气发呆。我瘫坐了好一阵子才留意到书桌角落上有一张名片，那是上周我在一个行业联谊活动上拿到的。名片的主人名叫亚历克斯，是一个二十七岁的电影人。我和亚历克斯只聊了五分钟，但他友善又聪明，看上去也很健康。走投无路的境地会让人做出冲动的决定——我突然想到，或许我可以跳过那些网上的精子库，在现实中找到我的捐精者。亚历克斯就符合我的条件呀，为什么不问问他愿不愿意呢？反正最坏的结果也不过是被他拒绝而已。

我小心翼翼地写下邮件的标题："一个不同寻常的问题"；在邮件的正文里我又只是含糊其词："嘿，还记得我吗？我们在上次的联谊活动上见过。"然后我邀请他见面喝个咖啡，想着这样我就能当面问出那个"不同寻常的问题"了。亚历克斯回信问我能不能把问题写在邮件里。我回信说我觉得最好能当面聊，他爽快地答应了。于是，我们约定某个周日的中午一起喝咖啡。

去咖啡店见亚历克斯的时候，我的心情不只是紧张可以形容的。在冲动地寄出电邮之后，我几乎肯定亚历克斯会拒绝这事，转头他再跟几个朋友说起我干的荒唐事，我就会名誉扫地，以后再也没脸参加任何联谊活动了。我几乎都要临阵脱逃了，但我想要孩子的执念是如此之强烈，促使我觉得一定要亲口问出这个问题，万一的万一他会答应呢？我不断说服自己：你得先提出问题，不然永远都没机会得到肯定的答案。

我和亚历克斯亲切地寒暄之后就自然地闲聊起来，不知不觉我俩已沉浸在相谈甚欢的氛围中了。大约一小时后我几乎都要忘了这次会面的初衷，就在这时，亚历克斯俯过身来，看着我的眼睛，用殷勤的口吻问道："所以，你那不同寻常的问题是啥？"他似乎已断定我们是在约会了。

听到这个问题的瞬间，我突然脸上一阵发烫，手心冒汗，我当时能做出的反应只有——沉默。我猜大多数人如果遇到这样的情况也都一样吧。那个问题的分量和疯狂的程度让我觉得开不了口。

亚历克斯默默地等待着，直到我开始组织语言，胡乱地用牛头不对马嘴的类比解释着我的请求。我说的好像是"我没有食谱上所需的所有食材"，还有"这就像捐个肾，但不用真的从你身上移除一个器官"。在说出"器官"这个词的瞬间，我更慌乱了，试图换个说法。"这更像是献血，"我说，"不过完全不需要动用针头，徒手就能做到了！"说完这句，我决定让自己闭嘴。亚历克斯带着奇怪的表情望着我，我想我这辈子也不会有比这更丢脸的时刻了吧。

但更丢脸的时刻马上就出现了，因为我很快意识到，亚历克斯根本没理解我想要他帮什么忙。

"你看哦，"我又尝试组织了一下语言，"我现在三十七岁了，我想生个孩子。精子库我也去试过了，但没遇上合适的，所以我想问问，你会不会考虑……"

这一次亚历克斯清楚地了解了我的意图，因为看得出他整个人都愣住了，就连端着抹茶拿铁的手也停在半空中。除了在医学院里遇到过的紧张型精神分裂症患者之外，我这辈子还没见过哪个人坐得这么僵直。终于，亚历克斯的嘴唇动了一下，吐出一个词："哇哦。"

然后，他慢慢吐出更多的词："我倒是完全没想到有这么一出。"

"我理解，"我说，都是因为我，才让亚历克斯陷入了尴尬的境地，我非常过意不去。我正想跟他道歉，亚历克斯却出乎意料地对我说："但我愿意详细聊聊这件事。"

这回换我愣住了，许久之后我也挤出一句"哇哦"。后来，我和亚历克斯从自己的童年聊到未来的梦想，几个小时倏地就过去了。关于精子的话题似乎打破了所有的情感壁垒，就像你第一次和某个人有过肌肤之亲之后就打开了阻挡情感洪流的闸门。到我们终于要起身离开的时候，亚历克斯说他还是需要再考虑考虑，我说没问题。他说会和我保持联系，而我确信他一旦想通了就不会再找我了。

但就在当天晚上，亚历克斯的名字出现在了我的收件箱里。我点击打开他的邮件，心中已经准备好接受一个婉转的拒绝。然而他在邮件中写道："到现在为止，我还是倾向于同意的，但我还有几个问题。"于是我们又约着见了一次。

在之后的几个月里我们频繁地在那家咖啡馆里见面聊天，以至于我都开始把那里称作"蝌蚪办公室"了，我的朋友们索性把它简称作"蚪室"。在"蚪室"里我们事无巨细地探讨着相关话题，从精液样本到个人病史，再到合同细则，甚至谈到以后和小孩的接触。最终我们终于探讨到如何受精的问题，我们是应该找医生进行人工授精，还是亲自上阵以增加受孕的概率？

他选择亲自上阵。

坦白说，我并不反对。更坦白地说，我对事情的发展态势感到非常兴奋！毕竟，想象一下我当上妈妈之后的日子，应该鲜有机会再能遇上像亚历克斯这样二十七岁、长相英俊、体格健壮的帅小伙了吧。

于是，我开始密切关注自己的生理周期。一天，我在"蚪室"跟亚历克斯说我就快到排卵期了，如果我们想在这个月尝试造人的话，我们必须在这周内做决定。在一般的情侣之间这么说可能会让男性备感压力，但对我来说这已经是板上钉钉的事了，所以宜早不宜迟。我们已经从各个层面做了规划，包括法律上、情感上、道德标准上，以及实际行动上。走到这一刻，我们也默契到拥有了彼此才懂的笑话，以及彼此才有的昵称，这个即将到来的幸运的小生命让我俩紧紧相连。一个礼拜之前，他还问我有没有"问过其他人"，还是只对他提议过这件事，就像是在审视商机中有没有其他竞争对手。我当时闪过一个念头，想跟他说"有个叫彼得的一直在游说我，葛瑞也表示有兴趣，所以你最好在周五之前答复我"。我想营造一个竞争激烈的假象来敦促他快点签字画押。但我转念一想，我还是希望跟他的关系能建立在完全信任的基础上，况且我很确定亚历克斯会答应这件事。

就在我提出把造人提上日程的那天，我们决定去海边散散步，最后讨论一下合同拟定中的一些细节。我们沿着海岸漫步，突然下起了毛毛细雨。我们相互看了一眼——要不要回去呢？——接着毛毛雨变成了不折不扣的暴风雨。我们都穿着短袖，亚历克斯解下他绑在腰上的外衣，披到我的肩上，就在我们四目相视着在沙滩上被大雨浇透的时候，他正式答应了这件事。经历了各式各样的磋商，在过程中不断了解对方，不断深究这件事对我俩和孩子意味着什么，现在我们终于准备好了。

"让我们来给你造个孩子吧！"他说。我们就这样站在暴雨中，拥抱着，微笑着，小小的我被包裹在他大大的、长度到我膝盖的外衣里。我拥抱着这个将要把自己的精子奉献给我的男人，我迫不及待地盼望着有一天能跟我的孩子说起这个故事。

当我们回到亚历克斯的车里，他给了我一份签好的合同。

然后，他就消失了。

之后的三天里他都杳无音信。这听上去可能并不算长，但如果你就快奔四了，你的下一个排卵期就近在眼前，而你受孕的另一个机会还在精子库里遥遥无期地等待候补，那三天感觉就像一辈子那么久。我尝试不要想得太多，因为压力不利于怀孕，但当亚历克斯再次出现时，他给我留言说："我们需要谈谈。"我瞬间瘫倒在地。和这个星球上的每一个成年人一样，我完全理解这句话背后的意义：我就要被抛弃了。

第二天一早，还是在"蚪室"里我们常坐的那张餐桌旁，亚历克斯目光游离，开始搬出分手常用的套话："不是你的问题，是我不好。""我暂时还没有要安定下来，我不知道能不能履行我的承诺，所以为了你好，我不想拖累你。"最后当然还有最经典的分手金句："希望我们还能做朋友。"

"没关系，林子大了总还有别的鸟。"我说。我想保护自己，却用了一个糟糕的双关语。我想要缓和一下气氛，让亚历克斯知道我理智的一面能理解他为何经过思考后觉得自己无法为我提供精子。但我内心非常沮丧，因为这是第二次我几乎能清晰地想象出孩子的样子，却最终还是化成了泡影。我有个朋友差不多也在那个时候经历了第二次流产，她说她的感受和我一模一样。我回到家，决定暂时放下寻找精子的努力，因为这给我带来了难以承受的心痛。我也和我那个流产的朋友一样，尽量避免和孩子接触，即使是看到婴儿纸尿裤的广告也会让我箭步扑向遥控器想要转台。

几个月之后，我知道我必须振作起来重新上网搜索。但正当我要登录精子库的网站时，却收到了一通意外来电。

是我的"精库女孩"凯瑟琳打来的。

"洛莉,好消息!"她用浓重的布鲁克林口音宣布道,"有人退回了一试管'克鲁尼'的孩子。"

"克鲁尼"的孩子……是那个我选中的人,那个"完美之选"。

"退回?"我问道,对"被退回的精子"我不知道该做何感想。我想到在超市里,任何个人护理类产品都是不允许退货的,即使你出示原始收据也没有用。但凯瑟琳向我保证那个试管从未离开过密封的氮气包装罐,而且试管里装的"产品"完全没有质量问题。退货的原因只是那个顾客通过其他途径怀孕了,所以不需要了。如果我想要,就得立刻买下它。

"你知道,'克鲁尼'身后有一长串候补名单……"凯瑟琳正要开始游说我,但还没等她说完第一句话,我已经说我要买了。

那年秋天晚些时候,在举办了产前派对之后,我和一群人去吃晚饭,席间我妈妈发现真正的乔治·克鲁尼本人就坐在不远处的那一桌。我们桌上的所有人都知道凯瑟琳口中的"年轻的克鲁尼",于是在座的家人和朋友们一个个都指着我的大肚子,又转头看看邻桌的大明星。

他看上去比主演《急诊室的故事》时成熟了许多,我也觉得自己比在NBC出任主管的时候成熟了。我们的生活都发生了巨大的变化,那时的他很快就要赢得奥斯卡小金人,而我很快也要有自己的小孩了。

一周之后,"克鲁尼的孩子"有了一个新名字:扎迦利·朱利安,缩写是ZJ。他就是爱,是欢乐,是奇迹,是魔法。或许凯瑟琳会说,他就是"完美之选"。

时间快进八年,当男友对我说"接下去这十年里,我家里不能有小孩和我一起生活",我会觉得场面似曾相识,就像是我穿越时光隧道,回到在"蚪室"里亚历克斯告诉我他不能为我提供精子的那天。我记得我当时是多么惊愕和难过,但我也记得不久后凯瑟琳打来的电话,让我从绝望的噩梦中重获新生。

现在的情形和当时非常相似——突如其来的变故让计划付之东流。不过既然如此，在遭受男友的分手宣言痛击的背后，我也可以期待事情会像上次一样船到桥头自然直。

但冥冥之中我总觉得这次的情况有些不同。

17

没有记忆也没有期望

在二十世纪中叶，英国精神分析学家威尔弗雷德·比昂提出，心理治疗师接触来访者的时候应当"没有记忆也没有期望"。在他看来，治疗师的记忆更像是个人主观的演绎，会随着时间的推移而扭曲，而治疗师期望的也可能与来访者想要的背道而驰。在记忆和期望的共同作用下，会造成治疗师对治疗抱有偏见（即先入为主的看法）。比昂希望临床心理医生进入每一个治疗时都专注于倾听来访者当下的情况（而不是被记忆所影响），并对各种可能出现的结果保持开放的态度（而不是被期望所影响）。

我实习时的督导非常认同比昂的观点，于是我要求自己每次治疗前都要撇清记忆和期望。我很欣赏这种避免被先入为主的想法或议程带偏的理念，似乎颇有禅意，就像是佛家所说的"放下我执"。但在实际操作中，我感觉这更像是在模仿神经学家奥利佛·萨克斯的那位著名的病人"H.M."，这位"终身失忆人"由于脑部受创只能活在此刻而记不住刚刚发生的事，对未来也没有概念。但我的大脑前额叶完好无损，我无法让自己陷入失忆状态。

我当然知道比昂的理念是更为细致入微的观点，同时我也知道，在治疗前肃清不必要的记忆和期望是有实践价值的。但我在此提到比昂，是因为在开车去见温德尔医生的途中，我思考着：作为来访者的我，如果能做到对男友"撇清记忆和期望"，那我就离功德圆满不远了。

那是一个周三的上午，我坐在温德尔医生的沙发上，在 A 和 B 中间的位置上，刚把我背后的靠垫调整到最舒服的位置。

我打算先跟温德尔说一说前一天在工作时发生的事。我在公共厨房看到，在一堆该被放去候诊室的读物里有一本《离婚》杂志。我想象了一下订阅这本杂志的人，在结束一天的工作后回到家，从一堆账单和商店宣传单中看到这本杂志上亮黄色的两个大字"离婚"。然后我又想象了一下这些人如何走进空荡荡的屋子里，打开灯，加热一份速冻食品，或是点个外卖，坐下来吃饭，一边翻看着这本杂志，一边思考着自己的生活怎么会变成这样。我想那些已经从离婚中走出来的人应该不会看这本杂志了，而大多数订阅者应该是像我一样的刚开始经历分手的阵痛，并尝试要理出个头绪的人们。

当然我并没有嫁给男友，所以算不上是"离婚"。但我们本该是要结婚的，所以我觉得和离婚也差不多了，甚至比离婚更糟糕。如果是离婚，那一定是情况已经很糟糕才会走到这一步。如果你要哀悼一次丧失，难道有一堆不愉快的回忆不是更好吗？——无情的沉默、声嘶力竭的争吵、不忠、巨大的失望——让不愉快的记忆盖过愉快的回忆不是更好吗？要释怀一段充满幸福回忆的感情不是更难吗？

对我来说，答案似乎是肯定的。

我坐在餐桌旁，一边吃着酸奶，一边翻看着杂志的标题："从拒绝中走出来""管理消极的想法""创造全新的自己！"……突然，我的手机响了，显示有一封新邮件。不是男友发来的，虽然我还对此抱有妄想。邮件的主题是："准备好迎接有史以来最棒的夜晚！"——我认定这一定是垃圾邮件——但转念一想，我现在的心情这么糟糕，有什么理由拒绝这样的邀约呢？

我点开邮件，发现是一封确认函，是确认我几个月前为了给男友即将到来的生日准备惊喜而预订的演唱会门票。这是我俩都很喜欢的一个乐队，他们的音乐一直萦绕在我们的亲密关系中。我们在第一次约会时发现我和他最爱的歌是同一首。我无法想象和其他人一起去听这支乐队的演唱会，尤其是在男友生日那天。我应该去吗？和谁一起去呢？我会不会在他生日的那天挂念他呢？这又引出了另一些问题：他会想我吗？如果不会，我对他来说算什么呢？那一刻，我的目光又回到杂志的标题上——"管理消极的想法"。

我发觉很难管理好消极的想法，因为除了在温德尔医生的诊室里，我并没有什么渠道可以宣泄负面情绪。分手更像是一种安静的丧失，对其他人来说看不见摸不着。就像是你经历了一次流产，但并没有真的失去一个孩子；当你经历一次分手，你并没有失去一个配偶，朋友们会自然地认为你用不了多久就能回到正轨。所以一旦出现像演唱会门票这样有形的东西，你甚至会乐于把它当作是一种证据——证明你的丧失，不仅是你失去的那个人，也包括你失去的那些时间、陪伴和生活日常，那些属于两个人的笑话和隐喻，还有本属于你们俩的回忆，现在都只有你独自回味了。

当我把自己舒服地安顿在沙发上，我完全准备好了要把这些话都说给温德尔医生听，但一股脑儿涌出来的竟然都是泪水。

一只呼啸着飞来的纸巾盒出现在我模糊的视野中。这一次，我还是没接住。（看来，被甩之后，我的肢体也变得不协调了。）

对于这突如其来的痛哭，我既惊讶又惭愧——我甚至都还没跟温德尔医生寒暄问好就直接哭上了——我努力让自己收住，对温德尔医生说"我很抱歉"，但话音刚落，我又控制不住大哭起来。大概有五分钟的时间，我就不断重复着：哭泣、企图停止哭泣、说"我很抱歉"；哭泣、企图停止哭泣、说"我很抱歉"；哭泣、企图停止哭泣、说"噢，天哪，我真的很抱歉"。

温德尔医生问我："为什么要抱歉？"

我指指我自己："你看看我这副样子！"然后用纸巾用力地擤了擤鼻涕。

温德尔耸了耸肩，仿佛在说："嗯，好吧——但那又怎样呢？"

随后，我就把停下来说"我很抱歉"这个环节也给省了，直接进入哭泣和尝试停止哭泣的死循环。

这个死循环又持续了几分钟。

悲泣的时候，我想到了分手之后的那个早晨，在熬过了一个不眠之夜之后，我是如何起床，继续我的日常生活。

我想起那天送扎克去上学时的情形，当他蹦跶着下车的时候，我对他说，"爱你哦。"他环顾四周，在确保没有人能听见的情况下对我说，"我也爱你哦！"然后便跑去和他的朋友们会合了。

我又回想起自己是如何开车去上班，一路上脑子里都在重复简说的话，"我觉得事情不会这么简单就结束了。"

我还回想起搭电梯去办公室的时候，我想到了掩耳盗铃的故事，那个自欺欺人的人真是好笑。但尽管如此，我还是一样迅速地捂起了自己的耳朵，对自己说：或许他会回心转意的，或许这一切只是一个天大的误会。

这一切当然不是一个误会，因为我正在温德尔面前哭个不停，再一次向他承认如此控制不住自己有多傻，但同时却还是把自己搞得一团糟。

"我们来达成一项协议吧，"温德尔医生说，"只要你在我的诊室里，你就得答应我对自己好一点，怎么样？一旦你离开这里，你想把自己怎么着都可以，哪怕是你想把自己打到鼻青脸肿，行吗？"

对自己好一点？我倒是还没想到过这一层。

"但这不过是一次分手呀！"我说，立刻忘记了对自己好一点这件事。

"或者我就直接在门口放一副拳击手套，你每次来治疗的时候可以全程戴着手套痛击自己。这样是不是更省事？"温德尔医生笑笑。我觉察到自己吸了一口气，又呼了出来，在他的善意中得到了放松。我的脑海中突然闪过自己在治疗自我鞭挞型患者时经常出现的一个想法："你现在不是讨论你自己的最佳人选。"我会向他们指出，自责和对自己负责之间是有区别的，我们可以从杰克·康菲尔德[1]说过的一段话来推导出这种区别的本质。他说："心智成熟的第二种特质就是善良。这种善良是建立在自我接受这个基本概念之上的。"在心理治疗中，我们注重的是自我关怀（即"我是不是一个人类的个体？"），而不是自我肯定（即判断"我是好人还是坏人？"）。

"或许不需要拳击手套吧，"我说，"只是之前我已经好多了，但现在我又忍不住要哭个不停。我觉得我退步了，就像回到了刚分手那周的状态。"

温德尔歪着头，说，"那我来问问你，"我想他必定是要问我关于这段感情中的什么事，我抹了抹眼泪，等待着他的提问。

"作为心理治疗师，"他问道，"你面对过正在经历悲伤的来访者吗？"

他问得我一愣。

我面对过正在经历各种悲伤的来访者：丧子的，丧亲的，丧偶的，失去兄弟姐妹的，失去婚姻的，失去宠物的，失业的，失去身份地位的，失去理想的，肢体残缺的，还有失去青春的……他们有的痛苦到五官都拧到了一起，有的眼睛都凹陷成了两条裂缝，有的张大着嘴巴，就像蒙克画的《呐喊》里呈现的那样。有的人把悲伤描述成"怪物般可怕""千斤压顶般难以忍受"，还有人曾说悲伤让他感到"时而麻木，极度痛苦"。

我也远远地观察过悲伤，比如我还在读医时，曾经在运送血样到急诊室时听到一声惊人的惨叫，吓得我差点把试管都摔了。那是一声嚎叫，更像是动物发出的而不是人声，那声音是如此尖锐、如此原始，我花了一分钟才找到声音的源头。走廊里有一位母亲，她三岁大的孩子在她上楼给小宝宝换尿布的两分钟里从后门跑出去，掉进游泳池里淹死了。当我听到那声哀嚎时，我看到她的丈夫也赶来了，他同样爆发出尖叫，就像是在和妻

1　杰克·康菲尔德（Jack Kornfield，1945—　），美国畅销作家、心灵导师。

子一唱一和。这是我第一次听到悲伤和痛苦的乐章，但至今我已经听过了无数遍。

悲伤可以和抑郁很相似，这一点不难想象。正因如此，直到几年之前，在我们的职业诊断手册中都有一项叫作"排除居丧反应"的标准。如果一个人在丧亲的头两个月里经历抑郁的症状，则会被诊断为居丧。如果症状在两个月之后仍持续存在，那诊断就会改为抑郁。如今这种诊断标准已经不复存在了，部分原因在于：人们真的应该在两个月之后走出悲伤吗？难道悲伤就不能持续六个月或是一年，或者甚至以某种形式持续一辈子吗？

另一个事实就是，丧失往往是有多个层面的。有现实层面的丧失（以我自身的例子来说，就是失去了男友），还有潜在的丧失（即失去男友对我来说意味着什么）。因此对于许多人来说，离婚带来的痛苦仅有一部分是因为失去了伴侣，更多的痛苦通常是来自离婚所代表的意义——失败、被拒绝、背叛、未知，以及与自己的预想背道而驰的生活轨迹。如果离婚发生在中年时期，那么丧失还意味着要面对更多局限性：还能不能去结识别的人，互相了解，并达到亲密的程度？我曾读过一篇文章，是一位结婚几十年后离异的女士描写她在结识新伴侣时的体验："我和大卫永远都不会有机会在产房里凝视对方，我也没有机会见到他的母亲。"

这也就是为什么温德尔的问题如此至关重要的原因。他的提问让我回想自己在面对正在经历丧失的来访者时是什么样的情形，并以此来启发我，此刻他能为我做什么。他无法修复我和男友破损的感情。他无法改变事实。但他还是可以帮助我，因为他知道：我们都有一种深层的渴望，渴望理解自己，也渴望被理解。我在治疗中遇到的夫妇和情侣们，常常抱怨的不是"你不爱我"，而是"你不理解我"。（有一位女士对她的丈夫说，"你知道有哪三个字对我来说比'我爱你'更浪漫吗？""你好美？"她的丈夫尝试猜测答案。"不对，"妻子回答道，"是'我懂你'。"）

我又开始流泪，同时想象坐在旁边的温德尔此刻做何感想。治疗师在面对来访者时所做、所说、所感受的一切都会受到我们自身经历的影响。我所经历的一切都会影响自己在任何一次治疗、任何一小时里的状态。我收到的简讯，我和朋友的对话，我为了处理账单上的一个错误和客服之间产生的互动，天气好不好，我睡得够不够，我在一天的治疗开始之前做的梦，被来访者的经历勾起的一段回忆，所有的一切都会影响我对待来访者的行为。在男友事件之前的我和经历男友事件之后的我是不同的。当儿子还在婴孩时期的我和为别人做治疗时的我，以及此刻正在接受温德尔治疗的我是不同的。而此刻在治疗我的他也是不同的，这些不同都基于此刻之前他生活中发生的一切。或许我的眼泪唤起了他曾经经历过的悲伤，或许这也令他很痛苦，很难熬。他对我来说就像我对他一样陌生，但此时此刻，我们齐心协力地想要解开那个把我带到这里的心结。

温德尔的任务是要帮我编辑我的故事。所有心理治疗师也都是这么做的：哪些素材是与剧情无关的？配角人物重要吗？还是只是一种干扰？故事是否在向前推进，还是主角一直在原地打转？剧情是否揭示了故事的主题？

心理治疗师运用的技术有点类似那种病人全程保持清醒的脑科手术——神经外科医生会在手术中不断确认病人的状况：你能感觉到这个吗？你能说出这些词吗？你能重复这句话吗？他们不断地校准与大脑敏感区域的距离，如果碰到某个神经，他们就会停下来，避免它受到损伤。治疗师研究的是心灵而不是大脑，而我们也可以通过来访者细微的手势或表情来判断自己是否触碰到了某些神经。但与神经外科医生不同的是，我们就是奔着敏感区域去的，小心翼翼地施以压力，哪怕这样会让来访者感到不适。

只有这样，我们才能发现故事更深层的意义，而藏在核心深处的往往都是某种形式的悲伤。当然在到达核心之前，总要经过许多情节的起伏。

曾经有一位名叫萨曼莎的来访者，在她二十多岁的时候来接受治疗，想要理解她父亲的死因。小时候，她被告知父亲是在船难中去世的；但长大之后，她开始怀疑父亲是死于自杀。自杀的人常常会给活下来的人留下一个未解的谜团：为什么要自杀呢？当初有没有什么办法能阻止自杀的发生？

萨曼莎还总是在自己的情感关系中寻找各种问题，寻找那些必然会让她离开那段关系的问题。因为不希望自己的男友像她的父亲那样变成一个谜，她也无意识地创作了一个有关离弃的故事，只是在这个故事中，她是主动抛弃的那方。她得到了主动权，却落得个孤家寡人。在心理治疗中，她明白了自己想要解开的谜团并不仅限于父亲是否死于自杀。更重要的谜题是，她父亲活着的时候是什么样的人，而这又是如何影响她成了什么样的人。

人们渴望被理解，也渴望理解别人。但对于大多数人来说，我们最大的问题在于不知道自己有什么问题。我们总是踏进同一个坑里。为什么我不断重复地做着那件一定会让自己不开心的事呢？

我哭个没完，连自己都搞不懂我怎么能哭这么久。我不知道我是不是已经严重脱水了，但依然有更多泪水涌出来。不知不觉中，温德尔已经在轻拍大腿示意本次治疗结束了。我深吸一口气，发现此刻的自己竟感到异常平静。在温德尔的诊室里哭泣就像是被裹在一条毯子里，感觉温暖又安全，外界的一切都被隔绝了。我又想到了杰克·康菲尔德说过要"接受自己"，但我还是批判自己：我付钱给别人就是为了要他看我哭四十五分钟吗？

是，也不是。

虽然我和温德尔医生全程也没说几句话，但这仍然是一场对话。他目睹了我的悲伤，他并没有打断我、帮我分析问题，来尝试让我好受一些。他允许我用当下最需要的方式来讲述自己的故事。

当我擦干眼泪站起身准备离开时，我想到，每当温德尔医生问起关于我生活其他方面的事——例如，我和男友在约会时，我的生活中是否还发生着其他什么事，我认识男友之前的生活是怎么样的——我总会搪塞过去，无论是关于家庭、工作还是朋友，我都会此地无银三百两地表示："兄弟，这儿没什么可看的！"然后把话题转回男友身上。但现在，我一边将擦过眼泪的纸巾扔进垃圾桶，一边意识到我向温德尔医生诉说的内容是不完整的。

准确地说，我并没有撒谎，但我也从未和盘托出。

这么说吧，我保留了一些细节。

第二部分

诚实是比同情更有效的良药，

它有抚慰人心的力量，却往往深藏不露。

——格蕾特尔·埃利希

18

治疗师的聚会

我们在我同事玛克辛的办公室里，她屋里摆放着带裙边椅套的椅子、做旧质感的木家具，还点缀着复古的布艺，呈现柔和的奶油色调。今天轮到我在督导小组里分享案例，我想说的是一个我似乎帮不上忙的来访者。

我不知道这是她的问题，还是我的问题。我想在这里找到答案。

贝卡三十岁了，一年前她因为在人际关系中遭遇了困境来找我治疗。她在工作中表现很好，但却因为受到同事们的排挤而感到伤心，他们从不邀请她一起去吃午饭或喝酒。与此同时，她约会了一连串的异性，对方都是在一开始的时候很殷勤，但不到两个月就提出了分手。

这是她的问题，还是其他人的问题？她来接受治疗也是想要找到一个答案。

这已经不是我第一次在周五下午四点的督导小组聚会上提起贝卡了。尽管没有硬性规定，但许多心理治疗师都把参加同业督导当作生活中的固定日程。由于我们单独工作，所以无法从别人那儿得到反馈，不会因为某项工作做得好而得到表扬，也无从得到反馈如何才能做得更好。所以我们来到督导小组，不仅是共同检视我们手头的个案，也从中审视面对来访者时的自己。

例如在我们的小组里，安德烈娅会对我说，"那个来访者听上去很像你哥哥。所以你才会那样回应他。"我有时也会帮伊恩处理他面对来访者的情绪——他有一个来访者，每次治疗一开场总是先汇报她的星座运程。伊恩说，"我真受不了那些神神道道的玩意儿。"这种以小组形式进行的咨商和讨论虽然并不完美，但极有价值，它帮助我们检查和权衡自己的工作，提醒自己保持客观，专注在重要的问题上，避免在治疗中错过一些重要的细节。

当然，这些周五下午的时光还有它更可爱的地方——我们的聚会常常佐以小食和美酒。

"还是同样的困境，"我对组员们说道——我们组里有玛克辛、安德烈娅、克莱尔和伊恩，伊恩是组里唯一的男性成员。我们每个人都有盲点，我补充道，但贝卡最值得注意的问题在于：她似乎对自己没什么好奇心。

组员们纷纷点头附议。确实许多人在刚开始治疗时会关心别人多过关心自己：例如来访者会问，"为什么我丈夫会这么做？"但在每次治疗的对话中，我们都会为他们播撒下好奇的种子，因为如果来访者对自己都不感兴趣，那他们是无法从治疗中得到帮助的。有时候我甚至会说："我不懂为什么似乎我都比你更想了解你自己。"这么说是为了看看来访者会有什么样的反应。许多人会由此开始思考我的问题，但贝卡却没有。

我深吸一口气，继续说道，"她不满意我现在的治疗方式，她没有进展，也没有去找别的治疗师，而是继续每周到我这儿来——几乎就为了来向我证明她是对的，我是错的。"

玛克辛已经在这行干了三十年了，她也是我们组里的大姐大。她晃动着手里的酒杯，说："那你为什么还要继续为她治疗呢？"

我一边从盘子边缘切下一些奶酪，一边思考着这个问题。事实上，督导小组在过去这几个月里给我出过的所有点子到最后都没达成预期的效果。举例来说，如果我问贝卡，她为什么要掉眼泪，她会把问题扔回给我："我到你这儿来就是为了弄明白这个问题呀！如果我知道是哪里出了问题，我就不需要到这里来了。"如果我跟她探讨当下治疗中的问题——关于她对我感到失望，觉得我误解她，觉得我没能给她帮助——她就会突然转换话题，说这种僵局从未发生在她和其他人相处的时候，只有跟我一起才会这样。如果我试图把话题回到我俩身上，她就会大发雷霆——不知道她是不是觉得我是在责怪她，或是在批评她。如果我试图和她探讨她的怒气，她就会默不作声。而当我猜测她之所以沉默是不是为了保护自己以免被我说的话伤到，她又会说我误会了她。如果我问她既然觉得被我误解为什么还是一直来我这儿接受治疗，她会说我这是在抛弃她，想让她走——就像她的那些前男友和同事一样。当我尝试帮助她找出那些人离她而去的原因时，她会说，她的前男友们都有承诺恐惧症，而她的同事们都是势利眼。

一般来说，治疗师和来访者之间发生的状况，同样也会在来访者生活中与其他人接触的时候上演，只不过在治疗室里，来访者有一个安全的空间来尝试理解各种情况发生的原因。如果治疗师和来访者之间的互动没有在来访者与外界的关系中重演，通常是因为来访者在生活中并没有与别人建立任何深层的关系——百分之百就是这个原因。人们在关系尚浅的时候总是更容易保持融洽的相处。贝卡似乎总是在和我及其他所有人重演着她和她父母之间的一种相处模式，但她也不愿意谈论这个话题。

当然，有时治疗师和来访者之间就是存在一定的问题，当治疗师的反移情开始妨碍治疗进程时，就会出现这样的讯号：治疗师会对自己的来访者产生负面的情绪。

贝卡确实令我烦躁，我如实告诉督导小组的成员们。但这是因为她让我想起了以前的某个人，还是因为她真的很难相处呢？

治疗师在与来访者同心协力解决问题的时候有三种信息来源：来访者所说的、来访者所做的，以及在面对来访者时我们自己的感受。有时某个来访者就好像在胸口挂着块铭牌，写着："我会让你想起你的母亲！"但正如督导在培训时不断叮嘱我们的："当你们和来访者接触时，你们所感受到的一切都是真实的——要加以活用。"我们和来访者之间的交流尤为重要，因为我们从他或她身上感受到的，大致也就是他们生活中其他人所感受到的。

认识到这一点，帮助了我去体会贝卡的感受，从而看到她的挣扎有多深。已故的美国记者阿列克斯·提臧相信每个人心里都有一个史诗般的故事，它就存在于"负担和欲望的纠结之中"。但我却无法和贝卡一起到达她的症结之所在。在她的治疗中我越来越觉得乏力——不是因为心力疲惫，而是因为心生厌倦。每次她来之前我都会吃点巧克力，做几个开合跳，好让自己精神抖擞。到后来，我索性把她原本在晚上的治疗时间挪到了一大早的第一个。但从她坐下的那一刻起，厌倦的情绪还是会默默地腾起，让我感到自己根本无法帮助她。

"她只有通过让你感到无力，才能让自己感到更有掌控力。"克莱尔是一名颇受欢迎的心理分析师，她今天是这么说的，"如果失败的是你，那她就不用觉得自己像个失败者了。"

也许克莱尔是对的。最难对付的来访者并不是像约翰那样，虽然在改变却意识不到改变的人。最难办的来访者是像贝卡这样，虽然坚持不懈地来就诊，却不做出改变的人。

最近，贝卡又有了新男友韦德。上周她跟我说了他俩之间的一次争吵。韦德发现贝卡似乎很喜欢抱怨她的朋友们。"如果你和他们相处得不愉快，那为什么还要和他们做朋友呢？"他问道。

对于韦德这样的反应，贝卡表示"难以置信"。难道他不懂她只是随口抱怨几句吗？他难道不懂她是想和他谈谈心，而不想被他"拒之千里"吗？

同样的情形在治疗中似乎也很明显。我问贝卡，她是不是也只是随口抱怨我一下而已，因为虽然我们之间的相处有时让她感到沮丧，但她还是在这关系中发现了一定的价值——就像她和朋友们的关系一样。但贝卡却说不是的，我又想错了，她是来跟我聊有关韦德的事的。她没有意识到她拒绝和韦德交流，就像她拒绝和我交流一样，但后果却让贝卡感到自己才是被拒绝的那一个。她不愿意去正视自己究竟做了什么，才使得别人难以如她所愿地回馈于她。虽然贝卡来见我是想要改变她的生活，但她似乎并不是真的愿意去改变。她陷入了一个"历史性的争论"，这个争论早在她开始心理治疗前就存在了。而同时，正如贝卡有她的不足，我也有我的不足。我所知道的每一个治疗师也都要面对他们自己能力的局限性。

玛克辛又问了我一次为什么我还要继续见贝卡。她指出，我已经动用了所有的知识和多年的经验来帮助她，督导小组的治疗师们也为她集思广益，但贝卡的情况还是毫无进展。

"我不想让她在情感上陷入困境。"我说道。

"她情感上已经受困了，"玛克辛说，"拜她生活中的每一个人所赐，也包括你。"

"是的，"我说，"但我担心如果我不再治疗她，会更让她坚信没有人能帮助她。"

安德烈娅挑了挑眉。

"怎么了？"我说。

"你不用向贝卡证明你的能力。"她说。

"我知道。我只是担心贝卡。"

伊恩大声地咳嗽了几声，然后假装作呕。整组人都大笑起来。

"好吧，也许吧。"我在一片薄脆饼干上放了些芝士，然后说，"这就像我的另一个来访者，她在一段感情中，对方对她并不好，但她又不会选择离开他，因为在某种程度上她想要向他证明，她值得他对她更好一些。她永远都无法向他证明这一点，但她也不会放弃尝试。"

"你必须得认输。"安德烈娅说。

"我从未试过和来访者中断治疗关系。"我说。

"一段关系的终结确实很糟糕，"克莱尔说，一边往嘴里塞了几颗葡萄，"但如果我们不做一个了断，那也是我们的失职。"

房间里传来一阵"嗯……"的附议声。

伊恩看着我们，摇了摇头："我这么说你们可能会跟我急。"——伊恩在我们组里是出了名的善于归纳关于两性差异的一些论点。他说道，"但问题在于，女性比男性更能容忍糟糕的情况。如果一个男人的女朋友对他不好，那他很容易就能从这段感情中抽身。如果我的来访者无法从我给予的帮助中受益，而我也知道我已经尽了全力了，还是没有用，那我肯定会当断则断。"

我们照例给了他一个鄙夷的眼神：女性在放手这件事上可以和男性一样洒脱。但我们也知道，他说的也不是完全没有道理。

"敬'当断则断'。"玛克辛说道，顺势举起了她手里的酒杯。我们相互碰杯，虽然并不是怀着愉悦的心情。

当一个来访者在你身上投注了希望，但最后你知道自己让他失望了，这是一件令人心碎的事情。在这些情况下，有一个问题会一直萦绕着你：如果我采取了不一样的方法，如果我及时找到了解开问题的那把钥匙，我是不是能帮上忙？而你给自己的答案会是：也许吧。但无论督导小组的组员们怎么说，我还是没能以正确的方式触及贝卡的内心，从这个角度来说，我辜负了她。

心理治疗是一项辛苦的工作——辛苦的不只是治疗师，因为改变的责任完全在来访者自己身上。

如果你对于治疗的期待是一个小时充满同情的点头，那你就来错地方了。治疗师确实会对你表示鼓励，但我们只会鼓励你的成长，而不是鼓励你瞧不起你的另一半。我们的职责是要理解你的看法，但不一定要赞同你的观点。心理治疗既要求你对自己负责，又要求你袒露自己脆弱的一面。我们不会直接把来访者引导至问题的核心，而是推动他们自己走向目的地，因为只有靠一己之力一点一点发现的真理，才是最有力的真理，是人们会认真地去面对的真理。在治疗关系中的隐含条件就是来访者愿意承受治疗中可能出现的不适，因为想要治疗过程有效，就免不了会有不适。

或者让我们引用玛克辛在某一个周五下午所说的话，那就是："我不做'塑料姐妹花式假惺惺的鼓励'治疗。"

这或许听上去有悖常理，但心理治疗最有效的时候是在人们开始好转的时候——就是在人们开始觉得不那么抑郁或不那么焦虑的时候，或是在危机已经过去的时候。这时他们反应不再过激，更专注于当下，更容易参与到治疗工作中。但不幸的是，人们常常在症状出现好转时就选择了结束治疗，他们没有意识到（又或许太清楚地知道）真正的重头戏此刻才刚要开始，留下来继续治疗将需要他们付出更多的辛劳。

有一次，在温德尔医生那儿结束了治疗之后，我告诉他，我有时候会憎恨心理治疗——因为有时我离开的时候比我去治疗前更难过，感觉有许多话还没说，还有许多痛苦的感受没有处理，就被扔回了现实世界。

"大多数值得做的事情都不简单。"他回应道。我感觉这句话他并不是随口说的，从他的语气和表情来看，我觉得这是出自切身体会的经验之谈。他又补充说道，虽然每个人都希望每次离开治疗室的时候都感觉更轻松一点，但我应该比别人更清楚，心理治疗并不总是这样的。温德尔医生说，如果我想在短期内感觉好一些，那我完全可以去吃一块蛋糕，或者体验一次高潮。但在他这儿，他不负责提供短期快感。

他还补充说，他相信我也不是只图眼前的轻松。

但事实是，我就是想图眼前的轻松，作为一个来访者，我就这么点出息。心理治疗之所以具有挑战性，是因为它逼着人们从平时尽量回避的角度来观察自己。一个治疗师会以尽可能富有同理心的方式为来访者架起一面镜子，但至于来访者能不能不转身逃走，会不会好好地端详镜子里的自己，凝视着它，然后说，"噢，这还真有意思！接下来我该怎么做？"——这都取决于来访者自己。

我决定接受督导小组的建议，结束对贝卡的治疗。而后我既感到失望，又感觉得到了解脱。当我再一次去见温德尔医生时，我告诉了他这件事，他说他完全能理解和贝卡在一起的感受。

"您也有像她这样的来访者？"我问。

"有啊。"他说。他笑得很灿烂，同时紧盯着我。

一分钟之后我才意识到：他说的就是我。妈呀！他在见我之前会不会也要做几次开合跳，还是要灌自己几杯咖啡？许多来访者会担心他们自认为平淡无奇的生活会让我们觉得无聊，但那些事根本不无聊。真正让我们觉得厌倦的是那些不和我们分享他们生活点滴的来访者。他们会全程保持微笑，或是每次都陷入看似毫无意义又不断重复的故事里，让我们挠破脑袋也搞不懂：为什么他们要跟我说这些？这对他们来说有什么重要的意义？那些无聊透顶的人总是想把你拒之千里之外。

我意识到我正是这样对待温德尔的，当我没完没了地跟他絮叨男友的时候，他根本无法触及我心灵的内核，因为我不允许他那么做。而如今，他把事实摆在了我的面前：我对待温德尔的方式，正是我和男友相互对待的方式——事实证明，我和贝卡也没什么两样。

"我告诉你这些，就是为了向你发出邀请。"温德尔说，这让我想到我曾向贝卡发出过多少次邀请，都被她拒绝了。我可不想这样对待温德尔。

虽然我没能帮助贝卡，但这次她或许能帮到我。

19

当我们做梦

有一天，二十四岁的女孩霍莉给我讲了她前一晚做的梦。她来我这儿接受治疗已经有几个月了。

"梦里我在一个商场里，"她开始说道，"我遇到一个女孩，她叫丽莎，她在高中的时候对我很不好。但她并不像其他姑娘那样当面取笑我，她只是完全无视我！如果光是这样也就算了，但如果我在学校之外的地方遇到她，她就会装作完全不知道我是谁。这也太夸张了吧，毕竟我们在同一个学校上学已经三年了，而且还有好几节课我们都是在同一个班上的。

"她家和我家就隔着一个街区，所以我经常都会遇到她——你懂吗，因为真的就在附近——但我遇到她的时候只好装作看不到，因为要是我跟她打招呼，招招手，或是以任何形式表示我认识她，她就会皱起眉头，摆出一副很努力地想要辨认出我是谁，却还是想不出来的样子。然后她就会用假惺惺的甜美嗓音说道：'真抱歉，我认识你吗？'或是，'我们以前见过吗？'或者充其量她可能会说，'这真是太令人尴尬了，不过你能再告诉我一次你叫什么名字吗？'"

霍莉的声音颤抖了一下，然后又继续往下说。

"我梦见我在商场里，丽莎也在那儿。我已经不再是高中生了，我的外貌也不一样了——我很瘦，衣着完美得体，头发还吹了造型。我正漫不经心地浏览着货架上挂着的衣服，丽莎刚好走过来翻看同一个架子上的衣服。然后她便开始和我闲聊起这些衣服来，就像你平常逛街遇到陌生人也会搭讪两句那样。一开始我很生气，以为这就是往日的重演——她还是在假装不认识我。但后来我发现她不是装的——她是真的认不出我了，因为我已经丑小鸭变天鹅了。"

霍莉在沙发上调整了一下坐姿，用毯子盖住身体。我们曾经讨论过她盖毯子是为了隐藏她的体形。

"于是我就装作毫不知情，我们从衣服聊到工作，当我在说话的时候，我发现她的脸上突然浮现出一种似乎认出我的神情。她可能是在试图比对现在的我和她印象中读高三的我——长满青春痘的、胖胖的、满头鬈发的我。我看到她脑袋里的两个我重合了，然后她说道：'噢，我的天哪！霍莉！我们是高中同学呀！'"

说到这儿，霍莉笑了起来。她身材高挑，颇有几分姿色，一头栗色的长发，碧绿的眼睛就像热带的海水，只是她还超重四十多磅。

"于是，"霍莉继续往下说，"我皱起眉头，用她以前对我说话时用的那种假甜假甜的声音说道：'哎，等等。不好意思，我认识你吗？'然后她说，'当然啦——我是丽莎呀！我们在一起上过地理课，还有古代史和法语课——你记得海厄特老师的课吗？'然后我说，'是呀，我上过海厄特老师的课，但是……噢，天哪，我怎么一点都不记得你呢，你也在那个班上吗？'然后她说，'霍莉！我俩的家只隔了一个街区哎。我以前常常在电影院和酸奶店遇到你呀，我们还在维密的试衣间遇见过一次呢……'"

霍莉停下来，又笑了一阵。

"她完全暴露了自己一直都认识我这个事实。但我却说，'天哪，这真是太奇怪了，我竟然不记得你，但真的很高兴见到你。'然后我的电话响了，是丽莎高中时代的男友打来的，他催我快一点，不然我们就赶不上电影开场了。于是我给了她一个充满优越感的微笑，就像她以前对我那样，然后我就走了，留她在那里体会我高中时的感受。然后我意识到那个电话铃声其实是我的闹铃声，而一切都只是一场梦。"

后来，霍莉把这个梦称作"充满诗意的正义之梦"。但对我来说，这不仅是一个梦境中常见的主题，而且在心理治疗中也是再常见不过的主题了——那就是"排斥"。我们都会害怕被冷落、被忽视、被回避，最后变得丧失去爱的能力而孤独一生。

卡尔·荣格创造了"集体无意识"这个词，指的是大脑中保存"祖先记忆"或全人类共有经验的部分。弗洛伊德从客观层面解析了梦境，即梦境的内容如何与做梦者的实际生活相关联（包括人物的角色、特定的情境），而荣格心理学则是从主观层面解析梦境，去解释梦境如何与我们集体无意识中的共有主题相关联。

我们经常梦见自己的恐惧。这并不奇怪，因为我们确实害怕很多东西。

我们都害怕些什么呢？

我们害怕受伤。我们害怕被羞辱。我们害怕失败，也害怕成功。我们害怕孤单，也害怕牵绊。我们害怕倾听内心的诉说。我们害怕不快乐，又害怕太快乐（在这些梦中，我们不可避免地会因为快乐而受到惩罚）。我们害怕得不到父母的认可，我们害怕接受自己真实的样子。我们害怕身体抱恙，也害怕天降横财。我们害怕自己心怀嫉妒，也害怕自己拥有太多。我们害怕希望变成失望。我们害怕改变，也害怕一成不变。我们害怕意外会发生在我们的孩子身上，或发生在我们的工作中。我们害怕失去控制权，又害怕拥有的权利。我们害怕生命的稍纵即逝，又害怕死后的无尽虚空。我们害怕在死后无法留下自己活过的痕迹。我们害怕对自己的生活负责。

要承认自己的恐惧，尤其是向自己承认自己的恐惧，有时还需假以时日。

我注意到，梦境有时可能是自我告白的前兆——就像一场忏悔的预演。一些被埋藏在深处的东西被带到更靠近表面的地方，但又还没完全显露出来。一个来访者梦见她躺在床上，拥抱着她的室友，一开始她以为这是因为她俩深厚的友谊，但后来她意识到自己喜欢同性。有一位男士反复梦见自己在高速公路上超速行驶被逮个正着，一年后他开始思考是不是他几十年来逃税的行为——把自己凌驾于规则之上的行为——总有一天会让他作茧自缚。

在我去了温德尔医生那儿几个月之后，霍莉那个有关她高中同学的梦开始渗入我的梦境。我梦见自己在商场里，翻看着挂在架子上的衣服，然后男友出现在同一个架子旁。很显然，他是在为他的新女友挑选生日礼物。

"噢，几岁生日呀？"我在梦中问道。

"五十岁。"他说。一开始我在最狭隘的层面获得了欣慰感——她非但不是任何年龄层男人都向往的二十五岁，甚至年纪比我还大。不过这也说得过去。因为男友不喜欢家里有年龄太小的孩子，五十岁的人很可能孩子都已经上大学了。男友和我进行了一次愉快的交谈——亲切友好、不痛不痒——直到我偶然瞥见货架旁边镜子里的自己，我才发现自己已经是个老太太了，有将近八十岁了，也可能已经八十多岁了。所以实际上男友五十岁的女友要比我年轻好几十岁呢。

"你后来写书了吗？"男友问道。

"什么书？"我一边说，一边注视着镜子里自己皱巴巴的、像梅子干一样的嘴唇一张一合。

"那本关于你的死亡的书。"他平静地说道，仿佛这是不言而喻的答案。

后来我的闹钟就响了。但那一整天，每当我听到来访者说起他们的梦境，我就忍不住想起自己的梦。这个梦一直追着我不放。

它一直追着我不放，因为这就是我忏悔的预演。

20

第一次忏悔

　　请允许我先为自己辩护一分钟。当我跟温德尔说，直到分手之前我的生活都过得非常顺遂，那绝对是真话。至少，我自己觉得是这样的。或者说，我想要自己觉得事实就是那样的。

　　好吧，现在让我丢开狡辩：我就是在自欺欺人。

　　有一件事我没告诉温德尔，那就是我现在本该埋头写书，但写作进行得并不顺利。"进行得并不顺利"具体来说就是：我根本还没动笔。问题的严重性在于我不仅签了合同，收了预付款，而且预付款已经被我花光了。所以我要是憋不出一本书来交差，就得给人赔钱。但就算我拿得出赔款，还是存在另一个问题：因为我是一个作家——这不仅是我的工作，也是我的一个身份——所以如果我不能从事写作，就会丧失很重要的一部分自我。我的经纪人说，如果这本书不能如期交付，很可能以后也不会再有人找我写书了。

　　我也不是真的什么都没写。事实上，在我本该埋头写书的时间里，我非常用心地遣词造句，给男友写了许多妙趣横生、你侬我侬的电子邮件。但一转身，我就跟家人和朋友们，甚至跟男友本人谎称我一直都忙于写作。我就像一个深藏不露的赌徒，每天西装革履地伪装去工作，早上出门前还要跟妻子和家人吻别，但一出家门便开车直奔赌场。

我其实一直都很想跟温德尔聊聊这个情况，但碍于我先要集中精力挨过分手的困境，就一直都没找到机会。

不过显然，这也是一个托词。

我之所以从未跟温德尔提起那本我该写还没写的书，是因为每当我想起这件事，内心就充满了恐慌、担忧、自责和羞愧。每当这件事出现在我的脑海里（它总是准时出现，就像菲茨杰拉德说的："在灵魂的暗夜，日复一日，时间永远停留在凌晨三点"），我的胃就会收紧，感觉人无法动弹。然后我就会质疑自己一路走来，在不同的人生岔路口做过的每一个错误的决定，因为我确信自己如今的处境都是因为我做了人生中最错误的决定才造成的。

也许你会想，"你是开玩笑吧？能拿到一份出版合同已经够幸运了，你还不专心写书？还好意思无病呻吟！你怎么不想想那些在工厂里每天工作十二小时的工人们！"这道理我也懂。我以为我是谁呀，难道我是《美食、祈祷与恋爱》中因为内心挣扎想要离开爱她的丈夫而躲在浴室里啜泣的伊丽莎白·吉尔伯特吗？还是《幸福计划》中的格雷琴·鲁宾——即使拥有爱着她的帅气老公、两个健康的女儿，还有比大多数人都富有的生活，还是隐隐地觉得生活中少了点什么？

这倒是提醒我了，关于这本我该写还没写的书，有一个重点忘了跟大家介绍——书的主题就是：幸福。是的，只有嘲讽从未缺席我的生活：就是这本"幸福之书"让我一直陷于痛苦。

我从一开始就不应该写关于幸福的书，因为首先，如果温德尔说得对——我悲伤的症结是一些更重大的事情——那我就已经处于抑郁的状态了。当我决定要写这本书时，我刚刚开始独立行医，还刚为《大西洋月刊》撰写了一篇封面文章，叫作《如何培养出需要心理治疗的孩子：为什么执着于给孩子一个快乐的童年可能会导致他们成年后的不快乐》，当时

《大西洋月刊》收到了创刊百余年来最多的读者来信。我在国家级的电台和电视台上谈论这个话题，各大媒体都来邀约采访，一夜之间我成了"育儿专家"。

紧接着，就有出版商想要将《如何培养出需要心理治疗的孩子》出版成书。出版商也就是想借势大赚一笔吧——我也找不出任何委婉的说法了。不过这样一大笔钱，对于像我这样一个单身妈妈来说是做梦也想要的。对于只靠我一个人赚钱的这个家来说，这笔钱足以让我们手头宽裕好一阵子。出这么一本书还会为我带来许多去全国各个学校做演讲的机会——而我恰好很喜欢做演讲；同时又能为我带来源源不断的来访者——作为一个刚开业的心理治疗师，这也将给予我帮助；甚至还有人提出要以这篇文章为题材拍摄电视剧，当然如果有一本配套的畅销书，这事就更十拿九稳了。

但是，当这个很有可能改变我个人职业和财务前景的机会摆在面前时，我竟回绝了出版商：非常感谢，这份美意我心领了，但……还是算了吧。

我确定我当时脑子没抽风，但我就是断然拒绝了。

因为我觉得这件事总有哪里不对劲。最主要的原因是，我认为这个世界上不需要再多出一本关于"直升机育儿"[1]的书了。市面上已经有许多充满睿智与思考的书籍，涵盖了过度育儿的方方面面。两百年前，哲学家约翰·沃尔夫冈·冯·歌德已经替我简明扼要地总结了这个观点："太多父母费尽心思想要让孩子过得轻松点，到头来却让孩子们过得更辛苦了。"而在近现代历史上——准确地说，就是在 2003 年——诞生了一部有关过度育儿的现代先锋之作，这本书被恰如其分地命名为《操不完的心》。书中叙述道："优质育儿的基本原则是适度、共情、顺应孩子的秉性——这些简单的原则并不会因为尖端的科学发现而发生改变。"

1　直升机育儿（helicopter parenting），是指父母过分介入儿女生活，保护或是干预其生活的育儿态度。这些父母类似直升机一样盘旋在儿女身边，故称为"直升机父母"。

作为一名母亲，我当然也逃不过育儿焦虑。我当初写那篇文章的时候就是希望它能像一次心理治疗那样使父母们受益。但如果我为了迎合市场的潮流，把那篇文章出版成书，我不就成了市面上那些速成专家中的一员了吗？那样的话，我会觉得自己变成了给家长们增添烦恼的那一方。我相信，父母们真正需要的不是再多一本书来告诉他们要冷静、逃离出来放松一下，他们真正需要的是从泛滥的育儿书中彻底逃离出来。（《纽约客》杂志后来刊登了一篇调侃各种育儿经泛滥的文章，其中写道："在育儿这个话题上每多出一本书，都像是在家长们的伤口上撒了把盐。"）

所以，就像《书记员巴特尔比》中的主角那样，我说："我还是不写了吧。"（其结果也和书中所述一样悲惨 [1]）在接下来的几年时间里，我就眼看着越来越多鼓吹过度育儿的书问世，我不得不反复追问自己：当初拒绝这个赚钱的机会，是一个负责任的成年人应该干的事吗？当时我才刚结束一段不计薪资的实习期，我还要偿还读研时借的贷款，而且我还是家里唯一的经济来源。为什么我不能迅速地写完那本育儿书，坐等名利双收，让自己乐享其成呢？说到底，又有多少人真的有福分只做他们认为有意义的工作呢？

对于没有写这本书，我的遗憾与日俱增，因为每周都有人在来信和讲演邀约中问起《如何培养出需要心理治疗的孩子》这篇文章。"会出书吗？"不断有人问道。"不，不会出书。"我很想回答，"因为我是个蠢货。"

我确实觉得自己是个蠢货，因为不想在育儿热潮中趁火打劫捞一票，于是我答应了撰写这本如今让我望而生畏，甚至诱发抑郁的"幸福之书"。一是因为我刚开始行医生涯，为了维持生计我还是得靠写书；二是因为我当时觉得这样的书能让读者受用：我不想通过我的书向大家展现为人父母的我们是如何费力地讨好我们的小孩；我希望展现的是，我们其实是在

1　《书记员巴特尔比》是梅尔维尔（《白鲸》作者）的短篇小说，塑造了一位"拒绝工作"的抄写员形象，故事中他宣布自己彻底停止抄写，最终被解雇，入狱绝食而亡。

费尽力气讨好自己，结果却让自己不开心。至少这个想法似乎更贴近我的初衷。

但每当我坐下来尝试动笔，却又觉得这个想法跟自己的生活很脱节，甚至就像我无法对"直升机育儿"的话题产生共鸣一样。科学研究没能——也无法——反映出我在心理治疗中观察到的细节。甚至有科学家提出了一个复杂的数学方程式来预测幸福指数。这一公式推导的前提是：幸福的根源并不在于事情发展得有多顺利，而在于事情的发展是否好于预期。幸福公式如下：

$$\text{Happiness (t)} = w_0 + w_1 \sum_{j=1}^{t} \gamma^{t-j} CR_j + w_2 \sum_{j=1}^{t} \gamma^{t-j} EV_j + w_3 \sum_{j=1}^{t} \gamma^{t-j} RPE_j$$

这个公式可以归结为：幸福等于现实减去期望。根据这个公式，你显然可以通过先传达一个坏消息，再撤回这个坏消息来使人们感到开心（如果你这样对待我，我会气到爆炸）。

尽管如此，我知道我还是可以找一些有趣的研究来写一写，但我觉得那么做就像是隔靴搔痒，无法切中我想要表达的要害。但对于我崭新的事业来说、对于我所处的人生阶段来说，这些流于表面的东西已经无法满足我了。可能是因为经历了心理治疗的专业培训，人生免不了会发生一些改变，即使你不曾察觉，但一定会变得更注重自己的内核。

我告诉自己不要有太多顾虑，赶紧把书写完了交差。我已经把育儿书的事搞砸了，不能再把这本"幸福之书"也搞砸。但日复一日，我仍然无法动笔，就像我没法让自己去写那本育儿书一样。为什么我会重蹈覆辙呢？

读研究生的时候，我们总是透过单向镜观察心理治疗的现场。每当我坐下来想写"幸福之书"时，就会想到自己曾经观察过的一名三十五岁的来访者。他来接受心理治疗，是因为虽然他非常爱自己的妻子，也被她所吸引，但他还是无法控制自己背着妻子去偷情。他妻子和他本人都无法理解这件事。他怎么能一边深信自己想要的是相互信任、稳定而亲密的夫妻关系，同时却又做出背道而驰的行为呢？他在治疗过程中解释说，他痛恨自己的背叛给妻子和这场婚姻带来的动荡，他也知道自己没有成为理想中的丈夫和父亲。有一段时间，他一直在说自己多么拼命地想要停止对妻子的背叛，而他也搞不懂自己为什么还是不断地去偷情。

治疗师对他说，我们身上不同的部分常会渴望不同的东西，如果其中有一些渴望是我们认为无法接受的，就会被调到静音模式；但它们还是会另辟蹊径让我们听见。治疗师让这位男士走到房间的另一端，坐在另一把椅子上，尝试聆听那个平时在内心被排挤的、选择出轨的自己有什么要说的。

一开始，这位男士显得不知所措，但渐渐地，他开始表达他隐藏的自我。这一半的他总是会去挑衅那个负责任、重感情的，作为称职丈夫的自己，让他做出违反自己意愿的行为。他被两边的自我拉扯着，就像我一样，这一半的我想要供养家人，另一半的我想做自己觉得有意义的事——一些触动我灵魂的事，也希望能借此触及更多人的灵魂。

就在自我拉扯的时候，男友走进了我的生活，刚好把我的注意力从内心激战中转移到了他的身上。但现在他离开了，我本该专心埋头写作，却每天在网上偷窥他的社交行踪，以此填补心中的空白。我们所表现出的许多具有破坏性的行为其实都植根于感情上的空虚，这种空虚总是渴求有什么东西能来填补。但如今，既然温德尔医生已经和我讨论过不能再上网窥探男友的社交行踪了，那我就必须对自己负责。我已经没有借口不坐下来奋力写作这本令人痛苦的"幸福之书"了。

或者说，至少我也得向温德尔坦白这个令我痛苦的真相。

21

戴着保险套做心理治疗

"嘿，是我。"当我在两个治疗的间隙听取语音信箱的留言时，听到了这个声音。我的胃一阵翻腾——这是男友的声音。虽然我们已经三个月没讲过话了，他的声音还是立刻把我拉回到了过去，就像听到了一首旧时的歌曲。但随着留言继续回放，我意识到来电的并不是男友。因为第一，男友不会打到我的办公室；第二，男友不可能出现在一个电视剧拍摄的现场。

这个"我"是约翰——离奇的是，男友和约翰的声线非常相似，他们的嗓音都很深沉——而且这是第一次有来访者打电话到我的办公室却没有提及自己的姓名。他这么做就好像默认自己是我唯一的来访者，甚至默认自己在我的生活中也是独一无二的存在——单凭一个"我"字，我就能联想到他。就算是有自杀倾向的来访者打来，也会留下自己的姓名。从来不会有人打来说："嘿，是我。你说过如果我想自杀就给你打电话。"

约翰在留言里说他今天不能来了，因为他有事被困在摄影棚里了，所以到时他会与我视频通话。他告诉了我他的用户名，然后说："我们三点聊。"

我注意到约翰不曾征询我的意见：我能不能用视频通话软件，或是我接不接受通过视频通话进行治疗。他就默认事情会按照他设想的去进行，因为地球就是绕着他转的。虽然在某些情况下我确实会选用视频电话，但对于约翰来说，这并不是明智之选。我在治疗中对他的帮助，很大程度上依赖于我们在治疗室这个封闭环境中的互动。即使科技再怎么发达，网络交流依然有其局限性，就像一个同事形容的，"像是戴着保险套进行心理治疗"。

心理治疗师关注的不只是来访者所说的话，甚至不仅限于视觉上的线索：抖动的脚、面部轻微的抽搐、微颤的下唇、因愤怒而紧缩的双眼。除了我们听到的和看到的，有些听不见、看不到的东西也同样重要，那就是屋子里流动的能量，是两个人共处时气场的对流。当两个人不处在同一个物理空间时，也就失去了那个无法言喻的维度。

通信故障也是个问题。有一次我通过视频与一个当时身处亚洲的来访者连线，她刚开始失声痛哭，通话就没声音了。我只能看到她的嘴在动，但她并不知道我听不到她。还没等我搞清状况通话就完全中断了，我们花了十分钟才重新连上线，但那个瞬间已经被错过了，治疗时间也白白浪费了。

我给约翰写了一封简短的邮件，提议治疗改期，但他发回了一条电报般的信息："等不了。急。有劳。"我很惊讶他会用到"有劳"这样的词，但我更惊讶的是他竟然会意识到自己"急"需帮助——急需我的帮助，而不是把我当作呼之即来挥之即去的人。所以我说好吧，我们三点钟用视频连线。

我想，一定是发生了什么事。

三点整，我打开视频通话软件，点击连线，我以为我会看到约翰坐在办公室里。但没想到，我看到了一个熟悉的室内场景。这是某个电视剧中的主要场景，我之所以熟悉它，是因为男友和我之前经常窝在沙发里互相依偎着煲这个剧。此刻，屏幕里灯光、摄像的工作人员在忙前忙后，我盯着那个已经看过无数次的卧室的内部装饰。然后约翰的脸映入了我的眼帘。

"稍等一下！"——约翰是这样和我打招呼的，然后他的脸就消失了，取而代之出现的是他的脚。他今天穿着时髦的格子运动鞋，然后他似乎正"带着我"走向什么地方。我猜他是在找一个私密一点的空间。我看到在他的脚边有很粗的电线，听到背景里的骚动声。然后约翰的脸又出现了。

"好，"他说，"我准备好了。"

此刻他身后出现了一堵墙，他开始飞速地轻声低语。

"都是因为玛戈和她愚蠢的心理治疗师。我不知道那个人是怎么拿到行医资格的，他完全帮不上忙，只会把情况搞得更糟。她本该从治疗师那儿得到帮助，缓解抑郁情绪，结果却恰恰相反，她对我更不满了：说我一直不在她身边，说我不听她倾诉，说我有距离感，说我老是躲着她，说我总是忘记约定的日程。我有没有跟你说过她在网上给我俩建了一个共享日历，以此来确保我不会忘记那些'重要'的事情。"——当约翰说到"重要"这个词的时候，他用没拿着手机的那只手在空中比画了一个引号——"所以现在我的压力更大了，因为本来行程就很满了，现在日历上又塞满了玛戈的事。"

这个话题约翰以前就跟我讨论过，所以我不懂为什么这事在今天突然变得紧急。一开始是他游说玛戈去看心理治疗师的——"这样她就可以去跟治疗师抱怨了"——但玛戈刚开始心理治疗，约翰就经常来告诉我那个"愚蠢的治疗师"是如何给他老婆"洗脑"的，如何"将一些离奇的想法塞进她的脑子里"。但我的感觉是，那个治疗师正在帮助玛戈更了解自己的意愿——哪些是她愿意忍受的，哪些是她不愿意忍受的。而这种探索其实早该开始了，我的意思是，和约翰一起生活肯定不是一件容易的事。

但与此同时，我也能理解约翰，因为他的反应也很常见。在一个家庭系统里，一旦有一个人开始做出改变，即使这种改变是健康的、积极向上的，家庭系统里的其他成员也很可能会竭尽全力想要保持现状，把系统带回稳定状态。例如，当一个嗜酒的人开始戒酒，家庭成员有时会无意识地破坏这个人的康复进程，因为想要维持家庭内部机构的稳定，总得有人扮演问题成员的角色吧！但谁会想要扮演这个角色呢？有时，人们甚至连朋友们的正向改变也要抵制：为什么你去健身房这么频繁？为什么你不能在外面玩到再晚一点？不需要早睡的！为什么你为了晋升这么努力？你看你现在多无趣！

如果约翰的妻子不像之前那么抑郁了，约翰要如何继续扮演这对夫妻中更理智的那一个呢？如果她试图以更健康的方式缩短夫妻之间的距离，那他又如何能继续保持这么多年来精心打造的舒适距离呢？我并不奇怪约翰会对玛戈的心理治疗抱有负面的反馈。这反倒说明她的治疗师颇有建树。

"然后，"约翰继续说道，"昨天晚上，玛戈叫我上床睡觉的时候，我说还有几封邮件要回，我一会儿就睡。通常来说，大约两分钟之后她就会开始对我喋喋不休：你怎么还不上床？你为什么总是在工作？但昨晚，她完全没有这么做。这令我大跌眼镜！我心想，谢天谢地！她的心理治疗终于初见成效了，因为她终于认识到不断催促我早点睡觉其实并不会让我快一点躺到床上。于是我安静地写完了邮件，等我躺下的时候玛戈已经睡着了。而今天早上，当我俩醒来的时候，玛戈对我说：'我很高兴你完成了你的工作，但我很想你。我非常想你。这就是我想告诉你的，我想让你知道我想念你。'"

屏幕里的约翰转向了他的左边，然后我听到别人在跟他说话，跟他讨论灯光的问题，然后我眼前的影像又变成约翰的运动鞋了，他们正在地板上移动。当我看到约翰的脸再次出现在屏幕上时，他背后的墙不见了。与此同时，这个剧中的头牌演员正出现在我屏幕右上角远处的背景中，他正跟别人说笑，其中一个是他在剧中的死对头，另一个是他在剧中常常恶语相向的心仪对象。（我敢肯定这个角色是约翰一手打造的。）

我很喜欢这些演员，所以此刻我正眯着眼睛透过屏幕紧盯着他们，我就像在艾美奖的红毯边隔着围栏凑热闹的路人，使劲想要瞟一眼红毯上的明星——唯一的不同是这里并没有红毯，而我看到的只是他们一边喝水一边闲聊的情景。我心想，狗仔队大概会为了能拍到这个情景而挤破头吧。可想而知，我需要动用极强的意志力才能让自己把注意力只放在约翰身上。

"不管怎么说，"他低声说道，"我就知道肯定没有这么好的事！我以为她昨晚表现出的是对我的理解，但果然今天早上一醒来就又开始抱怨了。于是我说：'你很想我？这是什么苦肉计？'你看，我不是在这儿嘛。我每晚都在呀。而且我对婚姻百分之百忠诚，从不曾出轨，以后也绝对不会。我挣钱养家，让家人过得舒舒服服。我也是个会照顾孩子的父亲。我甚至还要负责照顾我家的狗，因为玛戈说她讨厌提着一塑料袋狗屎到处走。再说了，我不在家的时候就是在工作，我又不是在玩。所以我跟玛戈说，我可以选择辞职，那她就不用那么想我了，因为辞了职我就可以每天无所事事地待在家里玩手指头。但我也可以选择继续工作，这样我们一家人还能继续过着有瓦遮头的生活。"他突然冲着屏幕外我看不见的什么人大声吼道："我马上就来！"随即又继续说道，"你猜我这么说的时候玛戈做何反应？她竟然用脱口秀女王奥普拉的语气说（此时约翰还不忘加入惟妙惟肖的模仿）：'我知道你付出了很多，对此我心怀感激，但就算你人在这里，我还是很想你。'"

我想插句话，但约翰还在一股脑儿地说着。我从未见过他这么激动。

"有这么一瞬间，我感觉松了口气，因为通常这个节骨眼上玛戈就该大吼大叫了，但我转念一想才发现事有蹊跷。这听上去完全不像玛戈会说的话，她一定是另有图谋！果然，她说，'我真心需要你听见我的心声。'然后我说：'我听到了呀，行了吧。我又不聋。我会尽量早点上床休息，但我总得先把工作做完吧。'但这时玛戈脸上却露出了悲伤的神情，仿佛她马上就要哭了。每当看到她这样的表情我都觉得很痛心，因为我不想让她伤心。我最不希望发生的事就是让玛戈失望。但我还没来得及开口，玛戈就说：'我需要你听到我有多想你，因为如果你听不到，我不知道我还能坚持多久，像这样向你倾诉我的想念。'于是我说，'我们现在是在威胁对方吗？'然后她说，'这不是威胁，这是事实。'"约翰的眼睛瞪得滚圆，一只手摊开在空中，像是在说：你能相信这都是什么鬼话吗？

"我不认为玛戈会说到做到，"他继续说道，"但我真的很吃惊，因为我俩以前从来没有威胁过要离开对方。当初结婚的时候，我们总是说，不管多生气都不要以离开相威胁，结婚十二年里我们确实从未提过要分开。"他突然望向右边，说，"好的，汤米，让我看一眼……"

约翰突然就停下了，画面又变成了他的运动鞋。等他跟汤米处理完事情之后，他走向某处。一分钟后，他的脸又闪现了，而背景又换了一面墙。

"约翰，"我说，"我知道玛戈说的话让你感到不安……"

"玛戈说的话？这不关玛戈的事，是她愚蠢的心理治疗师在操控她！她很喜欢那个家伙。她总是不停地引用他说过的话，就好像他是什么了不起的大师。我猜他大概是在候诊室里给大家提供了迷魂汤，全城的女人们喝了都要回去跟自己的老公离婚了！我在网上查了他的简历，果然是一个什么愚蠢的治疗师协会给他发的执照。温德尔·布朗森，竟然还他妈是个博士。"

等等。

温德尔·布朗森？

！

！！！

！！！！！

玛戈的治疗师是我的那个温德尔？那个"愚蠢的治疗师"是温德尔？我的脑袋要爆炸了。我好奇玛戈第一次去治疗的时候会选择坐在沙发的哪个位置上。我好奇温德尔是否也曾把纸巾盒扔给过她，还是她坐得离纸巾盒够近，自己就能够到。我好奇我俩是否曾在进出治疗室的时候擦肩而过——她会不会是那个在候诊室里哭泣的漂亮女士？我好奇她会不会曾经在自己的治疗中提到过我的名字——"约翰有一个很糟糕的治疗师，洛莉·戈特利布，她说……"不过我突然想起来玛戈并不知道约翰有个心理治疗师——我是那个他用现金交易的"应召女郎"——而此刻，在这种情况下我非常感激他这么做。我不知道当下该如何消化这个信息。治疗师所受的职业培训告诉我们，当情况一时难以回应，需要更多时间去消化的时候，那就先不要回应。于是，我暂时选择不作为，等迟些再问问督导小组的建议吧。

"让我们暂时先把话题专注在玛戈身上，"我对约翰说，同时也是在对自己说，"我觉得玛戈说的话很动情。她一定非常爱你。"

"啊？她都威胁要离开我了哎！"

"如果你换个角度看问题，"我说，"我们曾经探讨过，批评和抱怨之间是有区别的，前者带有评判的成分，而后者包含了请求。但抱怨也可能是一种未表达的称赞。我知道你觉得玛戈总是抱怨连连。即便如此，那也是甜蜜的抱怨，因为在每一个抱怨中都包含了她对你的称赞。或许她选择的表达方式不是最好的，但她其实是在诉说对你的爱。她想多一点时间和你在一起。她想念你。她想要你再靠近她一些。而现在她想告诉你的是，她那么想要和你在一起却得不到你的回应，这种体验已经让她痛苦到快要无法承受了，这也是因为她实在太爱你了。"我停顿了一会儿，让约翰好有时间消化我所说的最后那部分内容，"从这个层面上来看，这的的确确是对你的褒奖。"

对约翰进行治疗时，我总是专注在捕捉他当下的情绪，因为情绪会引导行为。一旦我们理解了自己的情绪，我们就可以做出抉择，如何处置这些情绪。如果我们在情绪出现的那一刻就把它们推到一边，通常最终还是会转入错误的方向，让我们再一次迷失在混乱的思绪中。

男性在这个问题上通常处于劣势，因为对内心世界的探索通常不是他们成长历程中的主要课题——世俗也很少接受男性和别人分享自己的情绪和感受。就像女性常迫于文化压力不得不时刻注意自己的外表，社会给男性的压力则要求他们维持良好的情绪表象。女性习惯于向朋友和家人倾诉，但当男性在心理治疗中向我讲述他们的感受时，我往往是他们有史以来第一个倾诉对象。实际上，就像女性患者一样，男性也会为了各种事情陷入挣扎：婚姻、自信心、身份认同、事业成功，他们的父母、童年，如何被爱、被理解……然而，面对他们的男性友人，这些话题却难以启齿。难怪中年男性的滥药和自杀率一直在逐渐上升，因为很多男性都觉得找不到情绪的出口。

所以我想要约翰多花些时间来想清楚，玛戈提出的"威胁"让他有什么感觉，让他去发现这"威胁"背后可能隐藏着更温存的信息。我还从未见过约翰能和自己的情绪共处这么久，我对他现在的进步感到惊喜。

此刻约翰眉眼下垂，望向一边，通常这个表情代表着我所说的触及了当事人脆弱的部分，我对此表示欣慰——因为想要有所成长就得先找到软肋。看来他还在认真地消化这一刻的感受，这还是第一次——他在反思自己的所作所为对玛戈产生的影响。

许久之后，约翰终于抬起头看着我，"嗨，抱歉，我刚刚不得不把你静音了。这边在录音。我刚刚都没听到，你说到哪儿了？"

真他妈不可思议！我刚刚完全就是在自言自语。难怪玛戈想要离开他！我就应该听从自己的第一反应，让约翰重新预约一个面对面的治疗时间，而我却偏偏被他的不情之请搞乱了节奏。

"约翰，"我说，"我很想帮助你，但我认为这个问题还是面对面谈比较好。你还是另约一个时间到我诊室来聊吧，视频通话太容易被打断了……"

"噢，不不不不不不，"他打断了我，"我等不了了。我就是想先把事情的原委跟你交代一下，这样你好直接跟他谈。"

"跟谁？"

"那个愚蠢的治疗师呀！他显然只听到了片面之词，而且是失之偏颇的一面。但你是了解我的，你可以为我作证。你可以给那个家伙提供一些有建设性的观点，别让他真的把玛戈逼疯了。"

我尝试理清这乱成一团的信息：约翰想让我打电话给我自己的心理治疗师，讨论一下为何他对我来访者妻子进行的治疗令我的来访者感到不满。

呃……这不好吧。

即使温德尔不是我的治疗师，我也不会打这个电话的。有时我确实会打电话给另一个治疗师，讨论某个来访者的情况，但这仅限于某些特定情况，例如我正在治疗一对夫妇，而我的同事在治疗他们其中的一方，同时又存在一些不可抗力的原因需要我们互通信息（比如有人有自杀倾向，或是潜在的暴力倾向，又或是当治疗重点建立在某一种设定上时，我们也会希望能在另一种设定中强化治疗结果，又或是为了能获得一个更全面的视角。）但即使是在这些罕见的情况下，相关各方也必须签署这方面的授权书。无论对方是不是温德尔，我都不能因为非临床治疗相关的原因，在没有双方签署同意书的前提下拿起电话就打给我来访者妻子的治疗师。

"我来问问你吧。"我对约翰说。

"问啥呀？"

"你想念玛戈吗？"

"我想不想她？"

"对。"

"你不打算打电话给玛戈的治疗师，是不是？"

"对，我不会打给他，你也没打算告诉我你对玛戈最真挚的感情，是不是？"直觉告诉我约翰和玛戈之间有许多被深埋的爱意，因为我深知，很多爱从外表上看并不怎么有爱。

就在这时，我看到一个手拿剧本的人——我猜是汤米——再次进入了画面，约翰朝他微笑，同时把屏幕迅速折向地面，速度之快以致我都眩晕了，就像是坐在过山车上突然来了个俯冲。当我再次看到约翰的跑鞋时，我听到一些关于某个角色的对话。那是我最爱的角色，他们在探讨那个角色是应该彻底混蛋下去，还是可以稍微有一点觉醒，能意识到自己是个混蛋（有趣的是，约翰选择了觉醒），汤米感谢约翰给出的建议，然后离开了。我惊奇地发现，对话中约翰竟表现得无比友好，还为自己的缺席向汤米道歉，并向汤米解释说他是在忙着"给电视台救场"（对，我就是直播中的"电视台"）。这让我猜想，会不会他平时对同事就是这么彬彬有礼的呢？

或许并不是。因为汤米刚一走开，约翰一把手机拿到眼前，我就从他的嘴形看出他在说"这个蠢货"，同时还朝汤米走远的方向翻了个白眼。

"我就不明白了，玛戈的治疗师，还是个男的，怎么就不懂这件事的两面性呢？"他说道，"这甚至是连你都能看明白的事情！"

连我都能看明白？我笑了笑，说道："你刚刚这算是在夸我吗？"

"我没别的意思啊。我是说……你懂的嘛。"

我确实懂，但我想要他亲自表达出来。他正在以自己的方式变得与我亲近，而我希望他能在自己的情感世界里多停留一会儿。然而约翰已经重新开始他的长篇大论了，说玛戈蒙蔽了她治疗师的双眼，又说温德尔肯定是个江湖郎中，因为一般治疗都是五十分钟，而他的治疗只有四十五分钟。（说实话，这一点我也想不通。）我觉得约翰谈论温德尔的语气很像一个丈夫在谈论他妻子看上的另一个男人。我认为他是嫉妒了，感觉自己无法介入玛戈和温德尔在治疗中经历的种种事情。（我也很嫉妒！温德尔会觉得玛戈说的笑话有趣吗？他是不是更喜欢玛戈这个来访者？）不过现在，我先要把约翰带回到他差一点就要与我心灵相通的那一刻。

"我很高兴你觉得我能理解你。"我说。约翰闪过吃惊的眼神——就像一只刚好被车灯照到的小鹿——随即他又把目光移开了。

"我只想知道我该拿玛戈怎么办。"

"她不是已经告诉你了吗？"我说，"她想念你。我从我俩谈话的经验中也能了解到你很善于将关心你的人拒之千里。虽然无论你怎么对我，我还是你的心理医生，但既然玛戈说她有可能会坚持不下去了，那也许你可以试试换个方式对待她。或许你可以让她知道你也会想念她。"我暂停了一下，然后说，"或许是我猜错了，但我觉得你确实也是想念她的。"

约翰又耸了耸肩，眼眉再次低垂，但这次他并没有把我静音。他说："我怀念我俩以前的相处模式。"

他此刻的语气里并没有愤怒，而是带着悲伤。愤怒是大多数人最容易进入的情绪，因为它是指向外在的，愤怒地责怪别人能让你感到痛快又义正词严。但宣泄出来的情绪往往只是冰山的一角，如果你透过表层去看，就能瞥见表象下积聚着更多情绪，那些你没意识到的或是不想表达出来的情绪：恐惧、无助、嫉妒、孤独、不安。如果你能包容这些更深层的情绪，在足够长的时间里去理解它们，倾听它们的诉求，你将能更有效地管理你的愤怒，那你也就不会总是怒气冲冲的了。

当然，愤怒还有另一个作用，就是把身边的人都推开，让他们不要离你太近，近到可以看穿你。我怀疑约翰就是需要别人对他生气，这样他们就不会看到他的伤心之处。

我刚要开始讲话，正好有人喊了一声约翰。他吓了一跳，手机都从手里滑落了，直冲地面，不过就在我感觉自己即将脸着地的时候，约翰接住了我，屏幕上再次出现了他的脸。"该死的——我得挂了！"他说道，然后我又听到他低声嘟囔了一句："该死的蠢货们。"随后屏幕就变成了一片空白。

显然，我们这一次的治疗结束了。

鉴于下一个来访者还有一会儿才会到，我决定去茶水间找点零食。刚好我的两位同事也在那儿：希拉里在沏茶，迈克在吃三明治。

"假设说，"我对他们说，"你来访者的妻子跟你在看同一个心理治疗师，而你的来访者认为你的治疗师是个蠢货，你会怎么办？"

他俩同时挑着眉抬起头看我。在这个茶水间里从来没有虚构的假设。

"我会换一个心理治疗师。"希拉里说。

"我不换治疗师，但我会选择换来访者。"迈克说。

然后他俩都笑了。

"别开玩笑，我说真的，"我说，"你们会怎么做？如果更糟的是：他还要我跟我的治疗师探讨他妻子的状况。他妻子还不知道他在接受心理治疗，所以这暂时还不构成问题，但如果他向他妻子坦白了，如果他妻子也同意他让我去跟我的治疗师聊她的事，我应该坦诚说明那也是我的治疗师吗？"

"当然啦。"希拉里说。

而迈克也同时回答道，"不，你没必要那么做。"

"没错，"我说，"这问题并没有一个明确的标准答案。你们知道为什么吗？因为从来就没有发生过这种事！你们有听说过类似这样的情况吗？"

希拉里给我倒了杯茶。

"曾经有两个人在离婚后分别来找我做心理治疗，"迈克说，"他们用的不是同一个姓，登记的地址也不一样，因为他们已经分居了，所以我并没有意识到他俩是夫妇，直到和他俩分别进行了各自的第二次治疗时，才意识到自己听到的是同一个故事的两个版本。原来我以前的一个来访者是他俩共同的朋友，分别向他俩推荐了我。于是我不得不把他们转介给其他医生。"

"是啊，"我说，"但现在不是两个来访者之间有利益冲突，而是我自己的治疗师被搅进了这个混乱的局面。你说这是多么小概率的事情啊！"

我发现希拉里的目光飘走了。"什么情况？"我说。

"没有呀。"

迈克也望着她。她的脸顿时涨得通红。"快说。"迈克对她说道。

希拉里叹了口气。"好吧，大概是在二十年前，我刚开始行医的时候，我的来访者里有一个患抑郁症的年轻小伙子。我感觉我们的治疗正在取得进步，但后来治疗进程似乎就停滞了。我以为是他还没有准备好要迈出下一步，但事实上我那时太缺乏经验了，完全没有能力判断其中的原委。后来他就不在我这里治疗了，大概一年之后，我在我自己的治疗师那儿遇到了他。"

迈克听完笑了："所以你的来访者抛弃了你，去投奔你的治疗师了？"

希拉里点点头，"好笑的是，我还在自己的治疗中讲述自己是如何因为这个来访者的案例感到困扰，在他离开的时候我感到多么无助。我很肯定我的来访者后来也跟我的治疗师讲述了他无能的前任治疗师，可能还提到过我的名字。我的治疗师只能权衡两边的信息，做出综合的判断。"

我尝试将希拉里所说的与温德尔的处境相类比。我问道："但你的治疗师一直对此保持沉默？"

"对，守口如瓶。"希拉里说，"所以有一天我主动提起了这件事。当然她不能告诉我她在治疗这个我以前的来访者，所以我们的对话重点集中在：作为新手治疗师我该如何应对内心的不安。啧。我的不安？我根本不关心我内心的情绪，我只想知道他俩的治疗进行得如何，她采取了哪些不同的方法让治疗更有效了。"

"这些事你永远都不会知道的。"我说。

希拉里摇了摇头，"是的，我永远也不会知道。"

"我们就像金库一样牢固。"迈克说，"简直固若金汤，坚不可摧。"

希拉里此刻转向我，问道："那你会跟你的治疗师坦白吗？"

"我应该要跟他坦白吗？"

他俩都耸了耸肩，不置可否。迈克瞟了一眼钟，把手里的垃圾扔进了垃圾箱。希拉里和我也把各自杯子里最后一口茶喝完。该去准备下一个治疗了。茶水间控制面板上的绿灯一个接一个地亮了，我们也一个接一个地走出茶水间，去候诊室接自己的来访者。

22

牢笼

"唔……"

这就是温德尔在听完我有关写书的忏悔后做出的反应。要知道我可是纠结了好一段时间才鼓起勇气跟他说这件事的。

这两个星期以来，我已经默默地移到了位置 B，准备要向他坦白一切，但只要我们一面对面，在两张沙发的顶角促膝而坐，我就不由得迟疑了。我开始拖延，顾左右而言他。我聊了关于我儿子老师的事（她怀孕了），聊了我父亲的健康问题（他身体不太好），聊了我做的一个梦（很奇怪的梦），聊了巧克力（我承认，这跑题了），聊了我额头上不断出现的皱纹（这倒是在正题上），还聊了生活的意义（"我的"生活的意义）。温德尔试图让我保持专注，但我简直像脚踩了香蕉皮，从一个话题滑到另一个话题，感觉他的战术节奏都要被我打乱了——至少我是这么以为的。

突然之间，温德尔打了个哈欠。这是一个假哈欠，一个战略性的哈欠，一个大大的、充满戏剧张力的、张大嘴巴的哈欠。这个哈欠就像是在说："除非你坦白心底最根本的想法，不然你就会一直耗在这儿。"然后，他就坐在沙发上，端详着我。

"我要跟你说个事儿。"我说。

他望着我，就像在说："你最好认真说。"

结果，我把整个故事的原委一股脑儿地都说了。

"唔，"他又说，"所以你并不想写这本书。"

我点点头。

"如果你不能交稿，你的财务状况和专业前途都将受到严重的影响？"

"对。"我耸了耸肩，仿佛在说，你明白我的境遇有多糟了吧？"如果当初写了那本育儿书，那我今天就不会是这个状况了。"在过去的几年里，我每天，有时甚至每小时都会跟自己重复这句话。

此时温德尔又摆出了他那套"耸肩—微笑—等待"的应对公式。

"我也知道，"我叹了口气，说，"我犯下的这个错误是巨大的，不可逆转的。"说着我又感觉到一阵恐慌涌上心头。

"我在想的不是这个事。"温德尔说。

"那是什么？"

他突然开始唱起歌来："我的人生已经过半，呜呼。我的前半生已经离我而去。"

我朝他翻了个白眼，他却依然故我。那首歌的曲风略带蓝调，我尝试着辨别那是谁的歌，是埃塔·詹姆斯的？还是 B.B. 金的？

"我想要回到从前，去改变过去。我想要多一点时间，让一切变好……"

我这才意识到，这不是什么名曲，这是温德尔·布朗森的即兴创作。他写的词真是糟糕透了，不过他洪亮悠扬的歌声倒是颇令人惊艳。

歌声仍在继续，他还越唱越投入了，拿脚打着拍子，手上还打着响指。如果在大街上遇到他，我一定会以为他是个穿着针织外套的书呆子，但此时此刻，他的自信和即兴发挥简直让我震惊，他正全情投入，完全不在乎别人会不会觉得这很傻，或是很不专业。我可没法想象自己在来访者面前做到这个样子。

"因为我的人生即将走——向——尾——声。"他终于唱到了尾声，还张开双手摆出了一个爵士风格的结尾动作。

结束了演唱之后，温德尔严肃地看着我。我很想告诉他刚才的那段表演很烦人，因为他在戏谑一个本身非常现实的、切身的、令人焦虑的问题。但我还没开口，就先感受到了一阵不知从何而来的悲伤，而他高歌的曲调还在我脑海中萦绕。

"这就像玛丽·奥利弗[1]的诗，"我对温德尔说，"'对于你仅有一次的、狂野而珍贵的生命，你打算做点什么呢？'我以为我都计划好了，但现在一切都变了。我计划好了要和男友在一起，我计划好了要写一本对我意义重大的书，但我没想到……"

"没想到情况会变成这样。"温德尔说着，给了我一个心领神会的眼神。这样的情况已经不是第一次了。在经历了一次又一次对话之后，我们就像老夫老妻一样，能把对方没说出口的话说完。

但温德尔随即又陷入了沉默，这次似乎不是我已经习以为常的那种，带有目的性的沉默。我有种感觉，也许此刻温德尔也被难住了，就像我有时在治疗中也会这样，因为来访者遇到瓶颈而感觉自己也遇到了瓶颈。他已经尝试过了打哈欠、唱歌、引导我、问一些重要的问题，但我还是一直回到这条老路上——不断重复我失去的一切。

"我在想，你来这儿是为了什么？"他说，"你觉得我能如何帮助你？"

我被他问住了。我不知道他是把我当成一个心理治疗师同行来征询我的建议，还是把我当成他的来访者在提问。但无论哪一种，我都不确定答案。我究竟期望从心理治疗中得到什么呢？

"我也不知道。"我说，但这句话一说出口，就让我自己感到害怕——也许温德尔确实帮不了我。也许没有什么能帮到我。也许我只能学会接受自己所作的选择。

1　玛丽·奥利弗（Mary Oliver, 1935—2019），美国诗人，以书写自然著称。

"我觉得我可以帮助你，"温德尔说，"但或许不是以你想象的形式。我无法把你的男友带回你身边，我没法让你从头来过。还有你现在面临的写书的困境，你想要我把你从这困境中解救出来，这我也做不到。"

我对此嗤之以鼻："我没有指望你解救我，我是我们家的一家之主，我可不是什么危难中的少女。"

他的眼睛紧盯着我。我却转过脸去。

"没有人会来救你。"他平静地说道。

"但我也没有想要被拯救呀！"我再次重申，但这一次，心底却有一部分自己提出的质疑："等等，我真的不想有人来救我吗？"某种程度上，我们不是都希望被拯救吗？人们来做心理治疗，都是期望能让自己好过一点，但"好过一点"又意味着什么呢？

在我们办公室茶水间的冰箱上，有人贴了这么一个冰箱贴，上面写着："安宁，不是要身处一个没有嘈杂、烦恼和辛劳的地方，而是即使身处繁杂之中依然保持内心的平静。"我们可以帮助来访者找到安宁，但或许这和他们刚来接受治疗时想象的不一样。正如已故的心理学家约翰·威克兰德所说："在经历成功的心理治疗之前，来访者总是反复为同一件事费神；而在经历了成功的心理治疗之后，各种叫人费神的事会一个接着一个出现。"

我知道心理治疗不能让所有问题都消失无踪，不能预防新的问题产生，也不会确保我之后的行动都是明智之举。治疗师无法为来访者移植一个不一样的性格，他们只能帮助来访者磨去棱角，让来访者变得不那么容易反应过激、不那么苛责，变得更开放，能让别人走进他们的心灵。换句话说，心理治疗的重点就在于理解真正的自己。但要了解自己就必须先抛开对自己的固有认知——抛开那些你塑造出来限制自己的人设，这样你才不会裹足不前，才能活出真实的自己，而不是活在自己给自己描述的故事里。

至于如何帮人们做到这些，就又是另一码事了。

我又在脑海中整理了一遍我的问题：我必须写书才能养家糊口；拒绝了写那本可能够养活我和我儿子好多年的书；写不出那本倒霉的、有关愚蠢的幸福的、让我痛不欲生的书；但还是得逼着自己写完那本愚蠢的"幸福之书"；虽然试着逼自己写那本愚蠢又令人痛苦的"幸福之书"，却又分心去浏览社交媒体，看到别人都过得不错，只能羡慕嫉妒。

我记得爱因斯坦说过："在某一个意识层面上产生的问题，无法在同一个意识层面上得到解决。"我一直都觉得这句话很有道理，但我也像大多数人一样，相信只要一遍遍回想自己是怎么绕进问题里的，就一定能从中找到问题的出路。

"我现在就是看不到出路，"我说，"而且我指的不只是写书这一件事，我是说所有的事——所有发生的这一切。"

温德尔身子向后靠了靠，伸展了一下交叉的双腿，又重新交叉起来，然后他闭上眼睛。似乎他在整理思绪的时候就会保持这样的姿态。

等他再次睁开双眼，我们又保持原样坐了一会，什么也没说，两个治疗师融洽地沉浸在一阵沉默中。我也向后靠着，享受这片刻宁静。我真希望每个人在平时的生活里也能多试试这样，面对面在一起，没有电话、电脑、电视的骚扰，也不用闲聊，就只是静静地存在着。像这样坐着让我感到放松，也让我找回活力。

终于，温德尔开口了。

"我想起了一部很出名的卡通片，"他说道，"一个囚犯在不停地摇着铁栏杆，绝望地想要出去——但其实在他的左右两边都没有栏杆，都是可以出入自由的。"

他停顿了一会儿，让这个画面刻入我的脑海里。

"这个囚犯只需要往边上走走就万事大吉了，他却还是疯狂地摇着铁栏杆。我们大多数人都是这样。我们觉得自己完全被困住了，被捆绑在情绪的牢笼里，但出路其实就在那儿，只要我们愿意去看到它。"

"只要我们愿意去看到它。"他让最后那句话萦绕在我俩之间，他用手比画出牢笼的样子，引导我去看到它。

我望向别处，但我能感受到温德尔注视我的目光。

我叹了口气。好吧，我心想。

我闭上眼睛，深吸一口气。我开始想象那个牢笼的样子，一个狭小的牢笼，墙壁是冰冷的米色。我想象着金属的铁栏杆，很粗、灰色的、锈迹斑斑。我看到自己穿着橙色的囚服，疯狂地摇着那些栏杆，央求别人把我放出去。我想象自己在这个小牢笼里的生活，只有刺鼻的尿味和暗淡无望的未来。我想象自己在叫喊："放我出去！救救我！"我看到自己发疯似的望向右边，又望向左边，然后剧情又从头重复了一遍。我注意到自己整个身体的反应：我感觉身子变轻了，就像抬走了千斤大石。我终于意识到：你就是自己的狱卒。

我睁开眼睛，看了一眼温德尔。他挑了挑右边的眉毛，像是在说："我知道，你看到了。我看到你看到了。"

"继续观察。"他轻声说。

我再次闭上眼睛，这次我在栏杆附近走来走去，并走向出口，一开始我还只是试探着前行，但靠近出口的时候，我就奔跑起来。我逃出牢笼，感受到我的脚踩在地上，微风拂过我的皮肤，阳光温暖地照在我的脸上。我自由了！我以最快的速度奔跑着，过了一阵子之后我放慢速度，察看我的身后。没有狱警来追我。我突然意识到，原本就没有狱警——可不是嘛！

大多数人在接受心理治疗时都会感到自己被困住了——被自己的思想、行为、婚姻、工作、恐惧，或是过往所囚禁。有时我们会用一套自我惩罚的说辞来囚禁自己。如果有两个选项，要我们选择相信其中一项——例如"我不讨人喜欢"和"我讨人喜欢"——即使两边都能找出证据，我们通常还是会选择令自己不好受的那一项。为什么我们总是把收音机调在杂音的频率上呢——总是在收听"别人的生活都比我好"的电台，或是"我无法信任他人"的调频，还有"我啥也干不成"FM？我们就不能把调频的指针往上或往下拨一拨，换一换台，看看栏杆的两边吗？阻挠我们这么做的，除了我们自己还能有谁呢？

出路总是有的——只要我们愿意去看到它。万万没想到，竟然是一部卡通片教会了我这个生活的真谛。

我再次睁开眼睛，脸上浮现出微笑。温德尔也对我报以微笑。这是一个暗藏玄机的微笑，它是在说："别高兴得太早。或许你觉得你已经取得了惊天动地的突破，但这仅仅是个开始。"我很清楚前面还有什么样的挑战，而温德尔也知道我很清楚这一点，因为我们还有一个共识：要得到自由，还会涉及责任，但我们大多数人都觉得承担责任很可怕。

如此说来，会不会待在牢笼里更安全呢？我又一次想象栏杆和出口的样子。一边的我在游说自己留下来，另一边的我说要离开这里。我选择了离开。但要想在现实生活中绕开阻碍，还是不同于在想象中绕开那些栏杆。

"所有洞察都只是心理治疗给你的安慰奖。"这是我最喜欢的一句格言，意思是：即使你拥有世上所有的真知灼见，但如果你在治疗之外的现实生活中不去做出改变，那再多的洞察，甚至治疗本身，都将毫无价值。那些洞察让你反问自己："这些事是别人对我作用的结果，还是我自己一手造成的？"问题的答案会为你提供选项，但如何做出抉择是你的自由。

"你准备好要探讨你斗争的泥潭了吗？"温德尔问道。

"你是说我和男友的斗争，"我说，"还是和我自己的斗争？"

"不，是你和死亡的搏斗。"温德尔说。

一时间我感到很困惑，但脑海中随即闪现了那个在商场里偶遇男友的梦境。他在梦里问我："你后来写书了吗？"我说："什么书？"他说："那本关于你的死亡的书。"

我！的！天！哪！

作为治疗师，我们的思维通常都会领先来访者几步——这并不是因为我们更聪明或更有智慧，而是因为旁观者清。有位来访者买了钻戒却似乎总是找不到合适的时机向女友求婚，我就会对他说："我觉得你并不确定自己是否要跟她结婚。"他会说:"怎么可能?我当然确定!我这个周末就会跟她求婚!"然后他回到家,还是没有求婚,因为天气很糟糕,而他想在海边求婚。我们会在接下来的几周里重复相似的对话。直到有一天他会来到治疗室,对我说:"也许我确实不想跟她结婚。"许多在当下断言"不,我才不是那样"的人,在一周、一个月,或者一年之后都会说:"噢,没错,我就是那样的。"

我感觉温德尔一直都在为这个问题蓄能,等待一个合适的时机让它离弦而出。治疗师永远都在天平的两端寻找平衡:一方面要营造相互信任的同盟关系,另一方面也要直击要害让来访者不再继续受煎熬。从治疗一开始,我们的行动就是既慢又快的——慢慢让内容沉淀,快速稳固关系,同时在一路上战略性地播撒下治疗所需的种子。这就像自然界的种植规律一样,如果你播种得太早,种子不会发芽;如果你种得太迟,虽然它也会成长,但可能会错过土壤最肥沃的时期。但如果你播种的时机刚刚好,那它就可以吸足养分茁壮成长。治疗师的工作就是在鼓励和对峙之间来回游走。

温德尔问及我和死亡的斗争,就找准了最佳的时机——至于为什么这是最好的时机,其中还有一些连温德尔也不知道的原因。

23

乔氏超市

那是一个星期六的上午，乔氏超市里人头攒动。我正在扫视哪条结账的队伍人最少，我儿子则像离弦的箭一样冲向了巧克力货架。尽管场面一片混乱，收银员们似乎依旧毫不慌张。一个两边胳臂上都有文身的小伙子打了铃，于是一个穿着紧身裤的装袋工踩着背景音乐的拍子，一路踏着舞步去给客人打包商品。在另一条结账通道里，一个顶着莫西干头 [1] 的嬉皮士正在要求检查货品的价格，而在最远的那个收银台上，一个漂亮的金发收银员正玩着抛接橙子的把戏，逗婴儿车里闹脾气的小女孩开心。

过了一分钟我才意识到，那个在抛橙子的收银员是我的来访者朱莉。我还没见过她新买的这顶金色假发，虽然她的确在治疗中提起过。

"会不会太疯狂了？"有关变身金发女郎这个想法她也问了我的意见，她要我向她保证，如果她哪里太出格了，我一定要提醒她。她在遇到别的事情时也会这样问我，例如要不要去某个地方的乐队应征当歌手，要不要

1　莫西干头（Mohawk），源自印第安摩霍克族的发型，两侧头发剃光，中间的头发向上竖起。

去参加某个电视游戏节目，要不要去尝试某个整整一星期都不能讲话的佛教静修会。不过那都是在神奇的药物对她的肿瘤产生奇效之前的事了。

我很欣慰她能尝试改变，要不然她很可能会保守地过完这一辈子。她从前一直坚信只要取得了大学的终身任期就能使她获得自由，但现在她正在体会一种完全出乎意料的自由。

"这会不会太离谱了？"她在向我提出自己的新想法前，时不时都会加上这么一句。她迫切地希望冲出自己设定好的轨道，但也不想偏离轨道太远以致迷失方向。但至今为止她还没有提出过让我特别吃惊的想法。

不过终于有一天，在我猝不及防的时候，朱莉提出了一个新点子。她告诉我，在她以为自己就要死掉的那几个星期里，有一天她在乔氏超市排队等结账，不知不觉中被收银员的工作深深吸引住了。他们在与顾客互动时显得那么自然，他们和不同的顾客闲聊，虽然话题都是些日常生活中的琐事，但柴米油盐、衣食住行不就是人们生活中的大事吗？朱莉不禁将自己的工作和收银员的工作做了比较。她喜欢自己现在的工作，但为了确保仕途坦荡，她长期面临着撰写和发表论文的压力。既然绝症遮挡了她能预见的未来，她想象着自己能不能做一些更立竿见影、看得到实际结果的工作——例如帮顾客打包商品、为顾客带去好心情、给售空的货架补货，一天工作结束之后，能觉得自己所做的是实实在在的、对别人有用的事情。

朱莉做出了决定，如果她只能再活一年，她要去乔氏超市应聘，在周末的时候当收银员。朱莉也知道自己将这个工作理想化了，但她还是想要体验一下使命感和融入社区的感觉——短暂地融入许多人生活的一小部分，哪怕只是人们给日用杂货结账的那几分钟。

"也许乔氏超市可以成为我的'荷兰之旅'的一部分。"她若有所思地说。

我感觉自己是反对她这个想法的，于是我停顿了一会儿，尝试厘清思路。我之所以这么想，或许和我在治疗朱莉时面对的两难处境有关。如果朱莉没得癌症，我会引导她关注自己长期受到压抑的那部分自我。她似乎在为那个被逼到透不过气来的自己揭开一丝缝隙。

但对于一个时日不多的人来说，对她进行严格的心理治疗合适吗？还是应该纯粹地给她鼓励呢？我是应该像对待一般来访者那样为她制定宏伟的目标呢，还是应该只提供安慰，不要制造麻烦呢？如果朱莉没有受到死亡近在咫尺的威胁，我想或许她永远都不会问自己那些隐藏在意识深处，关于风险、安全和身份认同的问题。但现在她向自己提出了这些问题，我们应该把问题引向多深呢？

其实每个人都会默默地斟酌这些问题：对于自己，我们想了解多少？又有多少是我们不想去了解的？当我们知道自己大限将至的时候，答案是否又会不同？

对乔氏超市的幻想似乎代表着某种逃离——就像一个孩子会说："我要逃到迪士尼乐园去！"——我想知道对乔氏超市的幻想是如何与罹患癌症之前的朱莉产生联结的。但我最想知道的，是她体力上能否胜任这个工作。实验性治疗已经增加了她的疲惫，她需要的是休息。

她跟我说，她丈夫觉得她疯了。

他质问她："你生命的时间已经那么有限了，而你的梦想却是要去乔氏超市工作？"

"为什么不行呢？如果你只有一年时间了，你会去干什么呢？"朱莉反问道。

"我会减少工作，"她丈夫说，"而不是去干更多的活。"

当朱莉告诉我迈特的这些反应之后，我意识到他和我似乎都不够支持朱莉，尽管我们都希望她能过得开心些。我们之所以犹豫该不该支持朱莉，一部分原因当然是考虑到可行性，但会不会某种程度上，我俩也是在莫名地嫉妒朱莉，嫉妒她有决心去做自己想做的事——不管那件事听上去有多无厘头。治疗师总是告诉来访者们：追随你的嫉妒心，它会告诉你你想要什么。当我们看着朱莉变得自信又坚定，也许会更清楚地意识到自己有多害怕去追求自己心中的那个"收银员的工作"，于是我们希望朱莉停留在原地，跟我们一样只有空想没有实干，被不存在的栏杆束缚在自己的牢笼里。是这样吗？

还是只有我这么想？

"再说了，周末的时间你不想和我一起度过吗？"迈特这样对朱莉说道。

朱莉说她当然想，但她也同样想去乔氏超市工作，而且这种想法就快要变成一种执念了。所以她还是去申请了那份工作，而就在她得知自己的肿瘤消失的那一天，她也获得了周六早班的工作。

朱莉在诊室里拿出手机，给我回放了两条电话留言，一条来自肿瘤医生，一条来自超市经理。当时，她简直笑得合不拢嘴，就像是中了彩票，中的还是特等奖中的特等奖。

当乔氏超市打来的留言播完之后，朱莉对我说："我已经答应他们了。"她解释说，没人知道肿瘤会不会复发，所以她不想给自己的愿望清单上增添什么新愿望，只想把已有的愿望完成就好。

"你必须采取行动，愿望才能一项项被划掉，"朱莉说，"不然的话那只是一连串你原本有机会实现的空想。"

回到当下，我站在超市里，还在犹豫该排哪条队结账。虽然我知道朱莉已经开始在乔氏超市工作了，但此刻我才知道原来她就在这家分店上班。

她还没看到我，我忍不住从远处偷偷观察她。她打了铃呼叫装袋工，又送了一些贴纸给一个小孩，我听不到她在和顾客聊什么，但看到他们笑了起来。她就像收银员之星，受到每个人的追捧。大家似乎都认识她，而且她果然非常高效，她的那条队伍前进得特别快。看着这一切，我的眼眶都要湿润了。但我突然听到儿子向我喊道："妈妈，到这边来！"然后我就看见他正奋力地穿过人群向朱莉的收银台移动。

我迟疑了。我不知道为自己的心理治疗师结账会不会让朱莉感到尴尬。而且说实话，或许我也会觉得尴尬。因为她对我一无所知，要她逐样扫描我购物车里的商品，都会让我觉得是暴露了自己的生活。但更重要的是，我想到朱莉和我聊过每当她看到朋友们的小孩就会感到难受，因为她和她丈夫也在想方设法要小孩。如果见到我的儿子，她会有什么反应呢？

"到这边来！"我对扎克说，示意他换到另一条队伍来。

"但这条队伍更快呀！"他大声回答我。确实，那条队伍当然快啦，因为朱莉真是太高效了。就在这时，朱莉看到了我的儿子，又顺着他的目光看到了我。

暴露了。

我朝她笑笑，她也朝我笑笑。我开始朝另一条队伍走去，但朱莉却说："嘿，这位女士，你该听这位小伙子的话，这条队伍比较短哦！"于是我只好跟着扎克排到了朱莉面前的那条队伍里。

等候结账的时候我尽量让自己不要盯着朱莉，但我忍不住。我注视着她将自己在治疗中描绘过的场景展现在现实生活中——这是真真正正的梦想成真。当扎克和我排到收银台的时候，朱莉也像对待其他顾客一样，和我们聊天打趣。

"甜甜圈！"她对我的儿子说，"早餐好选择哦。"

"这是我妈妈的。"我儿子回答道，"我更喜欢咸咸圈。"

朱莉环顾四周，确保没人听得见的前提下，对我儿子眨了眨眼，轻声说："告诉你个秘密，其实我也是。"

接下来他俩就一直在讨论我儿子挑选的各种巧克力棒各有哪些优点。当我们结完账，打完包，推着车准备离开时，扎克在认真查看朱莉给他的贴纸。

"我很喜欢那位女士。"他说。

"我也是。"我说。

大约半小时后，我们回到家，我在厨房里归置买回来的食物，我这才发现我的信用卡收据上潦草地写着一行字——

"我怀孕了！"

24

做一个了结

瑞塔的治疗记录：

　　来访者是一名离异女士，有抑郁表现，对自己做过的"错误的决定"和糟糕的生活表达了懊悔。她表示如果自己的生活在一年内还没有改善，她就打算"做一个了结"。

"我要给你看些东西。"瑞塔说。

在从候诊室通向我办公室的走廊上，她把她的手机递给我。瑞塔以前从来没给我看过她的手机，甚至很少在我们走进屋关上门之前就跟我讲话。我对她的举动感到惊讶，但她表示我应该看一眼。

她打开的是一款叫作"来蜜"的约会软件，给我看某个人的个人资料。瑞塔是最近开始用"来蜜"的，因为她觉得这款软件只允许女性用户去联系男性，不像其他交友软件那么令人厌恶。凑巧的是，我的朋友简刚好读到一篇关于这个软件的文章，她还转发给我，并附上留言说："等你准备好迎接新艳遇的时候可以用得上。"我回复她说："时机未到。"

我瞥了一眼瑞塔的手机。

"你觉得怎么样？"跨进我办公室的时候，她满怀期盼地问道。

"什么怎么样？"我边问边把手机还给她，我确实不太确定她到底想问什么。

"什么怎么样？"她难以置信地回答道，"他已经八十二岁了！虽然我也不是年方二八，但老天爷呀，八旬老人的裸体是个什么样子我可是知道的，足足让我做了一星期的噩梦！不好意思，但七十五岁真的是我现在能接受的极限了。谁也别想劝我改变主意！"

对了，我应该说明一下，瑞塔现年六十九岁。

就在几周前，瑞塔终于在我长达几个月的鼓励下，决定尝试一下交友软件。毕竟在她平日的生活中很少能遇到单身的老先生，更别说还要能满足她的要求：睿智、和善、经济条件稳定——瑞塔说，她可不希望被当作护士或是钱包。而且她还要求对方身体硬朗——一个还能正常勃起的男性。头发多少她倒是不在乎，但她很坚持要求牙口一定要好。

在这位八十二岁的候选者出现之前，曾有过一位和她同龄的绅士，不过他的表现并不那么绅士。他们一同出去吃过一顿饭，然后在第二次约会之前的那晚，瑞塔给他发短信，是一道他想吃的菜的食谱和照片。他发来短信说："唔……感觉很可口。"瑞塔刚要回复他，只见对话框又跳出一段讯息："唔……就是那儿，你找到了我的要害……"紧接着对方又写道："你要是不停下，我就站不起来了。"沉寂了一分钟后，对方又发来一条短信："抱歉，刚刚是我在给我女儿发短信，说我背疼的事。"

"背疼？！简直不堪入目，这个变态！"瑞塔喊道，"谁知道他是在跟谁做着什么样的事情，反正他说的肯定不是我发给他的三文鱼食谱！"他们的第二次约会就这么泡汤了，而且直到瑞塔遇到那个裸体的八旬老人之前，她都没再跟任何人约会过。

瑞塔是初春的时候来到我这儿的。第一次对谈时她非常绝望，她描述起自己的状况，简直像在给自己念悼词。一切都已经有了定论，她相信自己的人生就是一场悲剧。离过三次婚，有四个子女，没一个让她省心的（而且她觉得这都是因为她育儿无方），她没有第三代，现在一个人住，她已经退休了，之前的工作她也不喜欢，她每天早上都没有动力起床。

她认为她的一生犯过许多错误：一而再再而三地嫁错人；没能照顾好孩子们（包括没能保护他们远离酗酒的父亲）；没能在专业上发挥一技之长；没在年轻时努力营造自己的社交圈。长期以来她一直都用否认来麻痹自己，但最近这招已经不管用了。现在，就连她唯一有兴趣且擅长的画画也提不起她的兴趣了。

眼看着就要过七十岁生日了，她跟自己达成了一个协议：必须在生日前让生活有起色，如果做不到，她就不打算活了。

"我觉得我已经无药可救了，"她为自己总结道，"但我还是想最后试一次，就当是验证一下。"

先别急，我心想。通常患者在经历抑郁的情绪时很容易产生自杀的念头，我们称为"自杀意念"，但大多数人在接受治疗后都不会将那些绝望的冲动付诸行动。而事实上，当来访者刚开始有所好转时，自杀的风险反而会增加。在这个短暂的时间窗口中，他们不再感到抑郁，开始有能力照顾好自己的衣食起居，但他们依然处于相当严重的痛苦之中，以至于有了轻生的念头——长期的困苦和新生的行动力交织成一股危险的力量。不过一旦抑郁状态缓解了，自杀意念也会减弱，那么来访者就会来到一个崭新的阶段，他们将有能力做出改变，让生活得到长效而显著的改善。

每当治疗中出现自杀话题，无论是来访者先提起，还是治疗师提起，治疗师都必须先审时度势。（提起这个话题并不像有些人担心的那样会在来访者的脑中"种下"可怕的想法。）治疗师必须评估来访者的情况：来访者是否已经有了具体的自杀计划？有没有工具或机会去实施计划——例如家里是不是有枪，配偶是不是刚好不在家？来访者是否曾经企图自杀？还有没有其他特定的风险因素？例如缺乏社交帮助，或者身为男性——男性自杀人数要比女性多三倍。人们谈论自杀，通常不是因为想要终结自己的生命，而是因为想要终结痛苦。如果他们能找到别的出路，一定会想活下去。治疗师会尽自己所能评估来访者的情况，如果评估显示没有迫在眉睫的危险，那我们会密切关注情况的变化，同时专注治疗抑郁。但如果评估显示来访者已经准备好要了结自己的生命，那我们就会立刻采取一系列干预措施。

当瑞塔说起自杀的想法时，她非常清楚地说明她要等到七十岁生日的时候，在那之前她不会采取任何行动。她想要的是改变，而不是去死。她的内心或许已经丧失了生机，但此刻，自杀并不是我们最需要关注的问题。

最令我担心的，是瑞塔的年龄。

虽然我羞于承认，但起初我很担心自己或许会暗中认同瑞塔悲观的看法。也许她真的已经到了无可救药的地步了，或许至少是无法得到她想要的那种帮助。一个抑郁的人暂时无法拥有的希望本该由治疗师提点于他，但我也没看到太多的希望。通常情况下我能看到希望，是因为即使身陷抑郁，人们还是拥有推动他们前行的力量——那可能是一份能每天鞭策他们起床的工作（即使他们不是特别喜欢那份工作），可能是一群朋友（即使只是一两个能聊聊天的人），或是可以保持联系的家里人（即使那些亲人也有自己的问题，但只要有他们在就足够了）。家里有孩子，或是有心爱的宠物，或者有宗教信仰也能防止自杀。

而最值得注意的是，我见过的那些抑郁者都更年轻、更具可塑性。或许他们的生活现在看来很凄凉，但他们还有时间去扭转局面，在生活中创造出新的东西。

而瑞塔的生活听上去就像一个警世故事：一个极度孤独的老人，对生活缺少目标又充满遗憾。据她所说，从没有人真正爱过她。她父母生她时年纪都大了，她是家中的独生女，父母却与她不太亲近。她说她把自己孩子们的生活搞得一团糟，以至于他们都不跟她讲话了。她没有朋友和亲人，也没有社交生活。她父亲已经过世几十年了，母亲晚年得了阿尔兹海默病，九十岁时也过世了。

她注视着我的眼睛，给我出了一道难题。她问我：从现实来讲，人将迟暮，还能改变些什么？

大概在一年前，我接到一位知名精神病学家打来的电话，他当时也快八十岁了。他问我愿不愿意接手他的一个病人。那是个三十多岁的女性，她当时正在考虑冻卵，同时也在寻找自己的另一半。他觉得接受我的咨询会对那位女士更有益，因为他并不熟悉当下三十多岁的人是如何面对约会和生小孩这些事的。现在我完全能够体会他当时的感受。我不确定自己是否真的了解当下老年人是如何面对衰老这件事的。

在心理治疗师的专业培训中，我确实学习过老年人所要面对的一些特有的挑战，但事实上在精神健康服务的领域，高龄人群并没有受到重视。对一些老年人来说，心理治疗还是一个全新的概念，就像网络电视一样。除此之外，他们这代人在成长过程中大都相信，靠自力更生就能"渡过难关"——不管那"难关"是什么。也有一些老人靠退休金生活，只会去廉价的诊所寻求帮助。他们不喜欢让二十出头的实习治疗师来给自己看病，但多数情况下诊所都会安排年轻的实习生接待这些老人，所以过不了多久，老人们就不去了。当然还有一些老人认为他们所经历的感受只是衰老过程中的必经之路，也不理解治疗能起什么帮助作用。于是，最终的结果就是许多心理治疗师在行医生涯中很少遇到老年来访者。

同时，随着人类寿命的延长，老年时光在一生中所占的比例也相应增加了。与上一代人相比，现在的人往往到了六十岁左右才正值人生巅峰，无论是职业技术、知识储备还是人生阅历都到达峰值。但是在职场上，他们还是不得不让位给年轻人。美国人现在的平均寿命在八十岁左右，活到九十多岁的也大有人在。那么对于现在六十多岁的人来说，在接下来的几十年里，衰老可能让他们失去许多东西：健康、家人、朋友、工作，甚至生活的目标。到那时，他们的身份认同又将会发生什么改变呢？

但我意识到，对于瑞塔来说，她所经历的丧失并不是主要由衰老导致的，她只是在衰老中渐渐意识到她一生中经历过的种种丧失。她现在想给自己一个重来的机会，但她只给自己一年的时间去实现。她觉得自己失去的已经够多了，豁出去也没什么可损失的了。

对此我也表示认同——基本认同。瑞塔并没有失去健康和美貌。她又高又瘦，有一双碧绿的大眼睛，颧骨饱满，一头浓密的天然红发里只有几缕银丝，天生丽质的基因让瑞塔的皮肤看上去只有四十来岁。因为担心自己会和母亲一样长寿，到时退休金会不够用，所以她拒绝支付"现代美容费"（这是她对肉毒杆菌的委婉代称）。她每天早上还会去健身房上早课，她说"这是为了给自己一个起床的理由"。而介绍她来我这儿的内科医生跟我说，"她是我见过的同年龄人群中最健康的人之一。"

但从其他各个方面来看，瑞塔似乎真的是死气沉沉，毫无生机。就连她的动作也是无精打采的，就像她慢吞吞地坐进沙发里的样子，这种被称为精神性运动迟缓的表现是抑郁症的征兆之一。（这种大脑与身体协调反应的变缓，或许也能解释为什么我一直接不住温德尔医生扔过来的纸巾盒。）

通常在治疗刚开始的时候，我会让来访者尽可能详细地叙述她在过去二十四小时中的经历。这样我就能掌握来访者当前的情况：他们与别人的关联性如何，是否有归属感；他们生活中的人际关系构成是什么样的；他们要担负什么样的责任，什么事会让他们感觉到压力；他们的感情关系是平静的，还是激烈的；以及他们会如何安排自己的时间。事实证明，如果不是一小时一小时掰开来，复述自己干过些什么，我们中的大多数人都不知道自己的一天是怎么过的。

瑞塔的一天是这样的：早起（瑞塔说更年期剥夺了她的睡眠）；开车去健身房；回到家；一边看《早安美国》节目一边吃早饭；画画，或是打个盹儿；一边读报纸一边吃午饭；画画，或是再打个盹儿；加热速冻晚餐（瑞塔说一个人做饭太麻烦了）；坐在她门前的阶梯上（瑞塔说她喜欢看人们在黄昏时遛狗或遛小孩）；看一些没营养的电视节目；睡觉。

瑞塔似乎和其他人完全没有接触，她可以许多天都不跟任何人讲话。但最令我吃惊的不是她过得多像个独行侠，而是她说的或做的每件事都能让我联想到死亡。

安德鲁·所罗门在《走出忧郁》中写道："抑郁的对立面不是快乐，而是活力。"

活力，没错！瑞塔一辈子都与抑郁为伴，而且经历坎坷，但我不确定是否该把治疗初期的重点放在她过往的经历上。即便她没有给自己设置一年的最后期限，死亡本身也是一个既定存在的、无法改变的期限。就像在面对朱莉时一样，我会思考治疗她的目的究竟应该是什么，她是仅仅需要有个人和她聊聊，减轻她的痛苦和孤独感，还是她想要理解自己可以如何塑造"自己"这个角色。

我在温德尔的办公室里也会思考，在我自己的生活里，有什么应该被接受，又有什么应该要改变？但我比瑞塔要年轻二十岁。对她来说，想要改变自己是不是太晚了——还是永远都不会太晚呢？如果真要放手一搏，那她愿意承受多少情绪上可能经历的不适呢？

我想，后悔大概会带来两种结果：要么把你禁锢在过去，要么成为你改变未来的动力。

瑞塔说她希望在七十岁生日到来之前自己的生活能有所改善。我想，与其深究过去七十年的旧事，或许我们应该尝试为她现在的生活注入一些活力。

今天我跟瑞塔说，我不会劝她放弃找七十五岁以下的男性做伴。

她的反应却是："找个伴？哦，亲爱的，你可别天真了，我想要的可不只是找个伴。我还没入土，我还知道怎么从网上给自己买到闺房用品呢。"

过了一会儿我才反应过来：她买的是震动按摩器？真有她的！

"你知道吗，"瑞塔补充道，"我有多久没被爱抚过了？"

然后她顺势讲述了一下约会是多么令她失望——这倒不是她一个人

的问题，我听到的各个年龄层次的女性最常说的就是：约会的体验真的很糟糕。

婚姻也没有给她带来太多快乐。她二十岁的时候遇到了第一任丈夫，那时她急于逃离自己沉闷的家庭，她每天从家里到学校就像是从"死寂和沉闷"走向"充满奇人趣事的新世界"。但她还不得不去打工，每天下课后都要去一家地产中介公司帮忙处理信件文书，就在这单调乏味的工作中，她错过了内心向往的社交生活。

安特·理查德是一位成熟迷人的学长，瑞塔和他相识在英语研讨会上，两人进行了深入的交谈。瑞塔被他迷倒了，终于过上了自己想要的生活。但好景不长，几年后当他们的第一个孩子出生时，理查德开始频繁加班，并且酗酒，不久之后瑞塔就变得无聊和孤独，就像她小时候在家里时一样。在他们生了四个孩子之后，家里争吵不断，丈夫还常常酗酒闹事，一次理查德酒醉后对她和孩子们大打出手，这让瑞塔想要离开他。

但她怎么才能离开呢？她又能做些什么呢？她早就从大学退了学，她怎么养得起自己和孩子？有理查德在，至少孩子吃得饱穿得暖，有好学校可以读书，还能交上朋友。如果是她一个人，她能给孩子们些什么呢？在很多方面瑞塔觉得自己都还像个孩子一样无助。于是很快，除了理查德，家中又多了一个酗酒的人。

直到发生了一件特别可怕的事之后，瑞塔才终于鼓足勇气离开那个家，但那时她的孩子们都已经十几岁了，而这个家也已经一片狼藉。

五年后她嫁给了第二任丈夫。爱德华与理查德恰恰相反：他善良体贴，妻子不久前才离世。瑞塔离婚的时候三十九岁，她不得不重拾枯燥的文秘工作——尽管她敏锐聪慧又有艺术天赋，但却只有这一门谋生的技能。爱德华是瑞塔供职的保险公司的客户。他们在相识六个月之后结了婚，但爱德华还沉浸在丧妻的悲痛中，瑞塔对这份爱感到嫉妒，于是他们不停地争吵。这段婚姻只维持了两年，爱德华提出了离婚。瑞塔的第三任丈夫是为了瑞塔才跟前妻分手的，但五年之后，他又为另一个人离开了瑞塔。

每次离异，瑞塔总是惊诧地发现自己又成了孤家寡人，但她的经历并不让我吃惊。我们总是嫁给自己未竟的理想。

在那之后的十年里，瑞塔彻底避免与人约会。当然她也没什么机会接触男性，因为她总是躲在家里，要不就是在健身房。最近一次约会的经历就是目睹了八旬老人的裸体——枯槁而松垂的身体，当然那是和瑞塔上一任丈夫相比，毕竟他们离婚的时候他才五十五岁。瑞塔是在交友软件上结识松垂先生的（瑞塔就是这么称呼他的），因为"我向往被抚摸，"瑞塔说，"我就是抱着试一试的心态。"他的照片看上去比实际年龄要年轻，"更像是七十岁的人，而且他穿着衣服看上去挺帅的。"

瑞塔告诉我，在他们欢好之后，他想要抱着她，她却逃进了浴室，而且她还在那儿发现了"一整个药房那么多的药"，其中还包括伟哥。整个场面让她感到"厌恶"（不过瑞塔对很多事都感到厌恶），她等待着约会对象入睡（瑞塔还说，"他的鼾声和他高潮时的叫声一样令人厌恶"），随即就坐出租车回家了。

"不会再有下一次了。"她说道。

我尝试想象了一下和一个八十多岁的人睡在一起是什么样的情形，思考着是不是大多数老年人都对另一半的身体提不起兴趣。是不是只有没接触过衰老的身体的人才会有这样的不适应？那些在一起生活了五十年的人，会不会因为随着时间的推移适应了渐变的过程，就注意不到这些变化了？

我记得在新闻里读到过一个故事，采访一对结婚超过六十年的夫妻，问他们婚姻幸福的秘诀是什么。除了一些常见的关于沟通和让步的建议之外，丈夫补充说，用嘴给对方带来云雨之欢仍是他们的保留节目之一。这则故事自然在网络上引起了轩然大波，大多的评论都表达了反感。从大众对年迈肉体的自然反应不难想象，老年人的确没什么机会得到爱抚。

但这是人类内心深处的渴望。有证据表明，从出生到死亡，抚摸对我们的身心健康都至关重要。抚摸能降低血压和心理压力水平，提高情绪和免疫系统功能。缺少爱抚可能导致婴儿夭折，对成人来说也一样——经常受到爱抚的成年人会比较长寿。还有一个术语叫作"皮肤饥饿"，特指渴望爱抚的状态。

瑞塔跟我说，她之所以花钱去做足部护理，不是因为有多在意脚指甲上涂不涂指甲油——毕竟"涂了又给谁看呢"——而是因为唯一会抚摸她的就是她的美甲师康尼。康尼一句英语也不会说，但她已经帮瑞塔修脚好几年了。瑞塔说，康尼的足底按摩技术简直是"天堂般的享受"。

当瑞塔第三次离婚时，她简直不知道一星期不被抚摸的日子该怎么过。她说，那时她变得焦躁不安。然后一个月过去了，接着一年又一年，转眼十年就过去了。她也不想在没人能看到的足部护理上花钱，但除此之外她还有什么选择呢？足疗成了她生活中必不可少的部分，因为如果完全没有肌肤的亲近她就要发疯了。

"这就像去买春，花钱被摸。"瑞塔说。

我想这就跟约翰跟我说的一样，我是他精神上的应召女郎。

"关键是，"瑞塔又说回了松垂先生的事，"我以为再一次得到男性的抚摸会让我感到快乐，但结果我发现还是定期去足部护理比较好。"

我对瑞塔说，她的选择不一定只有康尼或是一个八十多岁的男人，但瑞塔回了我一个眼神，我知道她在想什么。

"我不知道你会遇见谁，"我退一步说道，"但或许你还是有机会遇到一个两情相悦的人，能够在身体和心灵上安抚你。或许当你以一种全新的方式体会到这种爱抚，会比任何其他关系都更能令你满足。"

我以为我会听到一记咂舌，因为我知道那是瑞塔版的翻白眼，但她却默不作声，碧绿的眼睛里充满了泪水。

"我来给你讲个故事吧。"她一边说，一边从皮包里掏出一张皱巴巴的、像是用过的纸巾，尽管她身旁的茶几上明明就有一盒崭新的纸巾。"在我对面的公寓里住着一家人，他们大约是一年前搬过来的，刚到这个城市，准备攒钱买房子。他们家里有两个年幼的小孩，父亲在家里办公，常常在院子里跟孩子们玩耍，有时把孩子扛在肩上，有时把孩子驮在背上跑，有时和他们一起玩球。这都是我从来没有经历过的事。"

说着她又伸手去包里掏纸巾，但没找到，于是她就用刚刚擤过鼻涕的那张纸巾抹了抹眼泪。我还是不明白为什么她不从手边的纸巾盒里拿一张干净的来用。

"每天下午大概五点钟的时候，孩子们的母亲下班回家，然后每天都会重复同样的情景。"说到这里，瑞塔哽咽了，她停下来。她又擤了一阵鼻涕，抹了一阵眼泪。

我在心中狂吼：求求你拿一张新的纸巾吧！这个满心痛苦的女人，这个没人说话、没人爱抚的女人，连一张干净的纸巾都不给自己。

瑞塔捏了捏手里已经揉成一团的鼻涕球，擦了擦眼睛，然后深吸一口气。

"每一天，"她继续说道，"那位母亲会用钥匙打开房门，推开门后她会大声呼唤：'嘿，亲人们！'她就是这样呼唤他们的：'嘿，亲人们！'"

她的声音颤抖着。她慢慢让自己平静下来，才继续说道：然后孩子们会跑过来，兴奋地尖叫，那位父亲会给妻子一个深情而热烈的吻。瑞塔告诉我，她每天透过门上的猫眼观察这一切，她还为了偷窥悄悄扩大了猫眼。（"别批评我。"她补了一句。）

"你知道我是怎么做的吗？"瑞塔问道，"我知道这听上去非常卑鄙，但我看在眼里，心中充满了愤怒。"她开始啜泣，"我的人生从来都没有出现过'嘿，亲人们'这样的场景。"

我试着想象了一下，现在的瑞塔会想要为自己打造一个什么样的家庭，或许是有个老伴，或许是与她那些已经成年的孩子们和解。但我也考虑了其他的可能性：以她对艺术的热情，她会不会找些别的事情来做，或是结交新的朋友？我想到了她在孩童时被抛弃的经历，还有她自己的孩子们所经历的创伤。他们一定都觉得生活欺骗了他们，他们的心中一定充满了怨恨，以至于看不到生活中还有什么希望，看不到自己还能创造出什么样的新生活。甚至连我都一度无法替瑞塔看清她的希望在哪里。

我走过去拿起纸巾盒，把它递给瑞塔，然后在她身边坐下。

"谢谢，"瑞塔说，"这是从哪儿来的？"

"它一直就放在那儿。"我说。但瑞塔也没有拿一张新的纸巾来用，而是继续用那个鼻涕球擦拭着自己的脸。

在我开车回家的路上，我给简打了个电话。我知道她应该也在开车回家的路上。

她刚一接起电话，我就冲口而出："快告诉我，我不会到退休了还得跟陌生人约会。"

她笑了："这可不好说。我退休以后倒是有可能要重新去约会。以前的人丧偶之后就一直守寡，现在大家都会另觅新欢了。"突然一阵喇叭声打断了她的话，然后简继续说道，"而且还有那么多离异的人呢。"

"你这是在告诉我你的婚姻出现了问题吗？"

"是的。"

"他又放屁了？"

"是的。"

这是他们夫妻俩玩味多年的笑话。简一直警告她丈夫，如果他还一直吃乳制品就要跟他分房睡。但她丈夫就是爱吃乳制品，一吃就胀气，而她爱她丈夫，所以她从来也没有真的搬去隔壁房间睡过。

我把车开进家门口的车道，跟简说我得先挂了。然后我把车停进车库，打开前门走进家里，我儿子正由他的保姆塞萨尔照顾着。虽然塞萨尔是我们出钱雇的帮手，但事实上他更像是我儿子的大哥哥，也像是我又多了个儿子。我们和他的父母兄妹，甚至和他的许多表亲们都很熟，我看着他长大、读大学，现在他又来替我照看我的儿子，看着他长大。

我推开门，大声呼唤道："嘿，亲人们！"

"嘿，妈妈！"扎克在他的房间里大声回应我。"嘿！"塞萨尔也取下一边的耳塞，从厨房里跟我打招呼，他正在忙着准备晚饭。

虽然没有人兴奋地跑过来迎接我，也没有人开心地尖叫，但我并没有像瑞塔那样感到不满，事实上恰恰相反。我回到卧室，换上起居裤，当我再回到起居室，我们三个人便开始聊天，分享一天中发生的事，互相开玩笑，争着讲话，然后把菜端到餐桌上，倒上饮料。男孩子们一边摆放餐具一边斗嘴，还比赛谁分到的食物分量比较大。这就是被亲人们围绕的感觉。

我曾经告诉过温德尔，我是一个很糟糕的决策者，通常一开始想要的东西，到最后都不会是我想象的结果。但有两件事例外。事实证明，我在将近四十岁时所做的这两个决定，是我人生中做过的最好的决定——

其一，是我决定生一个孩子；

其二，就是决定当一名心理治疗师。

25

快递小哥

扎克出生的那一年，我开始对快递小哥做出不合时宜的举动。

我不是说想勾引他——当你衣服上还留着奶渍的时候也很难去勾引别人吧。我想说的是，每当他帮我送快递来的时候（事实上，他来得还挺频繁的，毕竟婴儿用品消耗起来都很快），我就会拖住他跟他聊天，因为我实在是太渴望能有一个成年人来陪陪我了。我会绞尽脑汁想出各种话题：天气也好，新闻头条也好，甚至是快递包裹的重量（"喔，谁能想到纸尿裤能有这么重呢！你有孩子吗？"），然后快递小哥就会堆出尴尬的假笑，一边点头一边迅速从我身边撤退，退回他安全的运货车里。

那时候我专职写作，在家办公。一整天里，我要不就是穿着睡衣坐在电脑前码字，要不就是在喂奶、换尿布、哄睡，有时候还要跟这个可爱但黏人的、只有十来磅重却能发出惊人鬼叫的小孩斗智斗勇。他每天除了吃喝拉撒，就是鬼哭狼嚎。在最黑暗的时刻，我简直觉得自己每天是在跟"一副铁肺和胃肠道"打交道。生小孩之前我很享受移动办公的自由，但现在我渴望每天都能穿得光鲜亮丽地到公司，去和会讲人话的成年人一起工作。

　　身处孤立无援的境地，再加上雌性荷尔蒙暴跌，可谓屋漏偏逢连夜雨。我开始怀疑离开医学院是不是一个错误的决定。虽然文字工作我做得如鱼得水——我为几十份刊物撰写上百篇专题文章，而且这些专题都围绕着一个令我着迷的话题：人类的心理。我不想停止写作，但当我半夜起来闻到孩子呕吐物的气味，我开始重新考虑双重职业的可能性。我想，如果我成为一名精神科医生，我既能和病人进行有意义的互动，帮助他们变得快乐，也能有时间从事写作，以及陪伴家人。

　　但我当时并未采取任何行动，而是把这个想法搁置在一边，直到几周后，一个春意盎然的早晨，我打了个电话给我以前在斯坦福的院长，跟她说了我的计划。她是一位知名的学者，以前也是医学院的大家长，热心、睿智、感性。我读医时一直在帮她打理她的"母女读书小组"，所以跟她很熟。我确信她在听完我解释自己的思考过程后会全力支持我的计划。

　　然而她却说："你为什么要那么做呢？"

　　她还说："另外，精神科医生可不会让人们变得快乐！"

　　我想起了医学院的一句老话："精神科医生不会让人快乐，但处方药可以！"我突然清醒了，我读懂了她的意思。这不是说她不尊重精神科医生，而是如今的精神科更在意用药上的细微差别和对神经递质的研究，而忽略了人们生活故事中的微妙细节——而老院长相信我也认识到了这些现状。

　　尽管如此，她问我，是不是真的想拖着一个蹒跚学步的孩子完成三年住院医生实习？想不想在儿子上幼儿园前多点时间陪他？还记不记得我在医学院读书时曾和她谈起，相比现代医学的行医模式，我希望和病人建立更深入的关系？

　　然后，正当我想象我的前院长一定正在电话那头摇头时，正当我希望自己不曾给她打这个电话时，她说出了一句即将改变我人生的话："你应该去研究生院读一个临床心理学的硕士学位。"

　　她说，这样可以让我以理想的方式和病人交流，病人就诊的时间有五十分钟而不是十五分钟，医生的工作可以更深入更长远。

我激动得汗毛都竖起来了。人们常常这么说，但那一刻，我的汗毛是真的根根竖起，鸡皮疙瘩也掉了一地。我很惊讶，感觉突然一切都对了，就像是自己的人生计划终于在我眼前展现。作为撰稿人，我讲述人们的故事，但我并没有改变他们的人生。但作为一名心理治疗师，我可以帮助人们改写他们的人生故事。而同时从事这两个职业，简直是两全其美。

"成为心理治疗师，需要同时具备认知力和创造力，"院长说道，"结合这两种能力是一门艺术。你可以想想如何将你的才能和兴趣更好地融合在一起。"

在这次通话之后不久，我便和一群大四学生一起坐在教室里参加GRE考试。我申请了一家本地学校的研究生课程。在接下去的几年时间里，我努力攻读学位，同时继续写作，聆听故事，和更多人分享故事。我学习如何帮助别人，而这也改变了我自己的生活。

在这段时间里我的儿子学会了说话和走路，快递小哥送来的东西从尿布变成了乐高玩具。"哦！是绝地星际战斗机！"我说，"你是星战迷吗？"然后等到我终于快毕业的时候，我也和快递小哥分享了这个喜讯。

有史以来第一次，他没有立刻逃回货车里去，反而靠过来给了我一个拥抱。

"祝贺你！"他说，他的双臂环绕着我的后背。"哇，你竟然已经读完了一个学位，同时还照顾着一个小孩？太厉害了，我为你感到骄傲。"

我站在那儿，既惊讶又感动。我回应了他的拥抱。一个深深的拥抱之后，他说他也有个消息要告诉我：以后他就不负责给我送货了，他也和我一样决定回学校去读书。为了节省房租，他要搬回去跟家里人一起住，他家离这里有几小时车程。他以后想成为建筑承包商。

"也祝贺你！"我说，我又给了他一个拥抱，"我也为你感到骄傲。"

这场面可能看上去很奇怪。（我想象着邻居可能会窃窃私语："这送的可不是一般的快递！"）但我们还是拥抱了好一会儿，为我俩各自的努力感到欣慰。

"对了，我叫山姆。"在我们拥抱之后他说道。

"我叫洛莉。"我说。之前他一直都称我为"女士"。

"我知道。"他用下巴示意贴在包裹上的标签，上面有我的名字。

我俩都笑了。

"山姆，我会支持你的。"我说。

"谢谢，"他说，"估计接下去不会容易，您的支持我一定用得上。"

我摇了摇头："我有预感，一定会顺利的，但无论如何我都会支持你。"

山姆最后一次让我签收包裹，然后就离开了。当他准备开着货车离开时，我看见他在驾驶座上伸出手来，向我竖起了大拇指。

几年后我从山姆那儿拿到了一张名片。他在名片上贴了一张便条纸："我保存了你的地址，如果你有朋友需要装修，我将乐意效劳。"

当时我还在实习期，我把他的名片放进了抽屉，我知道很快我就能成为他的客户。

现在我办公室里的书架就是山姆做的。

26

不期而遇

我和男友刚开始谈恋爱时，有一次我们正在一家酸奶冰淇淋店里排队，突然我的一个来访者走了进来。

"嘿，你好！"凯莎一边跟我打招呼，一边排在了我们后面。"真是太巧了，在这儿遇见你。"随后她转向右边，介绍说，"这是卢克。"

卢克看上去三十多岁，和凯莎一样，是很有魅力的人，他向我微笑并跟我握手。虽然我们素未谋面，但我却非常清楚他是谁。我知道卢克最近正背着凯莎偷腥，而凯莎之所以会发现是因为他俩做爱时卢克无法正常勃起。每当他出轨就会发生这样的情况。凯莎曾经说过，"他的罪恶感都藏在他的命根子里了。"

我还知道凯莎正打算离开卢克。她已经清楚地认识到起初自己是怎么会看上他的，而她希望自己能更理智地选择一个值得信赖的伴侣。在上次治疗时她提起过准备在这周末和他分手。现在已经是星期六了，难道她决定不和他分手了吗？我径自斟酌起来，她是不是打算周日提分手，这样星期一上班忙起来不容易让自己有机会反悔？她告诉过我她想在公共场合跟卢克提出分手，不然卢克就会大闹一场央求她留下，之前两次凯莎在她家里跟他谈的时候他就是这么干的。她不想再因为他说的漂亮话而让自己委曲求全。

在买酸奶冰淇淋的队伍里，男友正满怀期待地站在我旁边，等着被介绍。我还没有跟他解释过如果在办公室之外的场合遇见来访者，为了保护来访者的隐私，如果对方不先和我打招呼，我是不会表明我认识他们的，因为那样可能会令人不安。比如说，如果我和一个来访者打招呼，而和他在一起的人问"这是谁？"那他就不得不当场搪塞过去，或是做出解释，从而陷入尴尬的处境。谁知道来访者身边的那个人是他的同事、老板，还是初次见面的约会对象呢？

即使是来访者先跟我打招呼，我也不会向他们介绍和我在一起的人，不管那个人是谁。因为那么做会违反保密协议——要不然，当我被问起是怎么认识这个人的时候，我就得撒谎。

这时男友看着我，卢克看着男友，凯莎瞥了一眼我的手，男友正握着的那只手。

其实男友和我在一起时已经遇到过一位我的来访者了，但他并不知道。那是在几天前，我们走在街上，我看到正在接受伴侣治疗的一对夫妻中的丈夫迎面走来。擦肩而过的时候我们互相打了个招呼，但并没有停下脚步。

"那是谁？"男友之后问我。

"噢，只是工作上认识的一个人。"我漫不经心地回答道。尽管我对他的性幻想的了解程度，可能多过我对男友的性幻想的了解。

而在周六晚上的酸奶冰淇淋店里，我对凯莎和卢克笑了笑，然后转身面向柜台。队伍还很长，男友领会了我的用意，和我谈论起酸奶口味的问题，我则试图屏蔽卢克的声音，他正兴奋地跟凯莎讨论着假期的计划。他想把日期定下来，但凯莎并不太想聊这件事，卢克又追问她是不是想下个月再去，凯莎问能不能以后再聊，然后就换了一个话题。

我为他俩感到尴尬不安。

男友和我买到酸奶冰淇淋之后，我把他带到了远处靠近出口的一张桌子旁，我背对店内的人群坐下，这样凯莎和我可以有各自的空间。

几分钟之后，卢克从我们的桌子旁经过，夺门而出，凯莎紧随其后。我们透过落地玻璃能看到凯莎向卢克做出道歉的手势，但卢克坐进他的车里疾驰而去，还差点撞到凯莎。

男友似乎明白了什么："所以这就是你认识她的原因。"他之前开玩笑说，和心理治疗师约会就像是在跟中央情报局特工约会一样。

我笑着说，作为心理治疗师，有时感觉更像是和你所有的来访者都有一腿，无论是过去的还是现在的来访者，都同时与你有染。我们一直都在假装不认识那些我们最熟知的人。

但在外面偶遇时，往往是治疗师本人会感到更不适应。因为来访者的真实生活我们是见过的，但他们并没见过我们真实的样子。在诊所之外，我们就像是十八线小明星，虽然几乎没什么知名度，但对于那些少数知道我们的人来说，能见到真人却是一件不得了的事情。

作为一名治疗师，你不能在公共场合做以下这些事：在餐厅里向朋友哭诉；和你的配偶争吵；像按止痛泵一样不停地按大厦的电梯按钮。如果你急着去上班，也不能对着阻塞停车场入口的汽车按喇叭，因为你的来访者可能会看见，又或者那辆挡住去路的汽车里就坐着你的来访者。

如果你是一位受人尊敬的儿童心理学家，就像我的一个同事那样，你不会希望自己四岁大的孩子在面包房里哭着喊着要再买一块曲奇饼，还用刺耳的音量大叫："你是世界上最糟糕的妈妈！"而你六岁大的来访者和她的妈妈刚好目睹了这一切，惊骇万分。你也不会希望像我一样，在商场的内衣柜台遇到一位以前的来访者，此时营业员刚好大声地宣告："这位女士，你真幸运，我刚好找到了一件34A的超聚拢文胸！"

当你在治疗间隙奔赴洗手间的时候，你也最好不要选择在你下一个来访者旁边的隔间，尤其是当你们两人之中有人要出个气味极难闻的大恭的时候。还有，如果你在诊所对面的药房里买药的话，你一定也不想被看到在买避孕套、卫生棉条、开塞露、成人尿布、治疗阴道炎或痔疮的药膏，又或是治疗性病或精神障碍的处方药。

有一天，我感觉自己好像得了流感，人很虚弱，于是我去办公室对面的药房拿我的处方药。药剂师本该拿抗生素给我，但当我拿到药，却看到标签上写着抗抑郁药。这其实是几周前一位风湿科专家给我开的，当时我有严重的难以恢复的疲劳感，她认为那是纤维肌痛造成的，于是给我开了一些抗抑郁药用于原适应症状以外的用途——缓解纤维肌痛。后来考虑到潜在的副作用，我们就决定先暂缓用药，所以我没有去药房拿药，而那位风湿科专家也取消了处方。但不知道为什么这个药方还在电脑系统里，每当我要去取别的药，药剂师就会拿出这个抗抑郁药，然后大声读出药名，我每次都默默祈祷排队等药的队伍中没有我的来访者。

通常他们只要看过我们有血有肉的一面之后，就会弃我们而去。

约翰刚开始来我这里治疗没多久，我就在一次湖人队比赛的现场撞见了他。当时是中场休息，我和我儿子正在排队买湖人队的队服。

"搞什么鬼啊！"我听到有人在发牢骚，然后循着声音看到了约翰在我们旁边那条队伍的前端。他身边还有另一位男士和两个女孩儿，看上去差不多十岁，正是约翰大女儿的年纪。我想这一定是父女约会时间吧。约翰正在跟他朋友抱怨排在他们前面的那对情侣，因为半天了他们都还没买完——他们一直搞不清楚售货员说哪些尺码卖完了。

"哦，看在老天爷的分上，"约翰对那对情侣说，他洪亮的声音引起了周围人的注意，"科比黑色的那件只剩小号的，显然不是你的号；科比白色的那件只有小朋友的尺寸了，明显也不是你的尺寸，但却是这两个小姑娘要买的尺寸。她们是来看湖人队比赛的，下半场就快开始了，还有……"——说到这儿，约翰故意夸张地举起他的手表——"四分钟。"

"别着急，哥们儿。"情侣中的男生对约翰说。

"别着急？"约翰说道，"是你们太不着急了吧。你想想，中场休息才十五分钟，你后面还排着这么多人，我们就算二十个人，十五分钟，每个人只有不到一分钟。哎呀，我好像没法不着急哈！"

他冲那个人亮出灿烂的笑容，就在这时他的余光发现我在看着他。他愣住了，目瞪口呆地看着自己的应召女治疗师——这个他不希望他妻子，应该也不希望他朋友或女儿知道的人——站在他面前。

我们都把视线转向一边，装作没看到对方。

但当我和儿子买完东西手牵手跑回我们的座位时，我留意到约翰远远地望着我们，脸上浮现出一种难以捉摸的表情。

当我在外面偶遇来访者之后，有时我会在下一次治疗时问一问对方当时的感受，尤其如果那是我们第一次在外面偶遇的话。有的治疗师会等来访者先开口提这件事，但通常，按下不表只会让小事变大，直到成为房间里的"大象"，而开诚布公反而更轻松。所以在后一周的治疗中，我问约翰，在湖人队比赛时看到我是什么样的感觉。

"这算哪门子问题呀？"约翰说。他叹了口气，又发出一声咕哝，"你知道比赛现场有多少人吗？"

"很多，"我说，"但或许在这个房间之外遇到自己的治疗师会感觉很奇怪，而且还有她的小孩。"

我一直在推敲约翰看到我和扎克跑开时他脸上的表情。我私下琢磨着，看到一个母亲和儿子手牵手对幼年丧母的约翰来说会是什么感觉。

"你知道我看到我的治疗师和她的儿子在一起我是什么感觉吗？"约翰问道，"我感到很失望。"

我很惊讶约翰竟然愿意分享他的感受。"为什么呢？"我问。

"你儿子买走了最后一件科比的队服，那刚好是我女儿的尺寸。"

"哦？"

"对，所以我感到很失望。"

我等待了一会儿，看他除了开玩笑还有没有什么要说的。我俩都安静了一会儿。然后约翰开始数道："一只羊，两只羊，三只羊……"他一边数羊一边气愤地瞪了我一眼："我们还要这样安静地坐多久？"

我理解他的沮丧。在电影中，治疗师的沉默已经成为一种落入俗套的桥段，但只有沉默才能让人们真正听到自己内心的声音。交谈让人们必须不停地转动脑筋，从而安全地避开自己的情绪，但沉默就像是清空脑袋里的垃圾。当你停止用言语来填补空虚，就会有一些重要的东西浮出水面。而当我们在沉默中共处，对于来访者来说可能是一片未知的、蕴含思想和情感的金矿。所以我会在治疗中全程不跟温德尔讲话，只是不停地哭泣。沉默甚至还可以表达无上的喜悦，正如有来访者在获得了一次来之不易的升职，或是订婚之后，都会无法用语言来形容自己强烈的感受。于是我们只是静静地坐着，感受着被喜悦的情绪包围。

"你想说什么我都洗耳恭听。"我对约翰说。

"好吧，"他说，"如果是这样的话，我倒是有个问题想问你。"

"嗯？"

"你看到我的时候是什么感觉？"

倒是从没有人反问过我这个问题。我思考了一会儿该如何把我的感受传达给约翰。我回想起当时他跟那一对排在他前面的情侣讲话的方式让我感到不舒服，还有罪恶感，因为同时我也在心中默默为他的举动叫好，毕竟我也想在下半场开始前回到体育馆里去。我还记得当我回到我的座位上，低头一看发现约翰他们就坐在场边。我看到他女儿拿着手机在给他看什么东西，当他们一起看着手机时他搂着他女儿，一起笑个不停，这情景让我很感动，我的目光都没法从他们身上挪开。我很想和约翰分享我当时的感受。

"唔，我的感受是……"我刚要开始讲，约翰就打断了我："哦，天哪，我是开玩笑的！显然我完全不在乎你有什么感受。你明白了吗？那是一场湖人队的比赛，我们是去看湖人队的，在现场遇到了谁并不重要。"

"好吧。"

"什么好吧？"

"我知道了，你完全不在乎。"

"完全正确，我不在乎。"我又看到约翰的脸上显露出难以捉摸的表情，就和他看到我和儿子手牵手跑回座位时的表情一样。

在那天的治疗中，不管我如何尝试与约翰产生互动——把谈话的节奏放慢，帮助他留意到自己的感受，和他讨论他和我在治疗室中的体验，和他分享我在和他谈话中的感受——他还是把自己封闭起来。

直到治疗结束后，他才在走廊里转过身来跟我说："那啥，你儿子很可爱。他还牵了你的手，这对男孩子来说很难得了。"

我还在等他说出什么最关键的话。但他却盯着我的眼睛，若有所思地说道："这种好事可不会一直有。"

我在原地呆站了一会儿。"这种好事可不会一直有"？

我不知道他是不是想到了自己的女儿——也许她已经长大了，不愿意在公众场合让约翰牵着她了。但他还说了"这对男孩子来说很难得"，他只有两个女儿，他怎么会知道养育男孩是什么样的体验呢？

我认定他的感言来自他自己和他母亲的相处。于是我默默把这段交谈收藏起来，等待着约翰准备好要谈及他母亲的那一天。

27

温德尔的母亲

当温德尔还是个小男孩的时候，每到八月，他和他的四个兄弟姐妹就会挤进自家的旅行车里，和父母一起驱车前往位于中西部郊区的湖边小屋，和其他亲戚一起过暑假。那里会聚集大约二十个堂表兄弟，所有的孩子都会一同玩耍。他们总是在早上一起出发，中午时回来和大人们一起吃午饭（大人们会在青草地上铺张毯子，孩子们就坐在上面狼吞虎咽），吃完饭后孩子们又都跑得不见踪影了，直到晚饭时间才回来。

表亲们有时会骑自行车去兜风，但年纪最小的温德尔很害怕骑车。每当他父母或是表兄们想要教他骑车，他都装作不想学。但大家都知道，那是因为镇上有个比他大一些的男孩从自行车上摔下来撞到脑袋，严重的撞击使那个男孩从此失聪了，这个故事就像个阴影在温德尔心中挥之不去。

幸好，不会骑车也能玩得很开心。即使有些孩子骑车出去玩了，还是有许多孩子可以陪温德尔一起游泳、爬树，或是玩最带劲的抢旗子游戏。

后来，在温德尔刚满十三岁的那年夏天，他突然在度假时失踪了。那天兄弟们都回来吃午饭了，正当大家大口大口地吃着西瓜时，有人发现温德尔不见了。他们查看了度假屋里面，没有人。于是大家分头到湖边、树林里、镇上去寻找，到处都找了，可哪儿都找不到他。

在家人们经历了极度恐慌的四个小时之后，温德尔回来了——而且是自己骑着自行车回来了。原来他在湖边遇到了一个可爱的小姑娘，邀请他一起去骑自行车。温德尔跑到自行车行跟老板讲了他遇到的难题，老板看着这个心急火燎的、瘦弱的十三岁男孩，立刻明白了事情的紧迫性。于是他关了店，把温德尔带到一片废弃的平地上，教会了他骑自行车，还免费借了辆车给他骑一天。他父母悬着的心终于放下了，不禁喜极而泣。

那天之后，温德尔和他在湖边遇到的那个女孩每天都会一起骑车去玩。当假期结束之后，他们还一直保持通信，持续了好几个月。直到有一天，温德尔接到她的来信，说她感到很抱歉，她在学校交了新的男朋友，所以不能再给温德尔写信了。温德尔的母亲在倒垃圾时发现了被撕碎的信纸。

温德尔却装作满不在乎。

温德尔的母亲事后评论道："那一年，他在骑单车和谈恋爱方面都算是上了速成班。当你冒险放手一搏，你或许会跌倒，但你也可以爬起来，从头再来。"

温德尔确实爬起来了。终于有一天，他不再装作满不在乎了。他在大学毕业后就加入了家族企业，但他无法再假装自己对心理学的兴趣仅限于业余爱好。于是他放弃了家里的工作，取得了心理学的博士学位。现在轮到他父亲装作满不在乎了，但是就像温德尔一样，他父亲最终也得面对现实，接受和支持儿子的决定。

至少，这是温德尔的母亲对故事发展的解读。

当然她并没有当面告诉我这些故事。我能了解这些全靠互联网。

我也希望能告诉你，我是因为要给温德尔寄一张支票，所以在键入他的名字搜索他办公室地址的时候"恰巧"看到了这些资料——"哎呀呀，你看看，这是什么呀？"搜索结果的第一页就是关于他母亲的一篇采访。但不幸的是，以上描述中唯一真实的部分是：我在搜索栏里键入了他的名字。

令我稍许心安的是，我并不是唯一一会在网上搜索自己的治疗师的人。

朱莉有一次提到在她大学里供职的一位科学家，朱莉说起他的时候就好像我们都认识这个人一样——但实际上我的确曾经写过一篇关于他的采访，不过我从未和朱莉谈起过这个事。瑞塔有一次说起她和我一样都是在洛杉矶长大的，但其实我从未向她提过我是在哪儿长大的。约翰有一次跟我抱怨他请了一个刚从斯坦福毕业的"蠢货"，当他把斯坦福称作"什么狗屁西部哈佛"的时候，他很不好意思地看了我一眼，还补充了一句，"不是针对你。"可想而知，他一定知道我是斯坦福毕业的。我还知道约翰也上网搜索了他妻子的治疗师温德尔，因为他有一次抱怨说温德尔既没有网站也没有照片，这让约翰立马就起了疑心。"这个蠢货到底是想要隐藏些什么呢？"他说，"没错，一定是想隐藏他的无能。"

所以说，来访者们都会上网搜索他们的治疗师，但这不能成为我的借口。不过事实上，我从未想过要上网搜索温德尔，直到他对我说我上网搜索男友的行踪是因为我对不复存在的未来还放不开手。当我在偷窥男友的未来是如何展开的时候，我却被锁在了过去。我必须承认我俩的当下以及未来走的是两条分开的路，我们共同拥有的只是过去的回忆。

当我坐在电脑前，我记得温德尔清清楚楚地把道理都跟我讲明白了。然后我就想到，我对温德尔几乎一无所知，我只知道他和凯洛琳一起接受过治疗师培训，而凯洛琳就是把温德尔介绍给我的那位同行。我不知道他在哪里获得的学位，不知道他在治疗上的专长是什么，任何人在去见心理治疗师之前都会上网搜索的基本信息，我却一样都不知道。我当时慌不择路，毫不犹豫地就替我"朋友"接受了凯洛琳的推荐。

"如果一个方法不起效，那就换个别的方法。"培训期间我学习到，治疗过程中如果碰壁要懂得变通。同理，我们也会对来访者说：为什么要一次次重复同样的没有帮助的事呢？温德尔是想告诉我，如果上网搜索男友行踪让我抱残守缺，那我就该找点别的事做。但有什么别的事可干呢？我闭上眼睛，深吸几口气——深呼吸可以充当一种干预机制，来干扰我们难以抑制的冲动。这一招果然奏效了，睁开眼睛后，我并没有在搜索栏里键入男友的名字。

我输入了温德尔的名字。

约翰说得对，温德尔在网络世界中几乎是隐形人：没有自己的网站，没有领英账号，不在"今日心理学"网站的治疗师列表里，也没有官方脸书和推特账号。只有一个链接上能找到他的诊所地址和电话号码。对于这个时代的从业者来说，温德尔算是非同一般的老派了。

我又重新浏览了一遍搜索结果。出现了好几个温德尔·布朗森，但都不是我的这位治疗师。我接着往下看，翻过了两页搜索结果之后，我看到点评网站上有温德尔医生，底下还有人写了一条评论。于是我便点开看了。

留下点评的用户叫安吉拉，她已经连续五年被评为"精英"用户，看了她的点评记录你就会知道这个殊荣真是实至名归。她的点评覆盖了餐厅、干洗店、床垫大卖场、宠物公园、牙医（经常换）、妇科医生、美甲师、修房顶的工人、花店、布店、酒店、除虫公司、搬家公司、药店、汽车经销商、文身铺、一名专打人身伤害官司的律师，甚至还包括一位刑事辩护律师（事关一项有关违章停车的"不实指控"，不知怎么就构成了刑事犯罪）。

但最令人吃惊的并不是安吉拉点评的数量，而是她的每一条评论都是非常极端的差评。

她会写："不及格！"或是："太愚蠢了！"安吉拉似乎对任何事情都极度不满意：不满意美甲师修剪死皮的方式，不满意前台和她说话的方式，就算是在度假时也没有什么能逃过她的法眼。她会在租车的柜台留下点评，在酒店入住时留下点评，在踏入酒店房间时留下点评，在旅行中用餐或小憩的每个地方留下点评，甚至连沙滩都没有放过（那片白沙滩本该如丝般顺滑，她却踩到了一块石头，而且还声称那块石头弄伤了她的脚）。从她的点评中可以发现，她遇到的每个人都是一样的懒惰、无能，而且愚蠢。

她让我想到约翰。由此我突然想到，安吉拉会不会是玛戈呢？因为这个世界上唯一没让安吉拉生气、没错待她的，就是温德尔。

他获得了安吉拉给出的第一个五星好评。

"我见过许多治疗师，"她写道（这并不令我意外），"但这一次我觉得自己真的取得了进步。"接着，她不吝笔墨地赞扬了温德尔的慈爱和智慧，还说他帮助她看清了自己的行为是如何导致婚姻的困境。她还补充说，因为温德尔的帮助，她在分居之后还跟丈夫取得了和解（所以她不是玛戈）。

这篇评论是在一年前发表的。我发现她在那之后发表的评论有一个趋势。原本多为一星两星的差评，逐渐变成了三星四星的好评。安吉拉变得对世界不那么气恼，不再倾向于把自己的不开心归咎于别人（我们通常把这种表现称为"外化行为"）。她怒斥客服代表的行为减少了，不再经常觉得被轻视（个体化认知曲解），有了更多的自我觉察（她在一条评论中承认说她可能比较难以取悦）。她的点评数量也减少了，似乎不再那么执着于这件事了。她正走向"情绪上的清醒状态"：在不借助实际的药物或其他替代品，例如各种心理防御机制、出轨、上网等情况下，终于有能力调节自己的情绪。

这真要归功于温德尔，我心想。我可以从安吉拉的点评变化史看到她情绪上的演化。

但正当我钦佩温德尔的医术高明时，我发现了一条来自安吉拉的充满愤怒的一星差评。这次点评的对象是一家班车服务公司，她把之前给这家公司打的四星好评降到了一星。她勃然大怒的原因是巴士上播放的背景音乐声音太吵了，但司机又没办法把音乐关掉。她写道，他们怎么能这样用声音"轰炸"乘客呢？在洋洋洒洒写了三大段之后，安吉拉用整句大写和多个感叹号结束了她的点评，她写道，"我用这家公司的服务已经好几个月了，但以后我再也不坐他们家的班车了。我们的关系结！束！！了！！！"

当安吉拉的大部分点评都已经变得比较柔和时，突然出现这样戏剧性的"分手"或许也在意料之中。在这之后，她或许会像大多数人一样，幡然醒悟，感到后悔，意识到自己已经触底，知道哪怕是温和的点评也不足以改变现实，她必须完全戒掉点评这件事。可以看到，到现在为止，她确实做到了，那条"分手"差评是安吉拉的最后一条点评，那已经是半年前的事了。

但我，还没有准备好要戒掉网上偷窥的行为。半小时之后，我发现了温德尔母亲的那篇采访，我把光标移到那条链接上。我所认识的温德尔看上去这么稳重却不守旧，严格却又温柔，自信却又古怪。是什么样的人养育他成长的呢？我感觉自己挖到了源头之水。

毋庸置疑，我点击了那个链接。

那是一篇长达十页的家族史，发布在一个地方机构的博客上，这个博客记载了在这个中西部小镇上生活超过半个世纪的名门望族们的事迹。

我从访谈中了解到，温德尔的双亲都是贫苦出身。他的外祖母不幸死于分娩，于是温德尔的母亲被送去和她父亲的妹妹一起生活，他们住在一间很小的公寓里，他们的家人也就成了温德尔母亲的家人。温德尔的父亲是一个自力更生的人，他是他家里第一个大学生。温德尔的母亲也是她家中第一个读大学的女孩子。他们相遇在州立大学的校园里。两人结婚后，温德尔的父亲便开始创业，母亲生了五个孩子，等到温德尔十几岁的时候，他们家已经变得非常富有了——这也是为什么我能看到这篇采访的原因之一。显然，温德尔的父母也将不少财富贡献给了慈善事业。

当我从采访中得知温德尔的兄弟姐妹及其配偶、子女的名字之后，我就像失心疯的安吉拉一样，在网上搜索了温德尔的整个家族：他们做什么工作，住在哪个城市，他们的孩子多大了，他们中有谁离婚了。这些情报可不好找，在好几个小时的时间里我需要进行大量的交叉比对工作。

不可否认的是，有时温德尔会在治疗中带有战略性地抛出一些评论，我也从中得到过一些信息。例如有一次，当我因为男友的事抱怨说："但这多不公平呀！"温德尔就看着我，和蔼地回答道："你听上去就像我十岁大的小孩，是什么让你觉得生活就该是公平的呢？"

我接受了他的观点，但同时我也想到，"哦，他也有个像我儿子这么大的小孩。"每当他向我透露这些小信息的时候，我都像收到了意外的礼物。

但那天晚上，线索一个接一个地通过网络展现在我面前。我发现他和妻子是通过一位共同的朋友才相识的，他家住在一栋西班牙式的房子里，根据房产公司的估值，这栋房子从他们购入之时算起，价值已经翻了一倍了。我还发现，他最近将我们的治疗改期是为了去一个研讨会上发表演讲。

当我合上电脑时，大半个晚上都过去了，我感到内疚、空虚、疲惫。

互联网可以是安慰剂，也可以是毒品。作为安慰剂，它可以帮你屏蔽一些痛苦；但同时上网也会带来上瘾的痛苦。当网络毒品失去效力的时候，你不会感觉更好，只会更糟。来访者以为自己想要了解治疗师，但往往在了解之后他们会后悔，因为这些认知可能会让他们在治疗时有意或无意地编排自己要说的话，进而可能有损于治疗师和来访者之间的关系。

我也知道我所做的是在给自己帮倒忙。我知道我不会向温德尔坦白这件事。如果来访者无意中透露了对我的了解多过我所告诉他们的事，而当我追问这件事，我明白为什么来访者总会有一丝迟疑，因为他们也在斟酌是该坦白，还是撒谎。要坦白承认你在窥视你治疗师的生活的确是一件难事。对于侵犯温德尔的隐私，以及浪费了一整个晚上，我感到羞愧，于是我发誓再也不这么干了（或许安吉拉也这样发过誓）。

但无论如何，事已至此，追悔也没用。当我在星期三再见到温德尔的时候，我感到被自己新挖掘的那些信息拖累着。我忍不住想，迟早有一天，我也会像我的来访者一样说漏嘴的。

28

上瘾

夏洛特的治疗记录：

来访者现年二十五岁，自述感到"焦虑"，虽然在过去几个月中并没有发生什么重大事件。她表示对工作感到"厌倦"。描述自己和父母相处有困难，社交生活忙碌却从未有过认真交往的恋人。来访者表示为了使自己放松，她每晚都会"小酌几杯"。

"你一定会杀了我的。"夏洛特一边说着一边悠闲地走进治疗室，在我右边对角线位置的超大号躺椅里，不慌不忙地把自己安顿好，拿了个靠垫放在腿上，又在上面盖了条毯子。她从第一次来治疗开始，就从来没坐在沙发上过，而是把这把椅子当作了她的宝座。然后，她一如往常般把她所有的物品一件件从包里取出来，同样安顿好——即使她只在这儿逗留五十分钟。她把手机和计步器放在了左边的扶手上，把水壶和墨镜放在了右边。她今天抹了腮红和口红，我知道她又在和候诊室的小伙子眉来眼去了。

我们的诊所有一个很大的接待区，来访者们都会在那里候诊。但来访者离开时的出路更为私密，穿过一条内部通道就可以直接通到门厅。在候诊室里，人们一般都会自顾自待着，但夏洛特却展开了一段艳遇。

那小哥——这是夏洛特对她暧昧对象的称呼，我俩都不知道那家伙叫什么，他是我同事迈克的来访者，他和夏洛特就诊的时间刚好一样。据夏洛特讲，那小哥第一次出现时，他俩就立刻注意到了对方，并借着玩手机不住地偷瞄对方。这种情形持续了几个星期，而且他俩治疗结束的时间也一样，所以都会从内部通道走，只为在分道扬镳前在电梯里再多看对方几眼。

终于有一天，夏洛特带来了新的消息。

"那小哥刚刚跟我说话了！"她低声说道，就好像那小哥能隔着墙壁听到她讲话似的。

"他说了什么？"我问。

"他说，'所以，你是怎么了？'"

真会聊天，我心想。尽管俗不可耐，但令人印象深刻。

"接下来就是你会想杀了我的部分了。"夏洛特那天是这么说的。她深吸一口气，但其实她这个说法我已经听过很多次了。如果夏洛特在上一周喝了太多酒，她就会在治疗一开头跟我说："你会想杀了我的。"如果她勾搭上了一个男生接着又后悔了（这个情况经常发生），她也会说："你会想杀了我的。"甚至有一次，她因为拖拖拉拉没搞清楚读研有哪些学校可选，结果错过了申请截止日期，她也是说"你会想杀了我的"。我们讨论过，她之所以这么说，背后投射出来的是深深的羞愧感。

"好吧，你不会想杀了我。"她修正道，"不过呢，呃……我当时不知道该怎么说，我就呆住了。我完全漠视了他，假装在打字。天哪，我恨我自己。"

我想象着那小哥此刻正坐在几门之隔的我同事的房间里，讲述着同一件事情："我终于跟候诊室里那个姑娘讲话了，但她完全拒绝了我。呃！我说的话简直就像个傻瓜。天哪，我恨我自己。"

尽管如此，一星期后，暧昧还在继续。夏洛特告诉我，当那小哥走进候诊室的时候，她开口说出了她反复排练了一周的那句话。

"你想知道我是怎么了？"夏洛特说，"我的问题就是，当陌生人在候诊室向我提问的时候，我会愣住。"那小哥听了之后笑了，然后两个人都笑了，此时我刚好打开候诊室的门和夏洛特打招呼。

那小哥看到我的时候，突然就脸红了。难道是心虚吗？我琢磨着。

当我和夏洛特向我的房间走去时，迈克正好从我们身边经过，他正要去接那小哥。迈克和我目光交会，又立刻望向别处。"没错，"我想，"那小哥也把夏洛特的事告诉迈克了。"

到了下一个礼拜，候诊室里的暧昧戏码已经达到了高潮。夏洛特告诉我她问了那小哥的名字，但他却回答说："我不能告诉你。"

"为什么不能？"她问。

"这里的一切信息都是保密的。"他说。

"好吧，保密。"她回击道，"我叫夏洛特。现在我要去跟我的治疗师谈论有关你的事了。"

"希望这对得起你付的钱。"他说着，露出邪魅一笑。

我也看到过那小哥几次，夏洛特说得对，他的笑容确实很有杀伤力。虽然我对他一无所知，但我隐隐替夏洛特感到危险。以她接触男性的经验来看，我有预感，整件事的结果不会好——两星期后，夏洛特走进诊室，带来了最新消息：那小哥带了个女生一起来治疗。

"果不其然，"我心想，"一个并非单身的对象。"完全是夏洛特喜欢的"型"。夏洛特每次提到那小哥都是这样形容的："太符合我的型了。"

大多数人所谓的"型"是一种被吸引的感觉：可能是吸引他们的一种外貌的类型，也可能是一种性格的类型。但在这种类型背后隐藏的是一种熟悉感。如果父母是易怒的人，那自己往往最终也会选择易怒的伴侣；父母有酗酒的问题的人常常会被爱喝酒的另一半吸引；如果一个人的父母孤僻或挑剔，那他很可能也会跟孤僻或挑剔的对象结婚。这些都并非巧合。

为什么人们会这样对待自己呢？因为这给他们带来熟悉的感觉，就像回到家里一样，但这会让他们难以分清，什么是他们作为一个成年人想要的，什么又是他们儿时的记忆。他们不可抗拒地被那些人的一些特质吸引着，即使那些特质曾出现在他们父母的身上，并对他们的童年造成了伤害。在一段感情刚开始的时候，这些特质几乎无法被察觉到，但我们的潜意识具备一个意识认知无法企及的精密雷达系统。这并不是说人们想要再次受到伤害，而是他们想要掌控一个童年时无法掌控的情境。弗洛伊德称之为"强迫性重复"——人的潜意识会幻想：或许这一次我可以通过和一个新出现的但感觉熟悉的人接触，从而回到过去，抚平很久以前的创伤。但唯一的问题是，通过选择感觉熟悉的对象，人们百分之百会得到事与愿违的结果：旧伤口会被重新打开，人们只会变得更缺乏信心，感觉自己不值得被爱。

这一切完全是在意识之外发生的。好比夏洛特，她说她想要找一个可靠的、可以亲密相处的男朋友，但每次遇到她的"型"，都一定会带来混乱和沮丧。她最近约会的一个男生似乎在不少方面都符合她所描述的对另一半的期许，但她却在治疗时向我汇报说："真是太糟糕了，我们完全不来电。"对夏洛特的潜意识来说，那个男生在情感上的稳定性太让她陌生了。

心理治疗师特里·李尔[1] 将我们这种因循守旧的行为解释为"我们将自己的原生家庭内化，成为我们人际关系中不断重复的主旋律"。人们不需要通过语言来告诉你他们的故事，因为他们的行动会说明一切。他们常常会把消极的期望投射到治疗师身上，但如果治疗师作为一个可靠而慈爱的形象打破了这些消极的期望，使来访者经历"矫正性情绪体验"，那来访者就能有所改变——他们能认识到自己所处的世界不像原生家庭那样。

---

[1] 特里·李尔（Terry Real），美国家庭治疗师和作家，专注于男性问题和伴侣治疗。

如果夏洛特能和我一起努力克服她对父母所抱有的复杂的情感态度，她就会发现自己会逐渐被另一种类型的异性吸引，让一个有爱心的、成熟的、如她所愿的伴侣给她带来全新的情感体验。但实际情况是，每当夏洛特遇到一个可能会好好爱她的人，她就会在下意识里拒绝他，把他的稳重看作"无趣"。她还是无法将被爱与"平和"或"喜悦"画等号，被爱对她来说就应该等于焦虑。

所以情况只是不断重复。同样的类型，不同的姓名，同样的结果。

"你看到她了吗？"有一次夏洛特问我有没有看到和那小哥一起来的女生。"她一定是他的女朋友。"我迅速瞥了一眼，看到了他们俩。他们坐在相邻的椅子上，但完全没有任何交流。那个女生和那小哥一样身材高挑，有一头浓密的黑发。我想，她也可能是他的妹妹，跟那小哥一起来接受家庭治疗。不过还是夏洛特的猜测更合理，她更像是他的女朋友。

从那天到现在已经有两个月的时间了，那小哥的女朋友已经成了候诊室里的常客。但今天又突然发生了什么事，让夏洛特在此刻的治疗中宣称我会杀了她呢？我迅速在脑海中闪过许多可能性：我想到的第一个可能性是夏洛特无视女友的存在，上了那小哥的床。我想象那小哥和女友同夏洛特一起坐在候诊室里，女友却不知道夏洛特和自己的男友已经有了肌肤之亲。我想象女友渐渐发现了端倪，抛弃了那小哥，于是夏洛特和那小哥名正言顺地成了一对。我又接着想象，在那之后夏洛特还是像往常一样，在亲密关系中避免真正的亲近，而那小哥也同样遵循自己一贯的行为模式（那只有迈克知道了），然后整件事最终以爆炸式的结尾收场。

但我猜错了。今天我会"杀死夏洛特"的原因是，她昨天下班，正要第一次去戒酒小组互助会的时候，金融公司的那些同僚刚好来邀请她去喝一杯，于是她就答应了，因为她觉得这是个职场社交的好机会。然后，她一本正经地告诉我，她为自己没有去戒酒互助会而感到难过，一难过又喝了很多。

"天哪，"她说，"我真是恨我自己。"

有个督导曾经跟我说过，每个治疗师都会遇到一个和自己惊人相似的来访者，简直感觉那个人就是你的分身。当夏洛特走进我的诊室的时候，我知道她就是（或者说几乎就是）我的"那个"来访者。她和二十来岁时的我简直就像双胞胎一样。

我们不只是长得像，还有相似的阅读偏好、言谈举止和思维模式（过虑且消极）。夏洛特来我这儿的时候刚从大学毕业三年，从表面上看一切似乎都很光鲜——有朋友簇拥，有一份又体面又能养活自己的工作——但同时，她也不确定自己今后的职业发展方向，她和父母也有矛盾，总的来说她很迷茫。诚然我没有像她那样过度饮酒，或是随便地和陌生人发生关系，但我也是迷茫着度过了二十几岁的那十年。

从逻辑上来看，如果你能在某个来访者身上找到共鸣，或许会使你更容易帮助她接受治疗，因为你能很直观地理解她。但实际上，这种共鸣会在诸多方面让治疗变得更困难。我在治疗夏洛特的时候格外警惕，时刻提醒自己要把夏洛特看作一个独立的个体，而不是一个年轻版的自己，不是要回到过去拯救自己。相较面对其他来访者，我尤其注意克制自己不要在某些时刻立刻跳出来矫正她的行为，例如当她"扑通"一声瘫进她的"宝座"里，又或是当她讲完一个曲折的故事之后，总要加上一句质问："我的经理是不是特别不讲道理？"或是："你能相信吗，我的室友竟然会这么说……"

二十五岁的夏洛特虽然有她的痛苦，但没有什么重大的遗憾。她不像我，没有中年危机；也不像瑞塔，她没有对自己的孩子造成不好的影响，或是嫁给一个会动粗的人。时间就是她的财富，当然她得善于"理财"。

夏洛特刚来治疗抑郁和焦虑的时候并不认为自己有成瘾的问题。她坚持声称，她每晚只是"喝两杯"红酒，帮助自己"放松"。（但遇到像这样对用药或饮酒问题特别防备的来访者，我会立即按照治疗师公认的计算公式，默认她实际喝的量要比她自己报告的量多一倍。）

后来我终于知道夏洛特平均每晚要喝掉四分之三瓶红酒，有时还要先来一杯（或是两杯）鸡尾酒。她说她白天从来不喝酒，"除了周末，因为要去吃早午餐，你懂的。"她还说她极少在别人面前喝醉，因为多年来酒量见长——但事实上她常常在喝完的第二天记不起当时的情况和细节。

即使这样，她还是坚持自己的"社交饮酒"并没有什么特别；与此同时，她却认为"真正"让她上瘾的——导致她花越来越多时间在心理治疗上的——是我，是我本人。她说，如果可能的话，她想要每天都来接受治疗。

每周，当我示意治疗时间即将结束的时候，夏洛特会特别夸张地发出叹息，然后惊呼道，"真的吗？你确定吗？"然后，当我站起来去开门的时候，她才开始非常缓慢地收拾她摆放在四周的物品：墨镜、手机、水壶、发圈，把它们一样一样收起来，而且常常都会落下点什么，过两天再来拿。

当我指出她这样把东西落在这儿就是一种不想离开治疗的表现，她就会说："你看吧，我就是对治疗上瘾。"她用的是"治疗"这个统称，而不是更个人化地说，是对"我"上瘾。

不过确实，对于像夏洛特这样渴望与别人产生联结，却又极力避免亲近的人来说，心理治疗可说是一种完美设定。治疗师和来访者间的关系是亲密和疏远的完美组合：她可以靠近我，但又不会靠得太近，因为在治疗结束时，无论她想不想，她都得回家。在两次治疗之间的一星期时间里，她可以保持既靠近又不太近的距离，可以发邮件给我分享她读到的文章，可以发简讯告诉我她遇到了什么事（"我妈妈打电话给我，她像发疯了一样，但我没有对她吼。"），她也可以发图片或其他觉得有趣的东西给我（例如一个号码是 4EVJUNG [1] 的车牌——我希望她拍这张照片时不是酒驾状态）。

可是，如果我在治疗时想要谈谈这些事，夏洛特就会轻描淡写地一带而过："哎呀，那只是看着觉得好玩。"有一次她发给我一篇文章，讲的是

---

1 4EVJUNG = forever Jung，意为永远的荣格。

孤独正成为她这个年龄层的流行病，当我问她是否深有同感，她却面带困惑地回答说："倒也没有，我只是觉得这是个有趣的文化现象。"

当然，所有来访者都会在两次治疗之间不住地想到他们的治疗师，但对于夏洛特来说，把我放在心上似乎并不产生一个安定的联结，而更像是一种失控。如果她太依赖我，那该怎么办呢？

为了应对这个恐惧，她曾经两次中断治疗，但最后又重新回归。她总是在挣扎，想要远离她所谓的"安慰剂"。每一次，她都是不辞而别。

第一次的时候，她在治疗中宣称"必须戒掉（这个安慰剂），唯一的办法就是立刻离开治疗"。然后她就真的站起来，从治疗室夺门而出。（回想起来，当时她进门没有把自己的物品一件件摆放在扶手上，也没有拿起椅子上的毯子，我就知道有什么不对劲。）两个月后，她问我能不能就回来"做一次治疗，就一次"，想和我讨论一些关于她表姐的事。但当她再次出现的时候，我才知道她的抑郁症复发了，于是她持续治疗了三个月。但当她感到有所好转，正要做出一些积极的改变时，她又在治疗开始前一小时给我发了个邮件，向我解释说，她必须彻底戒掉——

她指的是，戒掉心理治疗。但照常喝酒。

一天晚上，夏洛特参加完一个生日派对开车回家，一头撞上了电线杆，警察当场开出了酒驾罚单。第二天早上她打电话给我。

她打着石膏来到诊所，她的车已经报废了，但不幸中的万幸是，她只伤到了手臂。她对我说："我根本没看见，我说的不仅是那根电线杆。"

"也许，我的问题不在于依赖心理治疗，而在于依赖酒精。"这是她第一次这么说。

但一年之后，当她遇到那小哥时，她依然在喝酒。

29

盖比是谁

到了约翰预约的时间，我房间里的绿灯亮了。我穿过走廊来到候诊室，但当我打开门，却发现约翰常坐的那个位子上没有人，只放了一袋外卖的食物。起初我还以为他也许是去洗手间了，但我发现洗手间的门没锁。于是我猜想约翰是不是有事耽搁了——毕竟他已经预订了外卖；但转念一想，我又担心他是不是因为上周的事决定今天不来了。

上周的治疗刚一开始的时候没什么特别。跟往常一样，那个外卖送餐员送来了我们的中式鸡肉色拉。约翰抱怨了几句，说调料太多了，一次性筷子质量太次了。然后，马上就进入了正题。

"我在想，"约翰开始说道，"英语中'治疗师'这个词，叫作 therapist，"他吃了一口色拉，继续说道，"你看，如果你把这个词拆成两个词……"

我知道他要说的是什么了，这是我们这一行里众所周知的一个笑话：治疗师（therapist）拆开就是 the rapist，也就是强奸犯的意思。

我笑了，我说："我不知道你是不是想告诉我，有些时候，要你到这儿来是一件强人所难的事。"至少我对温德尔就有这样的感觉，尤其是他的眼睛似乎能看穿我，让我无处可躲。心理治疗师就是在光天化日之下，听取人们的秘密和幻想、耻辱和失败，强行进入人们心中私密的空间，然后时间一到又戛然而止。

我们是情感上的强奸犯吗？

"觉得来这儿是一件强人所难的事？"约翰说，"不，并没有。虽然你有时候是很烦人，但对我来说，这里绝不是最糟糕的地方。"

"所以你觉得我很烦人？"我尽力不把这句话的重音落在"我"字上，就好像在说，"所以是我让你觉得烦人喽？"

"可不是吗，"约翰说，"你总是要问那么多鬼问题。"

"哦？比如说哪些问题呢？"

"就比如这个问题。"

我点点头："我能理解你为什么觉得这很烦人。"

约翰突然眼睛一亮："你能理解？"

"我能。我认为，在我试图去了解你的时候，你却宁愿和我保持距离。"

"哎哎哎，你看，你又来了。"约翰翻了一个很夸张的白眼。每次治疗，我都至少会提及一下我和约翰的相处模式：我尝试去与他产生联结；他试图闪躲。他现在或许会抗拒承认这一点，但我很欢迎他的抗拒，因为阻抗能为我们提供线索，找到问题的症结在哪儿，提醒治疗师此处需要注意。在培训期间，每当我们这些实习生因为遇到固执抗拒的来访者而感到沮丧时，督导就会提醒我们，"阻抗是心理治疗师的朋友。不要和它搏斗，要跟从它的指引。"换句话说，就是要尝试去理解为什么阻抗会在那些地方出现。

与此同时，约翰所说的后半句话也让我很感兴趣。于是我继续问道："那就让我更烦人一点儿，我要再问你一个问题。你说这儿还不是最糟糕的地方，那最糟糕的是哪里呢？"

"你不知道吗？"

我耸耸肩。我真的不知道。

约翰的眼珠子瞪得都快掉出来了："你真的不知道？"

我点点头。

"哎呀，得了吧，你知道的。"他说，"要不你猜一个。"

我不想和约翰进入拉锯战，于是我随便猜了一个。

"是当你在工作中，觉得没人理解你？还是在家里，当你觉得你让玛戈失望了？"

"噗噗——"他模仿综艺节目里答错题时的音效。"不是，"他说完又吃了一口色拉。等他咽下去之后，他把筷子举在空中，一板一眼地说道，"你可能不记得了，我来你这儿，是因为我睡眠不好。"

我注意到他话中的挖苦在于"你可能不记得了"。

"我记得。"我说。

他深深地叹了口气，就像是在召唤圣雄甘地赐予他耐心："所以呢，神探小姐，如果我睡眠不好，你觉得我现在最不想在哪里？"

"这里，"我很想回答："你不想在这里。但假以时日，我们会讨论这个话题。"

但此刻我说："床上。"

"没错！"

我等待他给出更多说明，但他却转过头继续吃他的色拉。当他边吃色拉边抱怨一次性筷子时，我就这么安静地坐着。

"你不说点什么吗？"

"我想再听你说说，"我说，"在你尝试入睡的时候你会想些什么？"

"天哪！今天你的记性是出了什么问题吗？你觉得我会想些什么呢？——不就是我每周来这儿跟你说的每一件事吗——我的工作、我的孩子们、玛戈……"

然后，约翰顺着话题说起了昨晚他和玛戈的争吵，矛盾的关键是该不该给他们的大女儿买个手机当作她十一岁的生日礼物。玛戈认为，为安全起见，格蕾丝需要一部手机，因为她现在放学后要和朋友们一起步行回家，但约翰认为玛戈这是对小孩过度保护了。

"才两个红绿灯的距离！"约翰告诉我他还跟玛戈说，"另外，如果真有人想绑架格蕾丝，那她也不太可能会说，'你好，绑匪先生，你先停一下，我得从背包里拿个手机，给我妈妈打个电话！'而且，除非绑匪是个彻头彻尾的蠢货——当然也不是不可能，但大多数情况下他只是一个变态的混蛋，如果他要绑架别人家的小孩，他肯定首先要找找孩子身边有没有手机，然后把它扔掉，或者毁掉，好让我们没法通过手机追踪孩子的位置。手机有个屁用！"约翰的脸都涨红了，他看上去真的是很生气。

自从玛戈暗示她可能会离开约翰，紧接着那天约翰和我进行视频治疗之后，他俩的关系似乎有所缓和。约翰说，他尝试着去倾听，他也努力更早下班回家。但在我看来，也正如他自己所说，他更像是在"安抚她"，但其实玛戈想要的不过是他人在、心也在——这也是我们在治疗中努力的重点。

约翰把吃剩的午饭收拾好，装进外卖纸袋里，随着一记投篮，纸袋穿过房间，"砰"的一声掉进了垃圾桶里。

"这就是我睡不着的原因，"他继续说道，"因为一个十一岁的孩子根本不需要手机，但你猜怎么着，她最终还是会得到这部手机。因为如果我坚持不同意，玛戈就会生闷气，然后用一种被动攻击的方式告诉我她又想要离开了。而你知道这一切为什么会这样吗？都是因为她那个愚蠢的治！疗！师！"

温德尔。

我尝试设想了一下温德尔会从玛戈那儿听到什么样的故事："我们正在讨论在格蕾丝生日的时候给她买一部手机，约翰突然就变得非常生气。"我想象温德尔坐在座位 C，穿着他的卡其裤和针织开衫，一边歪着头注视着玛戈。我想象他会提出一个充满禅意的问题，问玛戈是否会好奇为何约翰会有如此强烈的反应。然后玛戈可能会对约翰的动机有些稍微不同的解读，就好像我也不会把男友的举动看作是反社会的行为了。

约翰继续说道，"你知道她还会跟她的白痴治疗师说什么吗？她会告诉他，说她杀千刀的老公不能和她做夫妻间该做的事，就因为我要写完我的工作邮件，没法和她在同一个时间上床——就是我安抚讨好她的另一种方法。但是我太不爽了，一点都不想碰她。当她靠近我的时候我就跟她说我累了，我感觉不舒服——就像一个五十多岁还患有偏头痛的家庭主妇一样。天知道怎么会这样？"

"有时候我们情绪的状态确实会影响到身体的反应。"我说。我希望约翰别把这事看得太严重。

"能不提我的生理反应吗？这不是重点。"

其实生理上的性爱和情感上的爱一样，几乎是我在每一个来访者身上都会碰到的话题。我在早些时候就问过约翰，他和玛戈的关系那么紧张，他们夫妻间的性生活又是怎样呢？人们普遍相信性生活的质量能反映一段关系的状态，良好的关系等于良好的性生活，反之亦然。但这并不是普世真理。很多情况下，相处时问题重重的伴侣也可以有美妙的性生活，但也会有深爱着对方却无法琴瑟和鸣的夫妻。

约翰那时候告诉我他们的性生活"还可以"。当我问他"还可以"具体是什么意思，他说他被玛戈所吸引，觉得和她肌肤亲近是一种享受，但由于他们的作息时间不同，所以现在夫妻生活没有以前频繁了。但他说的话常常自相矛盾。有一次，他说他总是先向玛戈示好，玛戈却表示拒绝；另一次，他却说是玛戈常常主动，但"前提是白天我做了什么合她心意的事"。有一次他说他俩讨论过各自在性爱上的渴求和需要；但另一次他又说，"我们都在一起十多年了，还有什么好聊的。我们知道彼此要什么。"而现在，我感觉约翰无法正常勃起，而这让他觉得很丢脸。

"重点在于，"约翰继续说道，"我们家存在着双重标准。如果是玛戈累了，不想做爱，那我就由着她。我不会在第二天一早她刷牙的时候质问她说，"——此时，他又模仿起奥普拉来——"我很遗憾你昨晚身体不舒服。或许今晚我们可以找时间谈谈心。"

约翰抬起头望着天花板，摇了摇头。

"男人是不会这样讲话的。他们不会去剖析每件小事，思考背后的'含义'。"当他说到"含义"的时候，他的手在空中比了个引号。

"这就像受了伤还要去揭伤疤，而不是让它自己长好。"

"完全正确！"约翰点点头，"现在如果不是一切由她做主，那我就成了坏人！如果我有意见，那我就是没'看到'（他又在空中比了个引号）玛戈的需求。格蕾丝也会加入进来，说我不讲道理，说'每个人'都有手机了。于是局面就成了二对一，女生赢！她还真的是这么说的，'女生赢。'"

他比完最后一个空中引号之后放下了双手，然后继续说道，"那时我意识到，让我感到崩溃、叫我难以入睡的原因是，这个家里的雌激素太多了，没有人能理解我的想法！露比明年才上小学，但已经表现得和她姐姐一模一样了。盖比总是闹情绪，像一个十几岁的小孩一样。我在我自己家里寡不敌众，每时每刻每个人都在对我提要求，但没有人理解我也可能会有需要——例如平静和安宁，或是对事情发表自己的意见！"

"盖比？"

约翰突然坐直了："你说什么？"

"你说盖比总是闹情绪。你想说的是格蕾丝吗？"我迅速筛查了自己的记忆：约翰四岁的女儿叫露比，大女儿叫格蕾丝。他刚刚不是在说格蕾丝想要一部手机作为生日礼物吗？还是我听错了？她是叫盖布里埃拉吗？盖比是她的昵称？就像现在有些名叫夏洛特的女孩都被称作查理？我曾把露比和罗西（约翰的狗）搞错了，但我很确定我没听错，他之前说的是格蕾丝。

"我是这么说的吗？"约翰突然显得很紧张，但很快又恢复了平静。"我说的是格蕾丝吧。这显然是因为我睡眠不足，我早就跟你说了。"

"但你确实认识一个叫盖比的人？"约翰的反应让我怀疑这不是他失眠造成的犯迷糊。我想知道盖比是不是他生命中一个重要的人物——可能是他的一个兄弟，或是童年的伙伴？或者是他父亲的名字？

"这对话太愚蠢了，"约翰说道，同时转移了目光，"我说的是格蕾丝。弗洛伊德也说过，'其实有时候雪茄只是支雪茄而已。'"

我们同时陷入了沉默。

"盖比是谁？"我语气温和地问道。

约翰安静了一会儿。他的表情浮现一系列快速的变化，就像延时拍摄下的暴风雨画面。这是他展现的新的一面，至今为止他只有两个模式：愤怒的一面和爱嘲讽的一面，我从没见过他像现在这样。然后他终于把目光集中在他的球鞋上——还是我在视频治疗时看到过的那双——然后他换到最安全的模式，完全不带感情的模式。

"盖比是我儿子。"约翰低声说道，他的声音轻到我几乎听不到："这个情节大反转怎么样，神探小姐？"

然后他拿起手机，走出房间，关上了身后的门。

一周后的今天，我站在空荡荡的候诊室里，外卖午餐已经送到了，但约翰还没来，我不知道该如何理解现在的状况。自从上周之后他就没了音讯，但我一直在想他的事。"盖比是我儿子"，这句话常常会突然出现在我的脑海里，尤其是在睡前。

这就像是一个典型的投射性认同案例。投射作用是指来访者将自己的想法强加到他人的身上，而投射性认同是指来访者通过诱导，将想法导入别人的内心。例如，如果一个男人在工作时对他的上司感到恼火，他回到家对妻子说，"你看上去很生气。"那么他是在投射，因为他妻子其实并没有生气。但如果是在投射性认同的情况下，那个对上司感到恼火的丈夫回到家后，会把他的怒气转移到妻子的情绪里，让她感到生气。投射性认同就像是把一只烫手的山芋扔给另一个人。当愤怒被转移到妻子身上之后，那个丈夫就不会再感到愤怒了。

我在周五的督导小组里跟大家讲了约翰的事。那些本来在约翰入睡前困扰他的事情，就像一整个马戏团一样，集体搬来了我的脑海里。我告诉督导小组的成员说，现在轮到我夜不能寐了，既然我承受了所有的焦虑，我猜约翰应该睡得跟婴儿一样熟。

与此同时，我的心整个紧绷着。约翰临走前引爆的那颗重磅炸弹该如何收场呢？约翰有个儿子？是他年轻时生的吗？还是他过着双面生活？玛戈知道吗？我脑中又闪过他在湖人队比赛之后的那次治疗中，对我儿子牵着我的手所做出的评论："这种好事可不会一直有。"

不过，像约翰那样从治疗中出走的，其实并不少见。尤其是在伴侣治疗中，如果来访者感到被强烈的情感包围，他们偶尔会从治疗中走开。有时治疗师打电话过去会对那个出走的来访者有好处，尤其如果他（或她）逃跑的原因是觉得被误解或受到了伤害。但通常最好的办法是让他们消化情绪，回到正轨，然后下一次治疗时再和他们一起解决问题。

我所在的督导小组的成员们认为，如果约翰已经觉得身边的人在给他施压了，那治疗师再打电话给他，他可能会无法承受。督导小组的每个人都同意我应该退一步观望，不要给他压力。等他自己回来。

但是，他今天没有回来。

我拿起了放在候诊室里的那个外卖纸袋，想确认那是我们的。里面有两份中式鸡肉色拉，还有约翰爱喝的汽水。他是不是忘了取消订单，还是他在用食物和我沟通，凸显他的缺席？有时当来访者不出现的时候，他们会这样做来惩罚治疗师，并让治疗师知道"你让我失望了"。有时他们这么做不单是在逃避治疗师，也是在逃避自己，逃避面对自己的羞耻或痛苦，或是那些明知应该坦白的真相。人们总是通过出席治疗的形式来表达自己，无论是准时还是迟到，或是在临近一小时前才取消，或是彻底不出现。

我走回诊室，把食物放到冰箱里，决定用这一个小时来整理病历，做些案头工作。当我回到书桌旁，发现有几条电话留言。

第一条留言来自约翰。

"嘿，是我。真该死，我完全忘了要取消，直到手机响了，提醒我这次的……唔……治疗。通常我的日程都是由助理负责的，但心理医生的事还得由我自己来……反正，我今天去不了了。工作太多了我走不开。非常抱歉。"

我听完留言的第一反应是，约翰需要一些空间，他下周会回来的。我想象他可能今天直到最后一秒还在挣扎到底要不要来，所以才没有事先打电话取消，而且这也能解释为什么他没来，但外卖的食物还是送到了。

然后我播放了第二条留言。

"嘿，又是我。所以，嗯……其实我并不是忘了要打电话。"然后是一阵停顿，持续了很久，我一度以为他已经挂断了。但当我正要按下清除键的时候，他终于继续说道："我是想告诉你，嗯……我决定不再接受心理治疗了。但别担心，这并不是因为你是蠢货。是我意识到如果我睡眠有问题，我应该吃点安眠药就好。这不是显而易见的事吗？于是我吃了药，问题解决了！化学让生活更美好，哈哈！还有，呃，关于我说的其他事情，就是我所面对的所有压力，我想那只是生活的一部分。而且如果我能睡得好，我就不会那么心烦了。蠢货总会有，这也没药能治，你说是吧？要不然，这个城市里一半的人都得吃药！"他被自己的笑话逗乐了，这笑声让我想起他说我是他的应召女郎时的情形。他的笑声就是他的掩护。

"不管怎么说，我很抱歉这么晚通知你。我知道今天这次是我欠你的，别担心，钱我会照付。"他又笑了。然后挂断了电话。

我注视着电话。不禁感到疑惑，这就结束了？没有一句谢谢，也没有一句再见，就这么……结束了？我本以为这种情况可能会发生在头几次治疗后，但我们都进行了快六个月了，我非常惊讶他会这样突然离开。我以为约翰在以他自己的方式与我产生一种亲近。但或许是我对他产生了一种亲近，我开始喜欢这个人，透过他令人讨厌的假面看到背后闪烁着的人性光辉。

我想到了约翰和他的儿子盖比，一个男孩，或是一个已经成年的男子，他或许知道，也可能不知道自己的父亲是谁。我胡思乱想着，会不会某种程度上约翰就是想把这个秘密的重负留给我，算是惩罚我没能尽快帮助他感觉好起来？"接着这只烫手山芋吧，神探小姐，你这个大蠢货。"

我想让约翰知道我就在这儿，想让他知道无论他把什么问题带到治疗中来，我都可以和他一起面对。我想让他知道在这里他可以放心地聊盖比的事，无论实际情况如何，也无论他俩的关系有多么复杂。同时，我也希望尊重他现在做出的决定。

我不想成为情感上的强奸犯。

如果能亲口对他说出这些就好了。所以在来访者开始治疗之前，我都会给他们一张知情同意书，其中，我建议来访者如果要结束治疗的话，至少要在最后接受两次收尾治疗。我在一开始就跟新来访者讨论这个问题，就是为了防止一旦治疗中出现任何状况，他们不会为了让自己摆脱不自在的感受而采取冲动行为。即使他们觉得停止治疗是最好的选择，至少这个决定得经过审视，让他们感到离开是深思熟虑后的结果。

当我拿出一些来访者的病历时，我想起约翰在不小心提到盖比之前说的一些话。"这个家里的雌激素太多了，没有人能理解我的想法！……我在家里寡不敌众……每个人都在对我提要求……没有人理解我也可能会有需要——例如平静和安宁，或是对事情发表自己的意见！"

现在一切都合理了，盖比可以平衡一些家里的雌激素。或许约翰相信盖比是理解他的——或是会理解他的，如果他还在约翰的生活里。

我放下手中的笔，拨通了约翰的电话。留言提示音响过之后，我说："你好，约翰。我是洛莉。我收到了你的留言，谢谢你打来向我说明。我刚把我们的午餐放进冰箱里。我想到上周你说过，没有人理解你也可能会有需要。我想你说得对，你确实有自己的需求，但未必没有人理解这一点。每个人都有需求，很多需求。我想听听你的需求是什么。你提到了平静和安宁，或许你头脑中纷乱的噪音与盖比有关，也可能无关。但如果你不想聊，我们可以不谈盖比。我一直都会在这儿，如果你改变了主意，决定下周继续来对话，即使是作为最后一次治疗，我的门也将为你敞开着。先这样吧，回头见。"

　　我在约翰的病历上做了一个笔记，然后将它合上。但当我俯身把它放进文件柜里时，我决定先不把它放在终止治疗者的那一格里。我回想起在上医学院的时候，我们这些学生总是很难接受病人的去世，不想承认自己回天乏力。谁都不愿意成为那个宣告死亡的人——大声说出那些可怕的话："死亡时间……"我看了看钟——"三点十七分"。

　　再等一周吧，我心想，我还没准备好。

30

钟上的时间

在研究生院的最后一年，我必须完成规定的临床培训。与之后为取得行医执照需要完成的三千小时实习期相比，这项培训就像是一个迷你体验版。那时，我已经完成了必要的课程，参与了课堂上的角色扮演模拟实践，观摩了无数个小时的录像资料（都是知名治疗师的行医实录），也曾坐在单向镜后面，观察我们业务水平最高的教授进行实况治疗的过程。

现在，轮到我和自己的来访者独处一室了。和大多数这个领域的培训生一样，我会到一家社区诊所并在督导的监督下完成工作，就像实习医生在教学医院完成培训一样。

我到岗的第一天，刚结束入职培训，督导就递给我一叠病历，并对我说，最上面那个就是我的第一位来访者。病历上只有一些基本资料：姓名、出生日期、地址和电话。这位来访者名叫米歇尔，三十岁，紧急联络人那一栏填的是她男友。还有就是，她一个小时之后就要来就诊了。

你或许会惊讶，这家诊所怎么会让我这个实战零经验的人来接待来访者？但治疗师的养成就是这样——实践出真知。医学院同样也是真刀真枪的实战，学生们通过"一看，二做，三教"的模式学习。比如，你先观摩一个内科医生进行腹部触诊，然后你自己尝试触诊，接下来你教另一个学生如何进行腹部触诊，转眼间你就可以被认定具备腹部触诊这一技能了。

但我觉得心理治疗还是不太一样。通过特定的步骤去完成一件具体的任务，比如腹部触诊或静脉注射，并不像心理治疗那么伤脑筋。心理治疗需要我将自己所学到的无数抽象的心理学理论应用到任何一个来访者可能随机表现出的上百种实际情况中。

但当我走向候诊室去见米歇尔的时候，我心中其实并不算太慌张。因为这第一次治疗只是一个了解的过程，意味着我要收集关于来访者过往的经历，和她建立融洽的关系。我需要做的只是用一系列特定问题作为引导，从而收集信息，然后再把收集到的结果提交给督导，从而制定出一整套治疗计划。我任职记者多年，工作中经常需要提出一些盘根究底的问题，和陌生人建立好关系。这能有多难呢？我心想。

米歇尔很高，非常瘦，衣服皱巴巴的，头发蓬乱，皮肤苍白。坐下之后，我向她询问来这里的初衷，她告诉我她最近什么都干不好，只想哭。

然后，她就像开关被打开一样哭了起来。准确地说是号啕大哭起来，就像是刚刚收到了最亲爱的人的噩耗一般。她的哭泣没有预热，不是先湿润了眼眶，然后眼泪如涓涓细流淌过脸颊，继而泪如雨下。她的哭泣就像是最高级别的海啸，整个身体都在颤抖，鼻涕从鼻子滴落，喉咙里发出喘鸣声，而且老实说，我都不知道她是如何保持呼吸的。

我们才坐下三十秒。学校模拟实践里的剧情可不是这样发展的。

如果你从未和一个哭泣的陌生人独处在一个安静的房间里，你不会真正了解这种感觉有多尴尬，同时又多亲密。更尴尬的是，对于她号啕大哭背后的原因我一无所知，因为我还没走到收集信息的那一步。对于这个近在咫尺深陷痛苦的人，我一无所知。

我不知道该怎么办，甚至都不知道眼睛该看向哪儿。如果我正视她，她会不会感到不自在？如果我不看她，她会不会觉得被忽视？我是不是该说点什么来和她交流？还是应该等她先哭完？我感到非常不舒服，我很担心自己会发出一阵尴尬的傻笑。我尝试保持专注，回想我的问题清单，我知道我应该询问她这样的情绪持续多久了（当前情况的既往病史），情况有多严重，是不是发生了什么事导致了现在的状况（触发病情的诱因）。

但我什么也没做。真希望督导此刻和我在一起。我觉得自己太没用了。

海啸还在继续，完全没有减弱的迹象。我想着再等一会儿她应该就会哭累了，然后我们就可以开始谈话——我蹒跚学步的儿子发脾气的时候就是这样。但她依然哭个不停。最后我还是决定要说点什么，话刚溜到嘴边，我就确信，这是心理治疗史上治疗师口中说过的最愚蠢的话。

我说："是的，你看上去确实有点抑郁，没错。"

话刚说出口，我就感到十分过意不去，我这不是在伤口上撒盐吗？这位可怜的沮丧的三十岁的女士正饱受煎熬，她来这里接受她的第一次治疗，不是为了让一个实习生做出显而易见的评判。我不知道如何才能纠正自己的过失，我想或许她会要求换一个治疗师。我很确定她不会想要一个像我这样的人来负责她的心理健康。

然而，她竟然停止了哭泣。海啸如来时一样迅速地退却了，她用纸巾擦掉了眼泪，深深地吸了一口气。然后，她露出了浅浅的微笑。

"是的，我真的是太抑郁了。"她大声说出这句话的时候甚至还有些难以自持。她说，这是第一次有人用"抑郁"来形容她的状态。

她接着解释说，她是一名小有成就的建筑师，她所在的团队设计过不少知名的建筑。她其实一直都很沮丧，但没有人知道她究竟沮丧到什么程度，因为她总是忙于工作和社交。但是，大约一年前，她开始留意到一些变化。她的精力和食欲都在下降。每天起床成了一件很辛苦的事。她睡得也不好。她和同居的男友分手了，但她也不确定是因为她的情绪问题还是因为他俩并不合适。在过去的几个月里，她每晚都等男友睡着之后偷偷躲在浴室里哭，以免吵醒他。她从来没有在任何人面前像今天这样哭过。

她又哭了一阵，一边流泪一边说："这……就像是情感上的瑜伽。"

她接着告诉我，触动她来这里的原因，是她在工作中开始变得马虎，而老板也注意到了这一点。她无法集中精神，因为努力让自己不哭已经耗费了她所有的精力。她搜索了一下抑郁症的症状，发觉她符合所有的描述。她之前从来没有接受过心理治疗，但那一刻她意识到自己需要帮助。她看着我的眼睛对我说，她的朋友们、她的男友、她的家人，没有人知道她有多抑郁——除了我。

我……一个初出茅庐还在培训期的治疗师。

如果你想证明人们在网上的形象是经过美化后的样子，那你就去成为一名治疗师，然后上网搜索你的来访者们吧。我因为担心而去网上搜索了米歇尔，看到了许多点击率很高的页面。但我很快意识到以后永远都不要这么做，要把讲故事的权利完全交给来访者自己。我看到了米歇尔在获得某项殊荣时的照片，看到了她在出席某个活动时站在某位帅哥身边面带微笑的合照，还有她在一本杂志里的跨页海报，那张照片上的她看上去潇洒自信又从容。网络上的她跟诊室里坐在我对面的她毫无相似之处。

接下来我要跟米歇尔聊一聊她抑郁的情况，判断一下她是否有轻生的念头，了解她现在的行为能力怎么样，她的支持体系是什么样的，她如何应对抑郁。我惦记着要把米歇尔的病史交给督导，诊所需要存档，但每当我问一个问题，米歇尔都会转而说一些别的事，把我们的谈话带到一个完全不同的方向。我尝试潜移默化地把话题带回正途，但总是不可避免地又跑偏，我非常清楚自己在她的病历上将毫无收获。

于是我决定暂且听她说一会儿，但我也无法完全屏蔽自己的思绪："其他人在第一次治疗中就知道该怎么做吗？会不会有人在培训期的第一天就被开除？"而当米歇尔又开始哭泣的时候，我又想，"我现在可以做什么、说什么，哪怕能让她在离开治疗的时候能感觉好受一点……等等，这次的治疗还剩多久？"

我看了一下沙发旁边桌子上放着的钟。才过了十分钟。

不会吧，我心想。我们在这儿肯定待了不止十分钟了！感觉像是过了二十或三十分钟，或是……我也不知道，真的只过了十分钟吗？此刻米歇尔正在详细地描述她如何从各方面摧毁自己的生活。我集中精神听她讲，然后又看了一眼钟：还是只过了十分钟。

然后我意识到：钟上的指针根本没在走，一定是电池没电了。我的手机放在另一个房间了，虽然米歇尔的手机肯定在她包里，但显然我也不能打断她的讲述，问她现在几点了。

真是绝了。

那现在怎么办呢？我是不是该随便说一句"我们的时间到了"，即使我完全不知道现在是过了二十、四十、还是六十分钟？如果事后发现我结束得太早或太晚了怎么办？我后面还得接着看第二个来访者呢。他会不会坐在候诊室里纳闷我是不是忘了他的预约？

我一阵慌张，以至于我已经不能集中精神听米歇尔讲话了。就在这时，我听到她说："是不是时间到了？时间过得比我想象中要快。"

"嗯？"我说。米歇尔指了指我头顶后面的钟，我回过头一看，原来我身后的墙上有一面钟，这样来访者也能看到时间。

哦，我对此一无所知。但我希望她不知道我对此一无所知。我只知道我现在心跳得飞快。虽然米歇尔觉得这次治疗过得飞快，但对我来说时间就像停止了一样。要经过日后不断地练习，我才能凭直觉掌握每一次治疗的节奏，知道在每个小时里都有一个起伏，节奏最紧张的部分会出现在中间三分之一的时间里，还要留出三五分钟或是十分钟让来访者恢复平时的状态，这时间的长短因人而异，因为每个人脆弱的程度不一样，面对的问题、所处的背景也不一样。要经过多年的实战之后，才会知道什么该说、什么不该说，什么时候说、怎么说，才能利用有限的时间达到最佳的效果。

我陪米歇尔走出去，心里默默地为自己的慌乱感到羞愧，同时也感到不安，因为我没有收集到病史，我将空手面对督导。在整个读研的过程中，我们这些学生都满心期盼着这个大日子——自己心理治疗的处女秀。但此刻，我只觉得丢脸多过欣喜。

不过，令我安慰的是，那天下午，当我和督导讨论这次治疗时，她说，尽管我表现得有些笨拙，但总体来说没什么大问题。我陪伴米歇尔经历了她的痛苦，这对很多人来说会是不同寻常的经历，能给他们带来力量。所以下一次我不用担心需要做些什么来阻止它发生。当她需要卸下抑郁这个她独自背负的重担时，我一直在场聆听，按照治疗学理论的术语来说，我"见到了来访者的病症所在"——病历记录的地位被撼动了。

许多年之后，我已经经历了数千个来访者的第一次治疗，搜集信息已经成为驾轻就熟的事，现在我会用另一个标准来衡量初次治疗的好坏——来访者是否感到被理解？一个陌生人走进诊室，经历了五十分钟之后，在离开时却能感到被理解，这总是让我觉得不可思议。但如果不是这样，那来访者就不会回来继续后面的治疗了。而当年，米歇尔回来了，所以我一定是做对了什么。

而关于钟的事，督导却不吝严词："千万不要对来访者胡说八道。"

她停顿了一下，让这句话印进我的脑子里。然后她解释说，如果有些事情我不知道，那我可以直接说"我不知道"。如果我搞不清楚时间，我应该告诉米歇尔我要去拿一个钟进来，以免我不知道时间而从治疗中分心。督导说，培训期间最应该学习的事，就是必须在治疗中保持真诚，这样才能对别人起到帮助。我关心米歇尔的状况，我想要帮助她，我尽自己所能去倾听——这些都是建立一段关系的关键因素。

我向督导致谢，准备起身朝门口走去。

"但是，"督导补充道，"一定要在接下来的几周里搞清楚病史。"

在之后的几次治疗中，我搜集到了收诊表格需要的所有信息。但很显然，那也只是一张表格。要真正听到一个人的故事还需要假以时日，需要给那个人一些时间慢慢讲述。而且在你能整理出清晰的故事脉络之前，大多数故事都只是一些凌乱四散的片段，我自己的故事也同样如此。

第三部分

让黑夜降临我们内心的，也会留下星星。

——维克多·雨果

31

徘徊的子宫

我有一个秘密。

我的身体出现了问题。我可能快死了，也可能什么事也没有。不管是哪种情况，我都没必要公开这个秘密。

我的健康问题始于几年前，就在我遇到男友的几周前。至少我认为是这样的。那时我和儿子一起在度暑假，我俩和我的父母一起在夏威夷度过了惬意的一周。然而，就在我们准备返程回家的前一天晚上，我全身突然爆发了严重的皮疹，让我痛不欲生。在回程的飞机上，我全程都在给自己涂抹各种药膏，先是轮番涂抹了各种抗过敏药膏，然后又是厚厚一层消炎止痒的药膏。但我依然忍不住要去挠那些疹子，到我们落地时，我的指甲缝里已经嵌进了血痕。几天后皮疹终于退了，医生给我做了一些检查，诊断书上说这只是偶发的过敏反应，但我觉得这疹子更像是某种可怕的前兆。

在接下去的几个月里，似乎一直有什么东西潜伏在我身体里，但当时我的注意力都转移到了男友身上。我确实感到乏力、虚弱，还伴有一系列不适的症状，但我跟自己说那是人过四十之后身体必然会有的变化。医生又给我做了一些检查，发现了一些符合自身免疫性疾病标准的症状，但都不足以确诊为某种特定的疾病，比如红斑狼疮。他介绍我去看一位风湿科的专科医生。那位风湿专家怀疑我得的是纤维肌痛，这个病很难通过单一的检查结果做出诊断。他只能尝试减轻我的症状，看病情是否会有所好转。所以我去公司对面的药店拿药时，记录里才会有非适应症用途的抗抑郁剂。不久之后我就成了那家药店的常客，我常取的药不仅包括治疗无名皮疹的可的松药膏、治疗不明感染的抗生素，还包括治疗心律不齐的心脏药。但医生们还是无法确诊我究竟是怎么了。我对自己分析说，这是个好兆头：因为如果我真的身患重疾，那医生肯定早就拿出定论了，所以现在没消息才是最好的消息。

面对这一健康问题，我的应对策略就像当初面对那本给我带来不幸的"幸福之书"一样，我把关于健康和写作的担忧都藏在心里，默默承受着焦虑。我并不是故意对自己最亲近的朋友和家人隐瞒病情，而是不想让自己面对这件事。就像怀疑自己得了癌症却迟迟不去做筛查的内科医生一样，我发现比起正视问题，置之不理简直方便多了。我已经没力气去健身了，还莫名其妙轻了十磅。虽然体重变轻，我却感觉自己行动迟缓，身体似乎更沉重了——即便如此，我还是说服自己这一定是良性的，或许只是更年期（虽然我离更年期还很远）。

当我偶尔允许自己正视这件事的时候，我会上网搜索信息，然后发现每个症状都能指向绝症。然后我才回想起在医学院时，学生们常常会患上"医学院学生综合征"——医学院的学生总会自以为患上了自己正在学习的病症——这是一种真实存在的现象，文献上也有记载。曾经有一天，我们在学习淋巴系统，吃晚饭的时候我们一组人试着触摸每个人的淋巴结。有个同学把手放在我的脖子上，突然惊呼起来："哇！"

"怎么了？"我问。

她做了个鬼脸，说："我感觉我摸到了淋巴瘤。"

我抬起手，摸了摸自己的脖子。她说得没错，我有个淋巴瘤！

然后好几个同学都过来摸了一下我的脖子，也都表示同意——我完蛋了。他们建议我最好去验一下白细胞。他们还说，让我们来给那些淋巴结做活检吧！

第二天早上上课的时候，教授也对我进行了触诊。我的淋巴结确实有点大，但仍在正常范围内。我没有得淋巴瘤，我得的就是"医学院学生综合征"。

同理，我觉得这次应该也没什么大问题。但内心深处，我知道对于一个曾经坚持长跑的四十岁女性来说，如果她的身体无法再坚持跑步，而且每天都会感到不适，那绝对不是一个正常的情况。我醒来的时候浑身刺痛，手指红肿像香肠，嘴唇也肿得像被蜜蜂蜇过一样。内科医生又让我做了更多的化验，有些指标显示异常，或者用他的话来说，检查结果"很古怪"。他又让我去做了核磁共振、CT和组织活检，其中有些结果也"很古怪"。他又把我送去看各种专家，尝试解释那些"古怪"的化验和扫描结果、各种先兆和症状。我拜访了无数专家，以至于我开始把自己的求医之路称作"医学探秘之旅"。

我的病确实是个谜。有一位医生认为我得了一种罕见的癌症（化验结果支持这个结论，但扫描结果排除了这个可能性）；一位医生认为这是某种病毒感染（最开始是从皮疹开始的）；另一位医生认为这是代谢性疾病（我的眼睛里布满了没人能够确诊的沉淀物）；还有一位医生认为我患有多发性硬化（我的头部扫描显示的结果并不符合典型的多发性硬化症状，但也可能只是我的病理表现比较特殊）；我还被怀疑过得的是甲状腺疾病、硬皮病，哦，对了，还有淋巴瘤——那些略为肿大的淋巴结，是不是在读医学院的时候就已经埋下了病根，一直潜伏到现在？

但是，最终所有的检查结果都是阴性的。

大约一年之后，我的症状已经发展到下巴和手都会轻微地颤抖，有一位神经科医生认为他已经找到了症结所在。这位医生总是穿着一双绿色的牛仔靴，讲话带有浓重的意大利口音。我第一次去见他的时候，他走进诊室，登录医院的电脑系统，留意到我看过的那一长串专家："哇，你真的把城里所有的大夫都看了个遍，是不是？"他轻浮地说道，听上去就像是我个人生活不检点似的。然后，他跳过化验和检查，立刻给出了诊断。他认为我得是弗洛伊德所说的女性癔症的现代版本，表现为转换性障碍。

得了这个病之后，病人的焦虑被"转换"成神经系统的病症，例如瘫痪、平衡问题、尿失禁、失明、失聪、震颤，或是癫痫。通常症状都只是暂时的，且根源往往和心理应激源相关（有时是象征性相关）。例如，如果一个人目睹了一些创伤性的场面，比如发现自己的配偶和别人躺在床上，或是目击了一次恐怖的谋杀，那这个人可能会经历暂时性失明。如果一个人经历了一次可怕的坠落体验，即使腿部神经在功能上并没有受到损伤，也可能感觉腿部处于瘫痪的状态。如果一个男人难以接受自己对妻子的怒火，那他幻想中对妻子挥舞的拳头可能在实际中会感觉麻木。

患有转换性障碍的人并不是装出来的，即所谓的做作性障碍。患有做作性障碍的人有一种心理需求，他们需要认为自己是有病的，他们会有意识地、千方百计地制造得病的表象。但转换性障碍的患者经历的症状都是真实存在的，只是这些症状没有确凿的医学解释。这些症状似乎是由病人完全无意识的情绪困扰所造成的。

我不认为我有转换性障碍。但如果转换性障碍是在一个"无意识"的过程中产生的，那我又怎么能确定呢？

转换性障碍由来已久，最早的记载可以追溯到四千年前的古埃及。和大多数的情绪障碍一样，绝大多数的确诊者都是女性。事实上，人们曾经认为病人的症状是由于女性的子宫在体内上下游走而造成的，所以这个病后来被称为"徘徊的子宫"。

那么古人又是如何治疗的呢？他们在女性的身体周围放置令人心旷神怡的香薰或香料，摆放的位置与子宫可能游走的方向相反，人们认为这样的"治疗"能引导子宫回到正确的位置。

这个病被希波克拉底以希腊语中的"子宫"命名为歇斯底里症（癔

症）。但到公元前五世纪，希波克拉底自己注意到香氛治疗似乎对这个病并没有什么疗效，于是，治疗患有癔症的女性的手段从香薰和香料转变成了运动、按摩和热水浴。这一直延续到十三世纪初，那时人们认为女性和魔鬼之间存在某种联系。

随之而来的新型治疗方法，自然是驱魔了。

最后，到了十七世纪末，癔症被认为与大脑相关，而不是源于魔鬼或子宫。时至今日，关于应该如何认识那些无法从功能上给出解释的症状，依然存在许多争议。最新的ICD-10 [1] 中，在"精神和行为障碍分类"里将"存在运动丧失或运动功能受妨碍的转换性障碍"归为分离（转换）性障碍，而且"癔症"这个词也被收入这个子类，而DSM-5 [2] 则将转换性障碍列为"躯体症状障碍"。

有趣的是，转换性障碍更容易出现在规则严格的文化中，以及情感表达机会不多的环境里。但总的来说，这一疾病的诊断在过去五十年中有所下降，原因可能有两个：首先，医生们不再将梅毒症状误诊为转换性障碍；其二，过去罹患转换性障碍的那些"歇斯底里"的女性，往往都要应对受约束的性别角色，这和现代女性能够享受到的自由有天壤之别。

尽管如此，这位穿着牛仔靴的神经科专家在浏览了一遍我的求医历程之后，抬起头看着我，对我笑笑，就像是看着一个天真的孩子或是做白日梦的大人。

"你太多虑了。"他用他的意大利口音说道。然后他断定我一定是压力太大了——作为单亲妈妈要兼顾工作和家庭，以及其他种种——他认为我需要的是去做一次按摩，再好好睡一觉。然后，在他将我确诊为转换性障碍（用他的话说："焦虑"）之后，他给我开了一些褪黑素，并叮嘱我一周要做一次按摩水疗。他还说，虽然我看上去像个"帕金森病患者"，顶着两

1　《疾病和有关健康问题的国际统计分类》。

2　《精神疾病诊断与统计手册》。

个大眼袋，还有震颤的症状，但我得的不是帕金森病，这些症状也可能是睡眠不足引起的。当我解释说疲劳导致我睡眠过多而不是不足（所以男友才会独自醒来，遇到我儿子要他欣赏自己的乐高作品），牛仔靴医生笑了："啊，你睡得多，但你睡得不好。"

内科医生坚信我没有转换性障碍，不仅因为我的症状都是慢性的，而且正在变得越来越糟，更因为我看过的每一个专家都还是发现了一些小问题（肺部过度充气、血液中某种物质的含量明显过高、肿胀的扁桃体、那些散落在我眼睛里的沉淀物、脑部扫描中发现的"多余间隙"，当然还有那些来势汹汹的皮疹）。专家们只是不知道如何把这些数据综合起来。有几个专家说，有可能这些症状和我的 DNA 有关，可能是基因中存在缺陷。他们想要检测我的基因序列，看看能发现什么。但基因筛查不在医疗保险的范围之内——虽然医生们申请了很多次，都没有用——保险公司的理由是，如果我真的患有一种尚未被发现的遗传病，那也就不存在治疗的方法。

所以这对我的病情不会有帮助。

你或许无法想象，尽管深陷顽疾，面对外界我还是装作若无其事——我很少跟人分享我的"医学探秘之旅"，甚至对男友也守口如瓶。但我这么做是有理由的。首先，即使我想告诉别人我的状况，我也没办法解释清楚，我无法明确地告诉别人"我得了某某病"。就像得了抑郁症或某种有名字的疑难杂症的病人，都很难跟别人解释他们的病症，因为对于没有经历过这些疾病的人来说，那些症状显得无法名状又无法量化。别人会觉得：你是情绪低落吗？要振作起来啊！

我的症状在局外人看来就跟情绪低落一样含糊不清。我想象人们听了我的故事之后可能会纳闷：一个人怎么可以病得这么重，还搞不清楚自己得的是什么病？怎么会让这么多医生都手足无措？

换句话说，就算在穿牛仔靴的神经科医生明确表示我得的是癔症之前，我也知道很可能有人会跟我说我的问题都是自己想出来的。但现实中，见完牛仔靴医生之后，我的电子病历里面就多了一条——"焦虑"。之后我再去看病，每一位医生都会在我的病历首页看到这两个字。虽然严格来说这也没错——我确实为那本"不幸的幸福之书"和我自己的健康状况感到焦虑，当然后来我又为分手感到焦虑——但我觉得被贴上这个标签之后，所有的症状都逃不过被解读为焦虑的结果，而那些症状本身都变得不可信了。所以我对别人绝口不提，就是不想被人怀疑我体内有个"徘徊的子宫"。

另外还有一个原因。在男友和我刚开始约会时，我们还处在热恋期，会就各种话题聊上好几个小时，那会儿男友曾提起过，他在认识我之前和一个颇为心仪的女人约会过几次，但当他得知那位女士关节有些问题，以至于她无法爬山之后，他就不再和她约会了。我问男友为什么，因为毕竟那也不是什么很严重的病，听上去更像是常见的关节炎。毕竟我们都已经是中年人了，更何况男友也不是什么徒步爱好者。

"如果有一天她真的病了，我可不想照顾她。"他一边和我分享着甜品，一边说，"如果我们是结婚二十年的老夫老妻，那她病了就是另一码事了。但如果刚认识就知道她身体不好，那何必要投入进去呢？"

"但我们任何人都有可能会生病呀。"我说。那时我还不觉得自己属于"病人"。我觉得我的症状是暂时的（只是一时的系统错误），或是可以被治愈的（也许是甲状腺失调）。但后来，当我的"医学探秘之旅"进行得如火如荼的时候，我的否认变成了一种奇妙的想法：只要还没确诊，我就可以无限期推迟跟男友说这个事儿；而如果最终结果没什么事，那我也永远不用跟男友坦白什么。他（有时候）会知道我在做各种检查，或是听到我说感觉自己不对劲，但我会借用牛仔靴医生对我各种疲劳症状的诊断：因为我是个忙碌的职场妈妈。有时我也会开玩笑说自己年纪大了。我不想冒险向他坦白我可能身患顽疾，或者我总是臆想自己有病。我不想以此来考验他对我的爱。

与此同时，我被发生在自己身上的一切吓坏了，我一直希望这些症状会自行消失。我想着，我要和男友一起步入未来，这才是我该专注的事情。这也就是为什么即使当时有征兆表明我们彼此并不合适，也都被我无视了。我一心想着如果那个未来落空了，我就不得不面对一本未动笔的书和一具病体。

但现在，那个未来已然落空了。

所以我不禁要想，男友离开我是因为我病了吗？或是因为他觉得我固执地认为自己病了？还是因为我没有像他一样坦承自己是什么样的人、想要怎么样的伴侣？或许我们归根结底并没有什么两样。当他期望能和一个真心喜欢的人在一起，他也一直推迟坦白自己的内心，和我的理由一样：这样我们就可以自欺欺人地继续在一起。如果男友在今后的十年里都不能和小孩一起生活，如果他想要的是自由，那他肯定也不会想担起责任照顾我。其实早在那次约会的谈话中我就已经得知这个事实了——就像他知道我有孩子这个事实一样。

但现在，我又在重蹈覆辙。我在拖延，我不愿向温德尔坦白，因为坦白的代价就是必须面对现实。我的来访者朱莉说过，她总是希望能够在做完检查和拿到结果中间的几天让时间停止。在接到电话、知道检查结果之前，她还是可以跟自己说一切都很好——虽然明知道真相可能会改变一切。

虽然向温德尔医生坦白并不意味着他会像男友那样弃我而去，但他会逼着我直面自己神秘的病症，而不是假装它不存在。

32

紧急治疗

"你的要求也太苛刻了吧。"这是我在瑞塔发布自杀通牒一个月后对她说的话。尽管她的过往跌宕纷乱，我还是更专注于她当下的状态。重要的是要用行动来打破抑郁，建立社交关系，为每一天的生活找到目标，让自己每天早上能有动力起床。我尝试帮助瑞塔找到更好的生活方式，但我提出的每一个建议几乎都告吹了。

首先，瑞塔拒绝了我推荐的一位非常资深的精神科医生为她提供用药咨询。她查了一下那位医生的资料，发现他年逾七十，她即刻认定他"太老了，一定不知道最新的用药趋势"。（明明那位医生还在给医学院的学生上课，教的就是心理药理学。）于是我又给瑞塔介绍了一位年轻的精神科医生，但瑞塔又觉得人家太年轻了，肯定理解不了她的情况。最后我只好再给她介绍了一位中年的精神科医生，虽然这次她没有提出异议（瑞塔表示"他是一位很有魅力的男士"），但她一服药就昏昏欲睡。医生修改了处方，但新的药物又使她变得焦虑，而且加剧了失眠症状。于是，她决定再也不吃药了。

与此同时，瑞塔跟我说她那栋公寓的住户委员会里多出了一个职位的

238

空缺，于是我鼓励她加入，这样她能更了解邻居们。她却说："还是算了吧，那些有趣的房客可没空参与这个。"

我曾经和她集思广益，建议她去做义工，既然她对绘画和艺术史有兴趣，或许可以参与艺术界或博物馆的公益活动，但她也想出各种理由拒绝了这些建议。我曾和瑞塔讨论过，虽然她的几个子女已经完全切断了和她的联系，或许她还是可以试着主动联系他们一下。但瑞塔感觉自己无法面对又一次可能失败的尝试，她的原话是，"我已经够抑郁了。"最后，我提议她尝试一下交友软件，结果就让她遇上了"八旬大军"。

这段时间以来，我一直认为更迫在眉睫的不是她的生日自杀大计，而是她在生活中需要切实面对的强烈的痛苦，这种痛苦已经伴随她太久了。当然其中有一部分环境因素：她有一个孤独的童年、一个暴力的丈夫、一段困苦的中年生活，而且她与人相处时有一些特殊的模式，这也成了她的绊脚石。但我越了解瑞塔，就越觉得还有一些别的原因，我很想为此与她"对质"一下。我得出的结论是，即使瑞塔有机会减轻自己的痛苦，她也不会允许自己得到快乐。有些原因令她裹足不前。

但突然，她打电话来说需要进行一次紧急治疗。

原来瑞塔也有一个秘密没有对我坦白。最近，她的生活中一直有一个男人，而现在她陷入了危机。

瑞塔来做紧急治疗时显得焦躁不安，一反常态地衣冠不整。她告诉我，麦伦和她"曾经是朋友"。她告诉我，他们的友谊是在六个月之前结束的，那时他是她唯一的朋友。虽然她在健身房也有一些点头之交的女性，但那些女生都比她年轻，没兴趣和"她这个老女人"做朋友。她感觉自己被排斥在外，就像大多数时候一样是个隐形人。

但麦伦注意到了瑞塔。去年年初，当麦伦迈入六十五岁的时候，他从东海岸搬到了瑞塔住的那栋公寓里。三年前，与他相伴四十年的妻子过世了，他长大成人的孩子们都住在洛杉矶，是他们鼓励父亲搬到西海岸来的。

瑞塔和麦伦是在大楼公共区域的信箱前偶遇的。当时麦伦正在翻看一些宣传本地活动的传单，对待此类垃圾邮件，瑞塔总是直接丢进垃圾桶了事。但麦伦告诉瑞塔，自己刚来到这个新的城市，所以想看看附近有没有什么活动。瑞塔看了一下传单，告诉麦伦农夫市集就在附近，离公寓也就几个街区。

"太好了，"麦伦说，"你可以和我一起去吗，这样我就不会迷路了。"

"我没兴趣跟别人约会。"瑞塔说。

"这不算是要跟你约会。"他说。

瑞塔当时几乎想找个地缝钻下去。当然了，她跟自己说，麦伦怎么可能对她感兴趣呢，她穿着宽大的运动裤，T恤上还有破洞。她的头发很油腻，就是一个抑郁症患者多日没洗的油头。悲伤让她的脸显得下垂。如果说有什么东西吸引了麦伦，瑞塔相信一定是她手中的邮件：一份当代艺术博物馆的宣传册、一期《纽约客》，还有一本有关桥梁的杂志。很显然，他俩有相似的兴趣爱好。麦伦在努力适应新的城市，而瑞塔又刚好和他年纪差不多。他说，或许瑞塔可以介绍他认识一些新朋友，使他重新开始社交生活。（显然他不知道瑞塔是一个没有朋友的隐士。）

在农夫市集上，他们谈论了旧电影、瑞塔的画作、麦伦的家庭，还有关于桥梁的话题。在接下来的几个月里，麦伦和瑞塔简直形影不离。他们一起散步，一起参观博物馆，还去听了几个讲座，尝了几家新的馆子。但大多数时候，他们俩就在麦伦家煮饭，然后坐在沙发上看电影，一边看电影一边聊天。当麦伦要去参加他孙子的命名仪式时，他们会一起去逛商场，然后瑞塔会用她的审美眼光替麦伦挑选最合适的衣服。有时瑞塔自己去逛商场，如果看到一件合适麦伦的衣服，也会顺便替他买回来。她会帮他装点家居，而麦伦也会帮瑞塔在墙上钉上抗震挂钩来悬挂她的画作。而且麦伦还是瑞塔的私人技术支持，如果瑞塔的电脑死机了或是找不到Wi-Fi信号了，只要一通电话，麦伦就会及时赶到。

他们并没有在约会，但他们大部分时间都一起度过。虽然瑞塔一开始认识麦伦时觉得他只能算是"长得还行"（超过五十岁的男人在她眼里少有称得上帅的），但有一天，当麦伦给瑞塔看他孙子孙女的照片时，她的心却有些荡漾。她一开始以为自己是在嫉妒他和家庭成员的亲密关系，但她无法否认她感受到的是另一些东西。尽管瑞塔尽量不去想它，但那个感受还是越来越明显。老实说，从他们第一次在信箱旁尴尬的邂逅开始，她就知道自己和麦伦将展开一段柏拉图式的关系。

话虽如此，但六个月过去了，他们实际上就像在约会一样。她考虑过要跟麦伦聊聊这件事。她告诉自己必须这么做，因为她不能忍受两人紧挨着坐在沙发上，手中拿着酒杯，电视屏幕在黑暗中忽明忽暗，当他要把酒杯放到茶几上，却不小心蹭到她膝盖时她还要表现得若无其事。她会忍不住斟酌：他那是故意的吗？她还会想，起初在麦伦和她搭讪的时候，是她先说她没兴趣约会的。或许他说"这不算是要跟你约会"只是碍于面子。

一想到自己快七十岁了还像在读大学时一样为了与异性的关系思前想后，瑞塔就觉得悲从中来。她讨厌自己像个小姑娘一样痴迷、愚蠢、无助、困惑，她讨厌自己为了见他而一件件地挑选衣服，脱下这件，换上那件，床上堆满的衣服就是她缺乏安全感又过度投入的证据。她想要抛开感情，单纯地享受这段友谊，但也担心自己无法面对内心逐渐增加的压力。她担心长此以往，总有一天会忍不住亲上麦伦的脸颊。

她觉得自己忍不了多久了。

但后来，麦伦遇到了别人，而且偏偏是在交友软件上认识的。（瑞塔表示，"真恶心！"）让瑞塔讨厌的是，那位女士还挺年轻，才五十多岁！她叫曼迪、布兰迪、姗迪，或凯迪之类平淡无奇的名字，反正最后那个音是"迪"，但瑞塔猜测，那个年轻漂亮的女子的名字里大概用的不是"迪"字，而是"蒂"字，曼蒂、布兰蒂、姗蒂。反正瑞塔也记不住。她只知道麦伦从此消失了，如流星飞过一般，在瑞塔的生活里留下了一个陨石坑。

就是在那时，瑞塔决定要来找心理治疗师，并决定如果在七十岁生日之前生活没有任何改善的话就了断自己的生命。

瑞塔抬起头看着我，似乎她的故事已经讲完了。我觉得有趣的是，虽然麦伦是触动她来治疗的诱因，但她之前竟然未曾提起过这个人。我也很好奇为什么她现在告诉我这些，又为什么突然在今天需要这次紧急治疗。

瑞塔长长地叹了口气。"等一下，"她忧郁地说道，"还有后续。"

瑞塔接着说，当麦伦在和不知道叫啥名字的女士约会时，她还是会在健身房遇到他，他游泳时瑞塔在做有氧操，但他们开车去的时候不再同路，因为麦伦现在常去曼蒂／布兰蒂／姗蒂家过夜了。下午时，他们也会在信箱旁相遇，麦伦会尝试和瑞塔聊天，但瑞塔总是对他很冷淡。麦伦邀请瑞塔加入他们这栋公寓的住户委员会，但瑞塔断然拒绝了。有一次瑞塔正要出门去做心理治疗时在电梯里遇到了麦伦，他称赞她的打扮（瑞塔来做心理治疗的时候总是"把自己打扮得漂漂亮亮"的，这算是她每周一次的外出活动）。

"你今天看上去很美。"他说。瑞塔却只冷冷地回了一句"谢谢"，然后全程在电梯里都目不斜视地望向前方。夜里她不再迈出公寓一步，哪怕是那晚吃了很腥气的鱼也不出去倒垃圾，就怕会遇到曼蒂／布兰蒂／姗蒂和麦伦走在一起。她确实撞见过他们几次，两个人手挽着手，或是在说笑，更甚者则是在接吻。（"恶心！"）

"爱是痛苦的。"这是瑞塔在跟我叙述了自己失败的婚姻后说的话。她遇到了那个八十岁裸体先生后又跟我说过一次，她还说，"所以，何必呢？"

但这些都是麦伦和曼蒂／布兰蒂／姗蒂分手之前的事了。那天麦伦在健身房的停车场拦下了瑞塔，在那之前有好几周时间，瑞塔都直接把麦伦的电话转到语音信箱，也不回他的短信。麦伦留言问："我们可以谈谈吗？"瑞塔转手就把留言删了。昨天，他俩在阳光明媚的健身房停车场里面对面的时候，瑞塔发现麦伦"看上去好像老了一些"。麦伦告诉瑞塔，有些事他很早就想对她说了，但他解释说，自己也是直到和兰蒂（所以她的名字是兰蒂！）交往三个月之后才意识到这些事。

他意识到的是：他想念瑞塔，深深地想念着她。他无时无刻不想告诉瑞塔的，正是他曾经在婚姻中想对他妻子麦娜说的话。瑞塔能让他笑，让他思考，当他的孩子们发来孙子孙女的照片时，他也想拿给瑞塔看。但麦伦完全不会像这样和兰蒂相处。他喜欢瑞塔机敏的才智，喜欢她的幽默感、她的创造力、她的善良，还有她在食品店里为麦伦挑选他最喜欢的芝士的样子。

他喜欢瑞塔的世故，喜欢她的冷眼旁观，以及他在征询她的建议时她给出的充满智慧的忠告。他喜欢她低沉的笑声，喜欢她的眼睛在阳光下是碧绿色，在室内却又是褐色的，喜欢她那头亮丽的红发，还有她的价值观。他喜欢每当他俩从一个话题聊开去，就会演变成两个、三个，甚至更多的话题，他们有时会回到最初的话题，有时他们也会尽情地跑题，完全忘了最初在说什么。瑞塔的画作和雕塑让他的心为之震撼。他对她充满了好奇，他想要进一步了解她的孩子、她的家庭、她的生活和她本人。他希望能让她敞开心扉，他想知道为什么她像一个谜，极少透露自己的过往。

哦，还有，他觉得她很漂亮，简直令人惊艳。但她能不能别再穿那些像抹布一样的 T 恤了？

麦伦和瑞塔站在健身房的停车场里，麦伦这一番不带任何喘息的肺腑之言让瑞塔感到眩晕、不安——还有气愤。

瑞塔说："我可没兴趣来为你填补空虚，就因为你和那个不知道叫什么名字的金发女郎分手了，或是你想念你妻子了，无法忍受孤独。"

"你觉得事情是这样的吗？"麦伦问道。

"当然，"瑞塔断然回答道，"就是这样的。"

然后他吻了她。那是一个强烈的、温柔的、突如其来的、像电影镜头一般的亲吻，那个吻像是持续了一辈子。当那个吻终于结束时，瑞塔一巴掌打在麦伦脸颊上，转身跑回自己车里，然后打电话给我说需要一次紧急治疗。

"这太令人激动了！"瑞塔对我讲述完这个故事后我这样说道。我完全没料想到故事有这样的反转，我真心为瑞塔感到开心。但瑞塔却从鼻子里发出一记闷哼，我意识到她可谓是"身在福中不知福"。

"他说的那些话都很美好，"我说，"还有那个吻……"我看到了瑞塔脸上还没绽放就被抑制住的笑容，然后她的表情就凝固了，变得冷漠。

"是，那些都很好，"她说道，"但我再也不会跟麦伦讲话了。"她打开手袋，拿出一张被团成一团的纸巾，然后坚定地补充道，"我已经受够了爱情。"

我记起了瑞塔之前说过的话，"爱是痛苦的。"麦伦的事让瑞塔的心七上八下，因为正是麦伦让她冰封了几十年的心开始融化，让她看到了希望，却又经历了失望。我突然想到，瑞塔一开始来找我的时候，她之所以绝望不只是因为她一年后就要步入七十岁了，而是像她后来跟我说的，是因为麦伦的失踪让她思考一个问题：这个刚离开我的男人是不是我最后一次经历爱的机会？就像我第一次去见温德尔医生时思考的问题一样，她是不是觉得错过了自己的"末班车"？或许瑞塔也在为一些更重要的事情而悲伤。

但现在，那个吻又给瑞塔带来了另一个危机——新的可能性。对她来说，这可能比痛苦更叫人无法承受。

33

因果报应

夏洛特今天迟到了，因为当她把车子从停车场里开出来时，被一辆车给撞了。虽然只是个小擦撞，人也没受伤，但夏洛特说，撞击导致杯架里滚烫的咖啡都洒在了她的笔记本电脑上，里面有她为明天开会准备的讲演报告，而且这份文件她没有另外备份。

"你觉得我应该跟同事们说明一下这个意外吗？还是应该连夜赶工把文件重新做好？"她问我，"我希望能把这件事做好，不希望让别人觉得我不靠谱。"

上星期，夏洛特在健身房里不小心把一个哑铃砸到了自己的脚趾上。那些淤青越来越严重，到现在还是很疼。"你觉得我是不是应该去拍个 X 光片？"她问道。

再早些时候，大学里她最敬爱的一位教授在一次露营中遇到事故意外身亡了。那时夏洛特问我："你说是不是就算会惹老板生气，我还是应该飞去参加葬礼？"再早些时候，她还被人偷走了钱包，只好花了好几天时间采取各种措施，防止有人冒用她的身份。她对我说："我是不是应该从现在开始，把驾照锁在副驾驶座前面的储物格里？"

　　夏洛特坚信她是在经历一轮"因果报应"的打击。似乎每隔一个礼拜都会出现一些新的问题——例如交通违规、与转租人之间发生小摩擦——我起初还为她感到难过，并试图帮助她应对这些问题，但渐渐地，我意识到我们根本没在进行任何治疗。我们怎么能这样呢？我们忙着关注一个接一个出现的外部灾难，却忽视了夏洛特生活中真正的问题：内在的危机。有时，"给自己加戏"可以是一种自我治疗的方式，不管加的是不是苦情戏，都可以让我们不去面对内心正在酝酿的危机，让自己自欺欺人地获得片刻安宁。

　　夏洛特在等着我告诉她该怎么处理那份讲演文件，但她现在应该也能猜到，我不会给她任何指令性的建议。我当治疗师以来感到十分惊讶的一件事就是，人们常常期望由别人来告诉自己该干什么，就好像别人手里有标准答案似的，又好像我们每天在日常生活中做的那么多选择真的都有对错之分。我在自己的文件堆旁边贴了一个字条，上面写着"好为人师的假博识"（ultracrepidarianism），意思就是"习惯就一个人知识或能力范围以外的事情发表见解或提供建议"。我以此提醒自己，作为一名心理治疗师，我可以理解别人，帮助他们厘清自己想做的事，但我不能替他们做出人生抉择。

　　刚踏入这一行的时候，我的确偶尔会感到出于善意的压力（至少我自己是这样相信的）要给别人提供一些建议。但后来，我意识到人们其实讨厌被告知应该要做什么。虽然人们会重复地、不厌其烦地要你告诉他们该做什么，但一旦你屈从了，给出了建议，他们却不会释怀，而是感到怨恨。而且即使后续发展一切顺利，也无法避免人们心中的怨恨，因为人们最终还是希望在自己的生活中掌控话语权。这也就是为什么儿童从幼年开始就祈求父母让他们自己做决定的原因。（然而等他们长大以后，却祈求我剥夺他们自己做决定的自由。）

　　有时，来访者会默认治疗师心里有答案，但就是不告诉他们——我们就是在故意隐瞒。但我们并不是要让来访者受折磨。我们迟迟不给出答案，不仅因为来访者们其实并不真的想听到那些答案，还因为来访者常常会曲解自己听到的内容。（有时候治疗师会想："我可从来没建议你要跟你妈妈说这些！"）最重要的是，我们希望支持来访者独立思考。

不过当我坐在温德尔医生办公室里的时候，我也会把这些都抛到脑后，我会忘记自己在这些年里学习到的有关提供建议的一切知识：来访者提供给你的信息都是透过自带滤镜渲染后呈现的效果；信息的呈现方式会随着时间的推移而改变，时间越久，信息中渲染的成分也越少；来访者真正的困境和他提供的信息可能完全不同，甚至可能还尚未被提及；来访者有时会试图让你支持他某个特定的选择，随着你们关系的发展，这一点会变得更为明显；来访者希望别人为自己做决定，那样即使结果不利，他也不用承担责任。

我问过温德尔医生以下几个问题："一台冰箱用了十年后坏掉是正常的吗？我该留着它还是花钱修理一下呢？"温德尔的回答是："你真的要来这儿问我这些人工智能就能替你回答的问题吗？"我又问："我该给我儿子选这个学校还是那个学校呢？"温德尔回答："我认为如果你能想清楚为什么这个抉择对你来说这么艰难，那你才更能从这个思考中获益。"有一次他说："我只知道如果是我，我会怎么做，但我不知道你该怎么做。"我当时并没有去领会他这么说的意义，而是随即问道，"那你就告诉我你会怎么做。"

在我这些问题的背后隐藏着这样一个假设：温德尔是一个比我更有能力处理问题的人。有时我会想，我凭什么在自己的生活中做出重要的抉择呢？我真的有这个资格吗？

每个人在某种程度上都会在内心进行这样的斗争：我要当个孩子还是大人？我要安全还是自由？人们在人生连续的变化中做出的每一个抉择都基于两个因素的考量：恐惧和爱。治疗师要做的就是努力教你如何区分这两者。

夏洛特有一次跟我讲了一个她看到的让她落泪的电视广告。

"那是个汽车的广告，"她说，然后淡淡地补充道，"我不记得是哪个牌子的车了，所以显然这个广告的宣传效果不怎么样。"

她说，那个广告的场景是在晚上，有一条狗在开车。我们看到那条狗开车驶过一个近郊的住宅区，然后镜头移到车内，后座上坐着一只小狗，小狗在汪汪地叫着。狗妈妈继续开车，它透过后视镜观察小狗，直到小狗在平稳的行驶中睡着了。最后狗妈妈到家了，它把车开上自家的车道，充满爱意地看着熟睡中的小狗。但它刚一熄火，小狗就立刻醒来，又开始吵闹起来。狗妈妈的脸上露出了宠溺的表情，它又继续把车发动起来，开出车道，它打算在附近多转一会儿。

夏洛特讲完这个故事时已是泪流满面，这对她来说可不常见。夏洛特通常很少流露出真感情，她的脸是她的面具，她的话通常只是消遣。她并不是隐藏了自己的感受，而是她无法触及那些感受。像这样的情感盲症有一个专有名称——"述情障碍"。她不了解自己的感受，或是无法用语言来表达这种感受。她会用呆板的语气向我讲述她的老板如何表扬了她，我需要深究、再深究，才能品味出一丝自豪的感觉。她会用同样的语气向我讲述她大学时受到性侵的经历：她当时在一个派对上喝酒，后来却发现自己在一间陌生的宿舍里，一丝不挂地躺在床上。当她复述她和母亲的一段充满争执的谈话，听上去就像是在背诵一段效忠誓言。

有时候人们在童年时期所受的管教会造成他们成年后无法判断自己的情绪。例如当孩子说"我生气了"，家长会说："真的吗？就为这么一件小事吗？你太敏感了！"当孩子说"我很难过"，家长会说："别难过，看，这儿有个气球！"或者，当孩子说"我害怕"，家长又会说："没什么好怕的，你又不是小宝宝。"但没有人能永远把深刻的情感封存在心里。最终，情感还是会不可避免地找到出口——或许是在你最想不到的时候，就好比，在你看电视广告的时候。

对于那个汽车广告，夏洛特说："我也不知道这个广告为什么让我这么难过。"

看着她哭，我不仅了解了她的痛苦，更懂得了她一直逼我为她做决定的理由。对夏洛特来说，前排的驾驶座上缺少了一位狗妈妈。她的母亲沉浸在抑郁中，总是在深夜的派对上喝到烂醉，回家后倒头就睡；而她的父亲经常因为"出差"不在家；父母的生活都一团糟，两人还会肆无忌惮地争吵咒骂对方，有时大声到连邻居都上门抱怨。于是夏洛特只能被迫早早地开始扮演成年人的角色，就像是一个不够年龄的无证司机把控着自己人生的方向盘。她很少看到她父母能像她朋友的父母那样，活得像个大人的样子。

我想象夏洛特的童年："我什么时候该出门去上学？今天有个同学说了些很刻薄的话，我该怎么办呢？我在爸爸的抽屉里找到些禁药，我该怎么办呢？为什么已经半夜了，我妈妈还没回家？我该怎么申请大学？……"这些问题她都只能自己找答案。她必须自己照顾自己，同时还要照顾弟弟。

然而，没有一个孩子会真的想要早当家。所以夏洛特才会希望我能暂时担当她母亲的角色，这也不奇怪。我可以扮演一名"正常"的家长，平稳地、充满爱心地为她驾驶那辆汽车，让她能体验那种她从未体验过的被呵护的感受。但为了让我能胜任这个强者的角色，夏洛特认为一定要把自己塑造成无助的弱者，让我只看到她的问题，"用她的痛苦召唤我"——温德尔有一次也这样形容我对他的所作所为。来访者们常常都会这么做，以确保治疗师不会忘记他们有多痛苦——即使他们偶尔也会提到一些积极的内容。就像夏洛特的生活中也会有好事发生，但我却很少听她提起，即使有也只是一笔带过，或是等我听说时事情已经过去好几个月了。

我开始思考夏洛特用痛苦来召唤我的这个行为，以及她小时候给父母施的"苦肉计"。不管夏洛特做什么，喝醉也好，逃夜不回家也好，私生活不检点也好，都没有达到她预期的效果。夏洛特的行动就是无声的呼喊："这里出问题了，那里出问题了，快来关注我呀！你们到底能听见我说话吗？"但依旧没有回应。

现在，继咖啡打翻在电脑上的问题之后，夏洛特又在问我该怎么处理和候诊室里那小哥的关系。她已经有好几个星期没见他了，那小哥总带着女友一起来治疗，但今天他又是一个人来的。几分钟前，在候诊室里他还向她发出约会的邀请，至少夏洛特觉得那是个约会的邀请。他问她今晚要不要"一起出去玩"，她答应了。

我看着夏洛特，心里想："你怎么会觉得这是个明智的决定呢？"

我当然没有大声说出口。但有时候，不只是在面对夏洛特的时候，当我听到来访者说起他做了，或是正要去做一些自我毁灭性的事情——例如当他大言不惭地要去跟老板聊聊自己真实的感受时——我总是要抑制住冲动，让自己不要喊出来："不！别那么做！"

但我也不能看着火车即将冲出铁轨却依然袖手旁观。

夏洛特和我预测过她答应去"约会"之后会有什么后果，但我知道她现在的决定并不是理智思考后的决定。强迫性重复是可怕的洪水猛兽。对夏洛特来说，生活中稳定的状态和随之而来的欢乐是不可靠的，这让她觉得焦虑不安。如果在你小时候，你父亲虽然爱你，但很爱玩，他总是会消失一阵子，又若无其事地回到你身边，然后还不断重复这样的过程，你就会认为快乐是变化无常的。当你的母亲从抑郁状态中走出来，突然表现得对你的生活感兴趣，做一些别的孩子的母亲也会做的事，你也不敢享受这份快乐，因为以你的经验来看，这一切都不会长久。事实也确实如此，从无例外。所以最好不要指望任何事情都能有一个稳定的状态，最好及时行乐，去跟那个在候诊室遇到的人一起出去玩——即使知道他可能还有个女朋友，也可能他现在没有女朋友了，不过他和你调情的时候还是有女朋友的。管他呢！

"我不知道他和他女友是怎么一回事，"夏洛特继续说道，"你觉得答应和他出去是个不明智的决定吗？"

"你自己是怎么想的呢？"

"我不知道，"夏洛特耸耸肩，"有点兴奋？也有点害怕？"

"害怕什么？"

"我也说不清楚。我怕他不喜欢现实中的我，或者自己只是他失恋后的备胎。或许我也害怕他会把事情搞砸，因为他和女朋友本来就相处得不顺利。我是说，不然他们怎么会一起来接受治疗呢，对吧？"

夏洛特开始坐立不安，把玩起她放在椅子扶手上的墨镜来。

"又或者，"她继续说道，"也许他还跟他女友在一起，这只是一个朋友间的邀约，是我会错意了。那怎么办，我以后还得每周在候诊室里见到他。"

我告诉夏洛特，她说起那小哥的样子，让我想起她之前是如何描述自己和父母之间的交流，不是童年时的她，而是作为一个成年人的她在面对父母时的心理状态。她会不断地问自己，"一切会顺利吗？他们会管好自己吗？我们会吵架吗？我父亲会如期赴约吗？还是会在最后一刻取消约定？我妈妈会在公众场合出洋相吗？我们在一起会开心吗？我会被羞辱吗？"

"好吧，"夏洛特说，"我决定不去了。"但我知道她会去的。

当治疗时间快结束时，夏洛特还是以她的仪式来收尾：表示她不敢相信时间过得这么快，然后慢慢地收拾起她的东西，慢悠悠地伸一个懒腰。她慢慢向门口走去，但又在门口停了下来，她常常会这样停下来，问我一个问题，或是跟我说一句她完全可以在治疗过程中跟我说的话。她和约翰都会这样，我们治疗师通常把这个行为称为"门把手边的告白"。

"对了——"她漫不经心地说道，但我有一种预感，她接下来要说的绝不是什么随口一提的事情。这在来访者中并不少见，整个治疗过程中都在顾左右而言他，直到最后十秒钟才说出一些重要的事情，例如"我觉得我是双性恋"，或是"我的生母在 Facebook 上找到了我"。人们之所以会这么做，原因可能有很多，他们或许是觉得尴尬，或许不想给你机会评判他们，或许是他们想把问题留给你，让你也和他们一样感到惴惴不安——"送你一个临别大礼包！这是我所有的烦恼，你就抱着这些问题度过这一周吧，怎么样？"也可能他们只是为了表达一份期许："请把我放在心上。"

但这一次，夏洛特并没有说出什么特别的事。她只是站在那儿。我在想她是不是在思考一些对她来说特别难以说出口的事，可能是她饮酒的问题，也可能是她想在下周她父亲生日的时候给他打个电话，她希望到时他能接她的电话。但最终，她说出口的却是："你这件上衣是在哪儿买的？"

这听上去是一个极其简单的问题。我曾经遇到过一位网约车司机、一位星巴克的咖啡师和街上的一位陌生人都问过我同样的问题。这件上衣是我新买的，我非常喜欢，每当有人问起，我都会毫不犹豫地告诉别人我是在哪家店买的，顺便强调一下衣服正在打折，也在心中为自己的好衣品和好运气感到自豪。但面对夏洛特，我迟疑了。我不是在担心她会跟我打扮得一模一样（虽然我的另一个来访者的确这么做了），而是直觉告诉我她之所以这么问，是因为她想去买这件上衣，然后穿着它去和那小哥约会——那个她决定不去的约会。

但我还是把店名告诉她了。

"真的很好看，"她笑着说，"下周见。"

于是她转身走了，就在我们的目光即将交会的一瞬间，她避开了我的视线。

我们心里都清楚接下来会发生什么。

34

就由它去吧

当培训期进行到差不多一半的时候，我曾经和我的发型师聊过心理治疗这个话题。

"你为什么想要成为心理治疗师呢？"科里皱起鼻子问道。他说他常常觉得自己就像个心理医生，因为他每天都在倾听别人的问题。"对我来说都是些不必要的信息，"他接着说道，"我只是替他们理个发，他们为什么要告诉我那么多事呢？"

"他们真的会告诉你很私密的事吗？"

"哦，是的，有些客人会。我不知道你在治疗时是怎么做到的，这个过程真是……"他停下了手中的剪刀，搜索着合适的辞藻，"叫人精疲力竭。"

说完他接着为我理发，我看着他修剪我前面头发的层次。

"那你会对他们说些什么呢？"我问。我突然想到，当那些客人跟科里分享自己的秘密时，应该也是从镜子里看着他，就像我现在这样——从镜子里看到对方的虚像。我琢磨着，或许正是这样才让人更容易吐露心声。

"你是问我在听完他们的问题之后会说些什么？"他问道。

"对呀。你会试着给他们一些建议，为他们出出主意吗？"

"不，我不会。"他说。

"那你会说什么？"

"顺其自然。"他说。

"什么？"

"我会跟他们说，'就由它去吧。'"

"你就这么跟他们说的？"我笑了起来。想象了一下自己在办公室里这么对来访者说，"你遇到了问题？就由它去吧。"

"你该试试对客户用这招，"科里微笑着回应，"这或许能帮到他们。"

"这对你的客人有帮助吗？"我问。

科里点点头。"这就好比，我给他们剪了个发型，下次他们来的时候会想要换个新发型。我就会问他们：为什么要换新发型呢？之前那个发型不好吗？他们会说，不是的，上次的发型棒极了！但他们就是想试试新的风格。然后我会给他们剪一个和上次一模一样的发型，然后他们会觉得这是个新发型，而且也会非常喜欢这个新发型。"

我等着他再说下去，但他似乎非常专注地在处理我发尾的分叉。我看到自己的头发被剪落到地上。

"好吧，"我说，"那这跟他们遇到的问题又有什么关系呢？"

科里停下来，透过镜子看着我。

"或许他们抱怨的每一个问题实际上都不是什么问题！或许本来就没什么问题。或许一切都很好，就像他们的发型一样。或许如果他们不那么努力想去改变一些事，他们反而会更快乐。就由它去吧。"

我思考了一下他说的话。不可否认其中包含着一些真理。有些时候人们确实需要接受他们自己——以及别人——本来的样子。但有时，为了让自己好过一点，你也需要有人给你一面镜子，让你好好看看自己——但不能是像发廊里这种把人照得更好看的镜子。

"你试过心理治疗吗？"我问科里。

"当然没有。"他使劲摇了摇头，"那不适合我。"

尽管科里对顾客和他分享太多秘密这件事颇有微词，但在他为我理发的这几年里，他也跟我说了不少他自己的事——包括他是如何饱受爱情的煎熬；他已经做了好几次整容手术，但还是对自己的外表不满意，所以正准备再次接受手术。就在我们聊天的时候，他也在不停地照镜子，审视自己脸上的不足。

"当你觉得孤独或难过的时候，你会做些什么呢？"我问。

"刷交友软件。"他理所当然地回答道。

"然后跟陌生人约会？"

他微笑着回答："那不然呢？"

"约过一次之后，你还会跟那个人见面吗？"

"通常都不会。"

"但这样能让你感觉好些？"

"对啊。"

"你的意思是，等你下一次又再感到孤独或难过的时候，你就去交友软件上再找一个新的人？"

"没错呀，"他把手上的剪刀换成了吹风机，"哎呀，这和每星期去心理治疗寻找慰藉有什么区别？"

当然有区别，从各个层面上讲都有区别。不说别的，心理治疗师为来访者提供的绝不是每周简单的慰藉。我曾经听一个记者说过，做一个正式的采访有点像给人理发：看着简单，可真的拿起剪子就是两码事了。随着不断的学习，我发现心理治疗也是一样。但我不想把我的想法强加于人。毕竟，不是所有人都会选择心理治疗。

"你说得有道理，"我对科里说，"有很多办法可以让事情顺其自然。"

他一边开始替我吹头发，一边说："你有你的疗法，"一边朝他的手机点点头，"我有我的疗法。"

35

二选一

　　朱莉正在对她身体的各个器官进行分类，从而决定要保留哪些部位。

　　"是留着结肠好，还是留着子宫好呢？"她问，她扬起眉毛，好像在讲一个笑话，"哦，还有这个——阴道。是不是难以置信？所以基本上，我的选项可以归结为，我是想要能够自己拉屎呢，还是想要能生小孩呢，还是想要能做爱。"

　　我感觉嗓子里像是被什么东西堵住了。朱莉现在看上去和几个月前在乔氏超市的时候很不一样，甚至和她几周前的样子都差很远，那时医生刚告诉她为了保命要再多舍弃一些器官。她挨过了第一次癌症，挨过了复发和医生的死缓宣判，甚至还怀上了带给她希望的新生命。但生命真的跟她开了太多玩笑，她已经受够了宇宙中的小概率事件，现在已经被击垮了。她的皮肤看上去脆弱而布满皱纹，她的双眼布满了血丝。最近我们有时会在治疗时一起哭泣，她会在离开的时候拥抱我。

　　乔氏超市的人都不知道她病了，她也想尽可能地保持现状。她希望同事们能先了解她作为普通人的一面，而不是一开始就把她当作癌症病人。我们心理治疗师在尝试了解来访者的时候也是这样，我们总是希望先了解来访者本身，再去了解他们的问题。

"这就像小时候在睡衣派对上玩的'二选一'的游戏，"她今天在治疗时说道，"你宁愿死于飞机失事，还是死于火灾？你会选择失明，还是失聪？你会选择这辈子身上都会发出恶臭，还是这辈子都会闻到恶臭？有一次轮到我选了，我说，'我两个都不选。'然后大家都说，'不，你必须得选一个，'然后我说，'对呀，我选择两个都不选。'这种想法似乎让人大吃一惊，但我的理念就是如果两个选项都很糟糕，那我就两个都不选。"

高中毕业纪念册里，同学们在她的名字下面写道："我两个都不选。"

她长大成人之后依然贯彻着这个理念。她当时面临的抉择是，要么去一家声望很高但没什么经费的研究生院，要么选择一个研究经费充足但无趣的职位，关于如何在两者之间作选择，她身边的每个人都给出了建议，但朱莉不顾大家的劝告，两个都没选。但这个选择带来了好的结果，不久之后她在一家更好的研究生院拿到了一个更好的职位，学校就在她妹妹所在的城市，而且后来她还在那里遇到了她的丈夫。

但当朱莉生病之后，"两个都不选"就不再是一个可选项了。你是想切除乳房保命还是想留着乳房等死？她选择了活命。还有许多这样的抉择，答案似乎总是很难，却又不言自明，但朱莉每次都从容面对那些选择。但这一次的"二选一"——这个身体器官轮盘大赌博，她不知道该怎么选。毕竟，她还在消化最近一次流产带来的冲击。

之前她的孕期持续了八周，其间她妹妹妮琪也怀上了二胎。她俩都不想过早公布自己怀孕的消息，于是这对姐妹保守着彼此的秘密，并悄悄地在共享的线上日历上标注了自己怀孕前期十二周的进程。朱莉把自己的进程标记为蓝色，因为她猜自己怀的应该是男宝宝，她给宝宝起了个昵称叫"美男"。妮琪的标注是奶黄色的，她打算把婴儿房漆成奶黄色，宝宝的昵称则是"奶宝"，她这一胎也和上一胎一样，想等孩子出生才揭晓性别。

怀孕第八周快结束的时候，朱莉开始出现出血的状况。那时她妹妹刚刚进入怀孕第六周。正当朱莉去往急诊室的时候，她收到了一条来自妮琪的简讯。简讯里有一张 B 超图片，下面写道："嘿，看呀，我有心跳了！我的表哥美男还好吗？爱你的奶宝。"

奶宝的表哥并不好。奶宝的表哥已经活不下去了。

"但至少我的癌症没有复发，"朱莉在离开医院时这样对自己说，因为当时她对自己的状况已经很有信心了。她这一次入院，只是因为遭遇了一个同龄女生都可能面对的"普通"问题。她的产科医生向她解释说，很多人会在怀孕前几周里发生流产，更何况朱莉的身体之前经历了那么多磨难。

"这种事，遇上了也没什么稀奇。"她的医生这样说道。

一辈子都活在理性国度里的朱莉第一次觉得这样的答案十分令人信服。毕竟每当医生真的找到一个确切的原因时，这个原因往往是毁灭性的。而天意、运气、概率，这些词则能让人在听到坏消息的时候感觉还有喘息的机会。所以现在，当朱莉遇到电脑死机、厨房水管爆裂时，她都会说："这种事，遇上了也没什么稀奇。"

这句话让她舒展愁眉，同时认定这句话无论遇上好事还是坏事都同样适用。好事不也常在我们的生活中不期而至吗？她告诉我，就在前几天，一位路人带着一名女流浪者进了乔氏超市，那位女流浪者平时总坐在超市的停车场里。路人对朱莉说："您看到那位女士了吗？我跟她说要给她买点吃的。所以一会儿如果她来结账，麻烦您找我，我来付钱。"下班后朱莉把这个故事讲给迈特听，讲完她摇了摇头，说："这种事，遇上了也没什么稀奇。"

后来，朱莉第二次尝试怀孕，她又成功地受孕了。这次，奶宝要从表弟（表妹）变成表哥（表姐）了。这种事，遇上了也没什么稀奇。

这次，谨慎起见，朱莉没有给宝宝起名字。她会给胎儿唱歌和讲故事，她到哪儿都怀揣着这个秘密，就像是一颗没人能看到的宝石。只有她丈夫、她妹妹和我替她一起保守这个秘密，甚至连朱莉的妈妈也不知道，因为"她的嘴可守不住好消息"。所以朱莉会对我报告孕期的进度。她还告诉我迈特在去给胎儿做第一次心跳超声波检查的时候买了一个心形气球。而就在那一周后，她打电话来告诉我她又流产了，检查显示朱莉的子宫"不太适宜胎儿居住"，因为里面长了个纤维瘤，需要切除。但无论如何这也没什么大不了的，只是个常见的、可以被解决的问题。

"但至少我的癌症没有复发。"朱莉说。这都成了她和迈特的口头禅了。无论发生什么事——那些人们日常爱抱怨的大大小小的事情——只要朱莉没得癌症，世界就一切安好。现在朱莉只需要动个小手术切除纤维瘤，就可以继续尝试备孕了。

"又要做手术？"迈特说道。

他担心朱莉的身体已经经受了太多折磨。他建议说，或许他们可以考虑领养一个孩子，或者用他们冷冻的胚胎找人代孕。迈特和朱莉一样讨厌冒险，这也是他们相遇时促使彼此惺惺相惜的一个共同点。都已经流产不止一次了，难道不该想个更安全的办法吗？再说了，如果选择代孕，他们的心中已经有了最佳人选。

在最近一次流产去急诊室的路上，朱莉给同事艾玛打了个电话，看她能不能替自己顶班。朱莉并不知道艾玛最近刚和一家代孕机构签约，这样她就能有钱供自己上大学。艾玛二十九岁，是个已婚已育的妈妈，但她梦想着获得大学的学位。能通过让一个家庭实现拥有孩子的梦想来帮助自己实现读大学的梦想，她觉得很开心。当朱莉向艾玛倾诉自己子宫的问题时，艾玛毫不犹豫地提出为她服务。因为在之前，朱莉也曾鼓励过艾玛回学校学习，甚至还帮助她填写大学的申请表。朱莉和艾玛并肩工作已经有好几个月了，但朱莉从未想过有一天艾玛会成为她小孩的代孕妈妈。如果说朱莉一辈子总是在问"为什么"，那这一次她选择对自己说："为什么不呢？"

于是，朱莉和迈特制定了一个新的计划——从他们结婚到现在，这种把计划推倒重来的事情已是家常便饭。他们的新计划是：朱莉先要切除纤维瘤，然后他们会再尝试一次受孕；如果不成功，就请艾玛代孕；如果代孕也不成，就去领养一个孩子。

"至少我的癌症没有复发，"朱莉坐在我办公室里给我解释流产的经过和他们的新计划时，又重复了一遍她的口头禅。但就在她准备切除纤维瘤的时候，医生发现问题不止一个纤维瘤那么简单。她的癌症又复发了，而且还在扩散。医生们对此束手无策。再也没有能呼唤奇迹的神药了。如果朱莉愿意，医生会尽可能延长她的生命，但她也必须舍弃一些东西。

她必须想清楚，为了活命她愿意留下什么，愿意舍弃什么，舍弃了又能换回多少时间。

当医生第一次对他们宣布这个噩耗的时候，朱莉和迈特并排坐在医生办公室的塑料椅上，两人同时笑出声来，对着那个忧心忡忡的妇科医生大笑。第二天，他们又在一脸严肃的肿瘤专家面前大笑。到那一周结束时，一位胃肠科医生、一位泌尿科医生和两位会诊的外科开刀医生都听过他俩的笑声。

甚至当他们在等着看医生的时候，他们也在不停地傻笑。每当护士带他们去做检查时，总会寒暄一句："您二位今天过得怎么样？"朱莉总会冷冷地回答："我快死了，你过得怎么样？"搞得护士不知如何作答。

但她和迈特觉得这很搞笑。

当医生给他们分析应当考虑切除哪些癌细胞最可能凶猛扩散的部位时，他们也笑个不停。

"现在子宫对我们来说没用了，"迈特陪朱莉坐在一位医生的办公室里，轻描淡写地说道，"就我个人而言，我会给阴道投保留票，放弃结肠，但最终决定权还是要留给她自己。"

"'最终决定权还是要留给她自己！'"朱莉哈哈大笑起来，"他真的很贴心，对不对？"

见另一个外科医生的时候，朱莉又说，"我也不知道，医生。如果我切除了结肠，挂着个粪袋，那我留着阴道还有什么用呢？粪袋很性感吗？"说着迈特和朱莉又都笑了起来。

外科医生向他们解释可以用其他组织做一个假阴道，但朱莉又忍不住大笑起来，"一个定制的阴道！"她对着迈特说，"你觉得怎么样？"

他们笑啊，笑啊，笑个没完。

但最终还是笑出了眼泪。他们笑得有多疯，哭得就有多伤心。

当朱莉跟我讲述这些事的时候，我想到当男友对我说他今后十年都不能跟小孩一起生活，我也忍不住笑出了声。我还想起了一个来访者在她深爱的母亲过世时笑得歇斯底里，还有一个来访者得知自己的妻子患上了多发性硬化症的时候也忍不住大笑。然后我又想起自己在温德尔医生的办公室全程哭泣的那次治疗，想起了我的那些来访者大哭的样子，想起了朱莉在过去这几周里痛哭的样子。

这就是悲伤：你会大笑，你会大哭，并且不断重复。

"我比较倾向于保留阴道，舍弃结肠。"朱莉今天说。她耸了耸肩，就好像我们只是在聊一个平常的话题。"你看，我的胸已经是假的了，如果再来个假的阴道，我感觉自己和一只芭比娃娃也没什么两样了。"

她一直在思考，从身上拿掉多少东西她就不再是她自己了。即使你能活着，但生命究竟是由什么构成的呢？我想到人们很少和自己年迈的父母探讨那些二选一的话题，因为他们不想面对。再说，除非你真的要面对抉择，否则都只是纸上谈兵。什么是你的底线？是失去肢体的行动力吗？那要失去多少行动力呢？是失去认知能力吗？那又要失去多少认知能力呢？当情况触及底线的时候，你的底线还会变得更低吗？

朱莉的底线原先是这样设定的：如果她不能再吃正常的食物，或是癌症扩散到她的脑子里使她不能再有清晰的思维，那她宁愿选择死亡。她过去也曾坚信，要她在肚子上打个洞方便排泄物流出体外，还不如让她去死。但现在，她关心的只有结肠造口袋。

"这个一定会让迈特对我避之不及的，你说是吧？"

我第一次在医学院里见到结肠造口的时候，惊讶于它居然不怎么显眼。而且连造口袋都有一系列设计时尚的套子，上面装饰着各种花纹，有鲜花、蝴蝶、和平标志、心形图案，还有珠宝。有一位内衣设计师把它们称为"维多利亚的另一个秘密"。

"你问过他吗？"我说。

"问了，他一定不想伤害我的感受。但我还是想知道，你觉得他会感到恶心吗？"

"我不认为他会感到恶心。"我说，我意识到我也很小心，不想伤害她的感受。我补充道，"但或许他得有个适应期。"

"他有很多需要适应的东西。"朱莉说。

接着，朱莉跟我说了前几天晚上发生的一次争吵。当时迈特在看电视，但朱莉想和他说说话。迈特一边看电视一边嗯呀啊地敷衍朱莉，假装在听她讲话，这让朱莉很生气。"你看我在网上找到了什么，或许我们可以拿这个去问问医生。"她说。但迈特回答道："今晚不行，我明天再看吧。"于是朱莉又说："但这很重要，而且时间对我们来说本来就很紧迫。"这时迈特怒气冲冲地看着朱莉，朱莉以前从没见过迈特露出这样的眼神。

"难道我们就不能有一晚不提癌症吗？"迈特大声吼道。一直以来迈特总是善解人意，尽全力支持朱莉，这是他第一次一反常态，让朱莉大吃一惊。她也对着他大喊："但我没有一个晚上可以松懈！如果能给我一个远离癌症的夜晚，你知道我愿意付出什么代价吗？"说完，她冲回卧室，关上了门。一分钟后，迈特跟着她回到了卧室，为自己的崩溃道歉。"我压力太大了，"他说，"这对我来说真的压力太大了。但我知道这远远比不上你承受的压力，我很抱歉。我刚才太口不择言了。给我看看你在网上找到的资料吧。"他的话警醒了朱莉。她知道病魔不止影响了她一个人的生活质量，迈特也受到了牵连。但她一直都没有注意到这一点。

"我并没有跟他讨论我在网上找到的信息，"朱莉说，"我觉得自己很自私。他完全有权利享受一个不受癌症打扰的夜晚。更何况他娶我也不是为了要经历这些。"

我看了她一眼。

"好吧，虽然结婚誓词上是写着'无论疾病或健康''无论顺境或逆境'，等等等等，但这就像你在下载一个软件或申请一张信用卡的时候要签的用户协议一样，你只是按下了'同意'键，但你并不认为有朝一日其中的条款会适用在你身上。即使真的有什么意外，你也不会料到刚度完蜜月，还没过上新婚生活，意外就找上门了。"

朱莉在思考她的病会对迈特产生什么影响，这让我很欣慰。因为以前每当我提起迈特要经历这些一定也很不容易时朱莉就会转移话题，避免聊这些。

那时朱莉会摇着头说："是啊，他真的是很了不起，他一直都是我坚实的后盾。不说这些了……"

即使朱莉意识到迈特的痛苦有多深，她也还没准备好面对它。但迈特的突然爆发改变了一些事情，迫使她要正视一些紧张的关系：这不仅是他们在这段不幸旅程中携手同行的部分，更是有关他俩将要面对的——分离的部分。

朱莉哭了。"他坚持要收回他说的话，但话都已经说出口了，就摆在我俩面前。我也能理解为什么他想要一个不受癌症打扰的晚上。"她顿了一下，说，"我敢打赌，他肯定希望我现在就已经死了。"

有一秒钟，我在心里想："我打赌他有时一定会这么想。"即使在一段普通的婚姻里，单是要平衡付出和得到就已经够难了，其中总免不了为了迁就对方而把自己的欲望和需求放到一边。但迈特和朱莉之间的天平是往一边倾斜的，而这种倾斜的状态是固定且长期的。我还知道，现实情况比这还要复杂得多。我猜迈特会觉得自己被困住了，他才刚结婚，他还年轻，想过一种平凡的生活，建立自己的小家庭，却突然被告知他和朱莉能在一起的时间不多了。他能预见自己未来是一名鳏夫，他可能要到四十几岁才能当上父亲。所以他大概不会希望现状再维持个五年，把生命中最好的五年扑在医院里，照顾他年轻的妻子，看着她的身体被切割、摘除。但同时，我也敢打赌，这个经历会撼动他内心的最深处，让他感觉"被彻底改变了，却又活在矛盾中"——因为曾经就有一个来访者在他三十岁的妻子只剩几个月生命的时候和我分享了这样的感受。而我确信，迈特也会像那个来访者一样，不会想要回到过去，选择和另一个人结婚。然而，迈特现在三十多岁，正处于为将来打造根基的人生阶段，身边的其他人都在勇往直前，但迈特无法跟他的同龄人齐头并进了。所以形单影只的他、沉浸在悲伤中的他，感受到的只能是彻底的孤独。

虽然我认为朱莉没必要了解其中所有的细节，但我也相信如果能给迈特更多空间表现出他的感受和情绪，那将会使他们的相处变得充实。如果他们能在两人仅剩的时间里更深地感受彼此的存在，那么即使朱莉离开了，她也能生动地活在迈特的心里。

"你认为迈特说他想要有一个不受癌症打扰的晚上，是什么意思呢？"我问道。

朱莉叹了口气。"我们经历的所有这些事，到处看医生，接连几次流产，我也想要有一个晚上能不去想这些事。他也想跟我说说他的研究项目进行得怎么样了，附近开了一家新的塔可饼店……你懂的，就是我们这个年纪的人会谈论的一些'正常'话题。但因为我经历的一切，这段时间我们唯一关心的就是想办法让我活下来。迈特甚至无法和我计划一年后的事，也不能去和别人约会。要想让他的生活回到正轨，唯一的办法就是我先死掉。"

我能理解她所说的意思。其实在他们所经历的苦难背后隐藏着一个根本的真相：虽然现在迈特的生活被彻底颠覆了，但最终还是会回到正轨的。但我怀疑，这一点对朱莉来说很难接受。于是我问她，你会对迈特感到生气吗？出于妒忌的生气。

"会。"她小声回答道，就像是在分享一个丢脸的秘密。我告诉她，这没关系。他可以好好地活下来，她却要撒手人寰，她怎么能不嫉妒呢？

朱莉点点头。"他因为我而经历了这一切，我感到内疚；但他还有将来，我又觉得嫉妒。"她边说边调整了一下背后的靠枕，"然后我又对自己的嫉妒心感到内疚。"

我觉得这种情况实在太常见了，就算是在夫妻间的日常生活中也是这样，一个人艳羡另一人，却又不能和对方讨论自己的想法。作为伴侣，难道我们不该为另一半的好运而感到高兴吗？这不才是爱的真谛吗？

我曾经见过一对夫妻，在妻子得到自己梦寐以求的工作的同一天，丈夫被公司解雇了，这使得之后每一天的晚餐时间都过得异常尴尬。她应该分享多少工作中的事才不会在无意中伤害到丈夫的感受？他又该如何克制住自己的嫉妒心才不至于给她泼冷水？当另一半得到了自己求之不得的东西，人们要有多高尚才能理性地去接受这一现实呢？

"昨天迈特从健身房回来时告诉我他今天锻炼得很尽兴，然后我说'那真是太好了。'其实我心里很难过，因为我们以前总是一起去健身房。他总会对别人说我才是身体更健硕的那个，是一个马拉松选手。他会说'她是大明星，我是后进生！'然后健身房里认识我们的人就开始这样称呼我俩。

"我们以前在去完健身房之后总会尽情地做爱，昨天他健身回来之后也凑过来亲吻我，我也开始吻他，然后我们就做爱了。但中途我觉得自己喘不过气来，以前从来没有发生过这样的情况。我没有让迈特知道，当他起身去洗澡的时候，我看着他走向浴室，看着他身上的肌肉，我想到，'以前我才是更健硕的那一个。'然后我意识到，不仅仅是迈特在目睹我死去的过程，我也在看着自己死去。每一个能活下去的人都让我感到生气。我的父母会活得比我久！甚至我的祖父母都可能活得比我久！我的妹妹怀着她第二个孩子，但我呢？"

她伸手去拿水壶。自从朱莉第一次从癌症治疗中康复之后，医生告诉她，喝水有助于将毒素排出体外，所以朱莉到哪儿都带着一个两升装的水壶。虽然现在这已经不管用了，但她还是保持着这个习惯，或者说算是个心理安慰。

"想到这些确实令人伤心，"我说，"尤其是当你在为自己的生命感到悲伤的时候。"

我们相对无言地坐了一会儿。终于，她擦了擦眼睛，嘴角露出一丝微笑，说道，"我有个主意。"

我满怀期待地看着她。

"你听完得告诉我这是不是太诡异了。"

我点点头。

"我在想，"她开始说道，"与其不停地羡慕别人，或许我现在还活着的意义就是要帮助我爱的人们迈向新的生活。"

她在沙发上挪来挪去，变得很兴奋："就说迈特和我，我们无法一起白头偕老了，我们甚至都不能一起迈入中年。我一直都在琢磨，对于迈特来说，我的死会不会更像是一场分手，而不是一次婚姻的终结。抗癌小组里的其他女人也会说起与丈夫的别离，但她们大多已经六七十岁了，唯一一个四十多岁的，结婚也已经十五年了，和丈夫还有两个孩子。我希望迈特记起我的时候是把我当作他的妻子，而不只是前女友。我希望自己能表现得像一个妻子，而不是前女友。所以我想，作为妻子，我会怎么做呢？你知道组里那些太太在说起和丈夫的别离时都是怎么说的吗？"

我摇摇头。

"她们谈论的是如何确保自己的丈夫会过得好好的。"朱莉说，"虽然我羡慕迈特的将来，但我也希望他能好好的。"朱莉看着我，仿佛我应该能明白她说的话，但我不明白。

"如何才能让你放心他会好好的呢？"我问。

她朝我咧嘴一笑，"虽然这个想法也让我想吐，但是，我想帮他找一个新妻子。"

"你想让他知道他可以再爱一次，"我说，"这听上去并不诡异。"

即将离世的人通常都会希望给自己还在世的伴侣留下这样的祝福，告诉对方可以去牵起另一个人的手，再次坠入爱河，告诉对方我们的爱足以包容新的爱情。

"不不，"朱莉摇着头说，"我不只是想给他祝福，我是真的想给他找个老婆。我希望这个礼物成为我留给他的遗产的一部分。"

当朱莉第一次跟我提出要去乔氏超市打工的主意时，我已经受到了冲击。而现在这个主意听上去更自虐，就像在伤口上撒盐。我想象着朱莉应该不想看到自己的这个心愿成真，她不可能承受这一切。迈特未来的妻子会给他生下孩子，她会和他一起去远足、一起去爬山。她会抱着他，和他分享喜悦，像从前的朱莉和迈特一样激情愉悦。当然，世上有爱，也有无私，但朱莉是有七情六欲的人，迈特也是。

"你凭什么认为他就想要这份礼物呢？"我问。

"我知道这很疯狂，"朱莉说，"但我抗癌小组中有一位女士的朋友就是这么做的。当时她知道自己时日无多了，而她的好朋友的丈夫也正步入死亡，她不希望自己的丈夫和好朋友各自孤独一生，而且她知道他俩一定会合得来，因为他们也是几十年的朋友了。所以她的遗愿是，他俩在她的葬礼结束后能去约会一次，就尝试一次。他们遵从了死者的遗愿，现在他们已经订婚了。"朱莉又开始哭泣。"不好意思。"她说。来我这儿的每一个女性都会为自己表达的情感而道歉，尤其是在她们哭泣的时候。我记得我自己也在温德尔的办公室里做过同样的事情。或许男性会预先道歉，把眼泪憋回去。

"我想说的是，我不是感到抱歉，只是很难过。"朱莉引用了我之前跟她说过的一句话。

"你会非常想念迈特的。"我说。

"是的，我会的。"她的声音都变调了，"我会想念他的一切。他总是容易为一些小事激动，像是一杯拿铁，或是书里的一句话。我会想念他吻我的方式。想念他如果起得太早，就得花十分钟才能睁开眼睛。他会在床上替我暖脚。我们交谈的时候他会看着我的眼睛，就像是他的眼睛和他的耳朵一起在吸收我讲的所有的东西。"朱莉停下来，让自己喘口气，接着说道："你知道我最想念的会是什么吗？是他的脸。我多想再凝视他那张俊朗的脸，那是全世界我最喜欢的一张面孔。"

朱莉已经哭到失声。我多么希望迈特能看到这一幕。

"你跟迈特说过这些吗？"我问。

"无时无刻不在说，"朱莉说，"每当他牵起我的手，我会说：'我会想念你的手。'或是当他在家里吹口哨的时候——他的口哨吹得非常好听——我会跟他说我将多么想念他的口哨声。他以前总会说：'朱莉，你现在还在我身边呀。你可以牵着我的手，可以听到我的口哨声。'但现在……"朱莉的声音哽咽了，"现在他会说：'我也会非常想念你的。'我想，他开始接受现实了，我这次真的要死了。"

朱莉擦了擦她的上嘴唇。

"你还想再听我说点别的吗？"她继续说道，"我也会怀念我自己的。我一辈子都在尝试克服自己的各种不安全感，但我现在才刚刚开始真正地喜欢自己。我喜欢我自己。我会怀念迈特，怀念我的家人和朋友们，但我也会怀念我自己。"

她又列举了许多她但愿自己在生病之前就能更珍惜的东西：她的胸，她以前总是觉得自己的胸不够挺，直到她不得不放弃它们；她强健的双腿，她以前总是觉得自己的腿太粗了，尽管是这双健肢支撑她完成了每次马拉松比赛；还有她沉默的聆听方式，她以前总担心别人会觉得她太无趣。她会怀念自己与众不同的笑声，五年级时有个男孩形容她是"嘎嘎地笑"，这件事曾像根刺一样留在她心上许多年，直到她嘎嘎的笑声在一间拥挤的房间里吸引了迈特的注意，把他带到她身旁并向她介绍自己。

"我还会怀念我那该死的结肠！"她说着，破涕为笑，"我以前对它也不够珍惜。我会怀念坐在马桶上，怀念拉屎。谁能想到自己有朝一日会怀念拉屎呢？"她的笑容又变成了眼泪，溃堤似的眼泪。

每天她都要失去一些她以前不以为意的东西，这和许多我见过的夫妻遇到的情况一样，在一起的时候总是把一切当作理所当然，当婚姻似乎要走到尽头的时候才知道缅怀对方的好。许多女性也曾告诉我，她们总是极其讨厌生理期，但当她们即将进入更年期时，却又会为停经而感到悲伤。她们怀念流血的日子，就像朱莉怀念拉屎一样。

然后，朱莉用近乎耳语的声音小声说道，"我会怀念我的生命。"

"操，操，操，操，操！"她喊道，一开始很小声，但渐渐地，她喊叫得越来越大声，大到连她自己都感到惊讶。她尴尬地看着我，说："不好意思，我不是故意的……"

"没关系，"我说，"我同意。这确实很操蛋。"

朱莉笑了："我的心理治疗师都被我逼得说脏话了！我从没试过像这样大骂粗话。我不希望我的悼词上会写着'她满口脏话'。"

我很想知道她到底希望悼词上会写些什么，但这次治疗的时间已经快结束了，所以我只能在心里暗暗记下这件事，下次有机会再问她。

"噢，管它呢，喊出来真痛快。让我们再来一次吧。"朱莉说，"你跟我一起好吗？我们还有一分钟，对吧？"

一开始我没弄明白她在说什么，我们要做什么？但当她露出小恶魔的表情，我立刻领会了她的意思。

"你是想让我俩一起……"

朱莉点点头。这个乖乖女竟然邀请我和她一起骂脏话。安德烈娅最近在我们的督导小组里说过，虽然我们应当对来访者寄予期望，但我们必须保证把自己的期望放在正确的地方。安德烈娅说，如果我无法再期望朱莉能长命百岁，你就得在一些别的事情上抱有希望。

"我没法以她想要的方式去帮她。"我当时是这么说的。但此刻坐在这里，我发现或许我可以，至少今天可以。

"好，"我说，"准备好了吗？"

我们同时大声喊道，"操！操！操！操！操！操！操——"喊完之后我们几乎喘不上气，心里却异常兴奋。

我陪她走到诊室门口，然后和平时一样拥抱她，跟她道别。

走廊上，其他来访者也正从医生的房间里走出来——整点差十分的时候每一道门都会准时打开。当朱莉走出我的房门时，我的同事满脸狐疑地看着我，我猜刚才我们的吼声一定是传到了走廊里。我对同事耸了耸肩，回到房间里，关上门，然后大笑起来，心想：这还真是头一遭。

接着，我觉得眼泪在眼眶里涌动。笑到流泪——这就是悲伤。我会怀念朱莉的，对此我也觉得不好受。

有时候我们唯一能做的只是大喊一声："操！"

36

渴求的速度

培训期结束后，我在一家非营利性诊所开始了实习期。这家诊所位于一栋时髦办公大楼的地下室。楼上办公室光照充足，一边能看到洛杉矶的山脉，另一边可以望到海滩；但地下室完全是另一番景象。在空间局促、像洞穴一样没有窗户的诊室里，摆放着用了几十年的旧椅子、破台灯、破沙发，我们这些实习生就在这里努力累积自己接待的个案数量。每进来一个新个案，我们总会争着接待，因为看的个案越多，学到的就越多，也会更接近实习需要完成的小时数。我们忙于应付实习的各个环节：连轴转的治疗、临床督导，还有成堆的案头工作，却很少注意到我们生活在地下室这件事。

我们会坐在充满爆米花香味混合杀虫喷雾气味的休息室里，囫囵吞下一些食物——我们的午餐永远都是外卖简餐，我们总是边狼吞虎咽边抱怨时间不够用。尽管如此，踏上治疗师这条路还是让我们感到兴奋，一方面是因为我们要在短时间内掌握大量知识和信息，而督导们都充满了智慧，总会抛出一些至理名言，例如："如果你说了那么多，那你一定没在聆听。"又或是，"你有两个耳朵一张嘴，这一构造的比例肯定是有它的道理的。"还有一方面的原因就是，我们知道，现在这个阶段（幸好）只是暂时性的。

我们多年的努力就是为了迎来取得行医执照的那一天。我们想象着，到了那时，我们就可以做自己喜欢的工作，帮助人们活得更好，而且我们工作的时间会更合理，工作节奏也不会这么疯狂。当我们蜷缩在地下室里，一边写着病历，一边在手机上查看来访者的预约，我们并不知道地面之上正在酝酿着一场变革，一场关于速度、便利和即时满足的革命。而我们所学习的那种要帮助来访者在付出努力后才能取得的、渐进但效果持久的心理治疗，正在变得越来越过时。

其实当时我也在诊所的来访者身上看到了这些发展趋势的苗头，但我更专注于熬过困苦的实习期，而没能放眼看到大局。我当时想，"那些人当然没办法慢下来集中精神关注当下，而这就是他们来接受心理治疗的原因。"

我自己的生活也是一样，至少在那个阶段是这样。如果我能早点完成工作，那我就能多陪陪儿子，如果我能快一点哄儿子入睡，那我自己就能早一点上床睡觉，第二天才有力气起床，继续飞速重复这一切。我行动得越快，看到的就越少，因为在飞速移动中，一切都变得模糊了。

但我提醒自己，这一切很快就会结束的。只要完成了实习期，就能开始真正的生活了。

有一天，我又在休息室里和其他实习生一起数着我们还需要完成多少小时的治疗，计算着自己最终拿到行医执照时都得是多大年纪了。数字越大我们心里就越不好受。这时，一个六十多岁的督导经过休息室，刚好听到了我们的对话。

"不管你们能不能完成那些治疗时间，反正你们总有一天要变成三十岁、四十岁、五十岁。"她说，"这件事发生的时候你是多少岁又有什么关系呢？反正今天过了就是过了，你没法再把它找回来。"

我们都安静了……今日一去不复返。

　　这是个多么冰冷而可怕的想法呀。我们知道那位督导是想告诉我们一些重要的道理，但我们没有时间，我们还顾不上思考它。

　　速度与时间有关，但也与忍耐力和努力密切相关。思维的速度越快，所需的忍耐力和努力就越少。但要想有耐心，就恰恰需要付出忍耐力和努力。耐心的定义是"可以承受刺激、烦恼、不幸或痛苦，而不表现出抱怨、愤怒、急躁或诸如此类的反应"。很明显，生活的大部分就是由刺激、烦恼、不幸和痛苦组成的。在心理学上，耐心可以被认为是能够长期承受这些困境直到克服困难的能力。感受到悲伤或焦虑，也可以让你对自己和所处的世界有本质上的了解。

　　但当我窝在地下室里努力为行医执照埋头奋进的时候，美国心理学协会发表了一篇题为《心理治疗都去向何处了？》的学术报告。报告指出，2008年接受心理干预的人数比十年前减少了30%，而且自二十世纪九十年代以来，管控型医疗保险（正是我在医学院时教授们曾提醒我们警惕的对象）正在不断限制来访者接受谈话性治疗的次数和对此类治疗费用的报销额度，对于药物治疗却不加任何限制。报告还说到，仅在2005年，制药公司就在直接面向消费者的广告上花费了42亿美元，在面向医生的药物推广上更是花费了72亿美元，这几乎是研发支出的两倍。

　　吞下一颗药片当然比担起重负去窥探自己的内心要简单和速效得多，而且我也不反对来访者用药物来让自己好过一些。事实上我曾经非常坚信药物在适当的情况下能带来巨大的好处。但这个国家真的有26%的人口需要服用精神类药物吗？说到底，不是心理治疗没有效果，而是它对如今的人们来说起效不够快，而且现在的病人都已然成了"消费者"。

　　这里还隐含了一层不言而喻的讽刺：人们想给自己的问题找到一个快速的解决方案，但殊不知一开始导致他们情绪问题的，就是生活中太过匆忙的节奏。他们以为现在的忙碌是为了以后能有机会享受生活，但往往，后来就没有"后来"了。精神分析学家埃里希·弗洛姆在五十多年前就阐述过这样的观点："现代人总是觉得如果做事不够迅速，就会损失一些时间。但面对省下来的时间又不知该怎么办，只能打发了事。"弗洛姆是对的，人们不会有多出来的时间去休息，或是联系朋友和家人。相反，他们总是试着往时间的缝隙里塞进更多的事情。

有一天，尽管我们这些实习医生手头都已经排满了个案，但我们还是央求督导给我们更多新个案。督导摇了摇头，拒绝了。

"光速已经过时了，"她冷冷地说道，"如今人们都是在以渴求的速度行动。"

确实，我飞速穿越了这段时光。不久我便完成了实习期，通过了资格考试，搬到了楼上既通风又有风景可看的办公室里。在经历了好莱坞和医学院的两次起跑失误之后，我终于站在了新征程的起点上，我对这个职业充满了热情，年龄的增长也让我更有紧迫感。我走了不少弯路，起步也有点晚，所以即使现在终于可以放慢速度，享受来之不易的奋斗成果，我也觉得自己还是像实习时一样着急，只不过这一次是急着要去享受我的工作。我发出了一封邮件，向大家宣告我正式开始行医，又做了一些联络工作。六个月之后，我累积了一些个案，但后来，来访者的人数似乎就不见增加了。我和其他新医生聊起这个事，似乎大家的情况也差不多。

我加入了一个面向新手治疗师的督导小组，有一天晚上，在我们讨论完各自的病例之后，话题转为讨论我们的职业前景：是我们杞人忧天吗？还是我们这一代心理治疗师注定要没落？有人说，她听说有专门为心理治疗师打造品牌形象的专家，那些专业人士能够帮助弥合大众文化对速度及便利的需求，以及我们所学习与从事的职业之间的鸿沟。

我们都笑了——专为心理治疗师服务的品牌顾问？多么可笑！我们敬重的那些祖师爷级别的心理治疗师都要从坟墓里爬出来了！但暗地里，她的话还是引起了我的注意。

一周之后，我和一个专为心理治疗师服务的品牌顾问通了电话。

"现在没有人愿意花钱进行心理治疗了，"那个顾问说得好像理所当然的样子，"他们只想花钱解决问题。"她给了我一些建议，应该如何定位自己以适应新的市场，她甚至建议我提供"短信治疗"，但她所说的一切都让我感到不舒服。

不过，她是对的。在圣诞节之前的那一周，我接到一个三十出头的男人打来的电话，说要来接受治疗。他说他想搞清楚该不该和女朋友结婚，他希望我们可以尽快"解决这个问题"，因为情人节就要到了，到时他就必须准备好戒指，要不然她一定会和他分手。我解释说我可以帮助他厘清思路，但不能保证配合他的时间表。这是一个重大的人生问题，而我此时对他还一无所知。

我们约好了初诊的时间，但就在初诊的前一天，他却打来电话说找到了另一个人帮助他。而且那位治疗师向他保证通过四次治疗解决问题，这样他就能赶上情人节这个大限了。

还有一个一心想找到人生伴侣的来访者跟我说，她总是在交友网站上飞速地筛选对象，结果有几次，当她联系对方时，对方说他们之前已经见过面，当时还在咖啡馆坐了一个多小时。但因为她筛选候选人的速度实在太快，她自己都记不住见过了什么人。

这两个例子都恰恰反映了督导所说的"渴求的速度"。渴求，当然是一种欲望。但我也开始从不同的角度思考这个"渴求"，或许它也代表了一种缺少或不足。

如果你问我，在我一开始行医的时候，来我这儿看病的人都是为了什么而来，我会说他们来是希望减轻焦虑或抑郁，或是解决感情问题。但无论各人的情况有何不同，孤独这个元素似乎是共通的，每个人都渴望人与人之间强有力的情感交流，却又缺少这种交流。这就是一种渴求。虽然人们不会这样表达，但我越深入了解他们的生活，就越能感受到这种渴求，而且我也能在自身的方方面面感受到这种渴求。

有一天，当我在办公室休息的时候，在网上发现了一个视频，是麻省理工学院的研究者雪莉·特克尔在探讨孤独问题。她说自己在二十世纪九十年代末时去过一家养老院，在那儿看到一个机器人在安慰一个丧子的老妇人。这个机器人看起来就像是一只小海豹，有皮毛和忽闪的睫毛，它能很好地处理和运用语言进行适当的对话。那位老妇人跟那个机器人说着掏心窝的话，而机器人似乎也能注视着她的眼睛，倾听她的诉说。

特克尔说，她的同事认为这个海豹机器人是一个伟大的进步，可以给人们的生活带来便利，但她本人却对此感到很惆怅。

我惊叹这与我的想法竟然不谋而合。就在几天前，我还在跟一个同事开玩笑说："为什么不在你的智能手机里安装一个心理治疗师呢？"我那时还不知道，很快就会出现许多心理治疗的应用软件，可以让你"随时随地、即刻"与心理治疗师连线，"让你马上感觉好一些"。我对这些应用的态度，就和特克尔对海豹机器人的态度是一样的。

"我们为什么要将最具人性的工作外包出去呢？"特克尔在那段视频中提出了这样的质问。她的问题引起了我的思考：人到底是无法忍受一个人独处呢，还是无法忍受和别人相处呢？综观这个国家，不论你是和朋友坐着喝咖啡，还是在公司开会，或是在学校吃午餐，在超市收银台前，又或是在家里的餐桌上，大家不是在发短信、浏览各种社交平台，就是在网上购物，有时还会装着和别人有眼神交流，有时甚至连装都懒得去装。

就算是在心理治疗师的办公室里，人们花了钱来到这里，还是忍不住在手机振动时想看看是谁发来的信息。（这些人往往在做爱或上厕所的时候听到手机铃声也会想瞥一眼。得知这一事实之后，我买了一瓶免洗消毒液放在办公室里。）为了避免干扰，我会建议来访者在治疗期间关掉手机。这样做的效果还不错，但我注意到，治疗结束后，来访者还没走到门口就已经掏出手机开始查看信息了。难道他们就不能多花一分钟来想想刚刚说的话，让自己做好精神上的准备，更好地投入诊室以外的世界吗？

我发现只要人们一感到孤单就会拿起一个设备来逃避这种感受。这通常发生在两件事中间的空档里，比如在结束一次心理治疗的时候、等红灯的时候、在收银台等待结账的时候、坐电梯的时候。人们长期处于受干扰的状态下，似乎丧失了和别人相处的能力，也丧失了和自己相处的能力。

心理治疗的诊室似乎是唯一能让两个人坐下来，不受打扰地相处五十分钟的场合了。尽管戴着专业的面具，但对于来访者来说，这每周重复的只属于两个人的仪式，通常已经是他们生活中与人交流的极限了。我确实希望诊所生意兴隆，但我也不想为此而牺牲这种人与人交流的仪式。这种想法或许听上去很落伍，做起来还费时费力，但我知道，这能为来访者们带来巨大的回报。如果我们创造出一个空间，并投入时间，不断积累，我们才有机会偶然发现一些值得等待的故事，而正是那些故事定义了我们的人生。

那我自己的故事呢？这么说吧，我倒是没有为自己腾出时间和空间来，渐渐地，我变得忙于倾听他人的故事，埋头于治疗工作、送儿子上学放学、为自己看病，还要谈恋爱。在这些忙忙碌碌的背后，有一个被长期掩埋的真相正在渐渐浮出水面，直到我踏进温德尔医生的办公室的时候，才不得不正视它的存在：我的人生已经走完一半了。在我的第一次治疗中，这句话似乎莫名其妙地就从我口中蹦了出来——而温德尔马上抓住了这个重点，就像几年前在我实习时，那位督导留下的那句话——

"今日一去不复返。"

然而日子还是一样飞驰而过。

37

终极问题

今天早上，我走进温德尔医生办公室时，浑身上下已经湿透了。就在我从对面停车场走到他办公室大楼途中，今年冬天的第一场大雨突然倾盆而下。我没打雨伞，也没有风衣，只能将棉质的西装外套举过头顶一路小跑。

此刻我的外套都能挤出水了，头发也湿得卷起来，妆也花了，湿衣服像水蛭一样粘在我身上。我全身都太湿了，完全坐不下来，只能站在候诊室的椅子旁边，琢磨着再过一会儿我该如何体面地出现在自己的诊所里。当温德尔里面办公室的门打开的时候，一位我从未见过的漂亮女士从里面走了出来。和很多来访者一样，她也在抹眼泪。她低着头迅速经过那道纸质屏风，我听到她"咔咔"的脚步声回荡在大楼的走道里。

她会是玛戈吗？

不不不，玛戈和我都是温德尔医生的来访者，这已经够巧的了，我们的治疗不可能还挨着吧？一定是我想太多了。但转念一想，或许就像科幻作家菲利普·迪克说过的，"人们的胡思乱想总会奇妙地与现实相连。"

我站在候诊室里，像一只淋湿的小狗一样，直到温德尔的门再次打开，这次轮到我进去了。

我拖着湿漉漉的身子来到沙发旁，选择了位置 B 坐好，调整了一下我熟悉的各种靠垫，让自己的背找到那份熟悉的舒适感。温德尔轻轻地关上门，走到房间另一端，猫下身子坐到他的位置，然后把一条腿搭到另一条腿上。在我们开始对话之前，还有一个既定的仪式：两人相对无言，在沉默中交流。

但今天我把沙发都弄湿了。

"要不要拿条毛巾给你？"他问。

"你这儿有毛巾？"

温德尔笑了笑，走到他的百宝箱那儿，扔了几条毛巾给我，我用一条擦干了自己的头发，又将另一条垫在身下。

"谢谢。"我说。

"不客气。"他说。

"你办公室里怎么会有毛巾呢？"

"人总是难免会把自己弄湿嘛。"温德尔耸着肩回答道，就好像毛巾是办公必备用品似的。这多奇怪呀，我心想，但又觉得自己被照顾得很周到，就像他之前把纸巾扔给我的时候一样。我在心中默默记了一笔，我也要在自己的办公室里备上一些毛巾。

于是我们又望着对方，开始无声的交流。

我不知该从何讲起。最近我几乎对什么事都很焦虑。即使是很小的事，像是很小的承诺，也会让我不知所措。我变得很谨慎，害怕冒险和犯错，因为我已经犯了太多的错，我害怕自己不再有时间去收拾那些烂摊子了。

前一天晚上我正躺在床上看书，想要放松一下。书中有一个角色将自己持续的担忧形容为"一种不间断的渴望，渴望从一个永无止境的当下逃离出来"。我想，这不就是我吗？在过去的几个星期里充满了一秒接一秒的担忧。我知道自己的焦虑之所以如此明显而严重，是因为温德尔在我们上一次治疗结束时所说的话。但在那之后我因为要出席儿子学校的活动而取消了一次预约，之后那个星期温德尔又不在，因此他上次说的话已经在我脑子里萦绕了三个星期了——当时我问："什么斗争？"他说："你和死亡的搏斗。"

今天来这儿的路上，天降甘露于我，我觉得今天应该是个合适的时机。于是我深吸了一口气，将我"徘徊的子宫"的事告诉了温德尔。

在此之前，我从来没有把这件事从头到尾地跟人说过。如果是在以前，我可能会觉得难堪，但现在我大声地说出这件事，才意识到自己心里有多害怕。之前温德尔提到过我的悲伤——因为生命已经走过一半而感到悲伤，但在这悲伤之上，还有一层恐惧，我害怕自己像朱莉一样比预期中更早面对死亡。对于一个单身母亲来说，留下孩子在这个世界上独自生活，简直是最可怕的事了。或许我的病能及时确诊的话还是可以得到医治的，但如果医生就是查不出病因呢？又如果他们找到了病因却又治不好呢？

又或许，这一切真的都是我臆想出来的？或许可以解决我所有症状的那个人不是别人，就是坐在我面前的这位温德尔医生？

"这真是个不错的故事。"温德尔在听完我的叙述之后说道，他摇着头，还叹了口气。

"你觉得这是个故事？"—— 你到底算不算是我的队友？我愤愤地想着。

"是的，"温德尔说，"这个故事与你这几年来所经历的一些令你害怕的事情有关。但同时也和一些别的东西有关。"

我猜测温德尔会说，这是关于回避的故事。自我来他这儿接受治疗起，我告诉他的每一件事都和回避有关，而且我俩都知道，回避几乎总是和恐惧有关。回避看到种种能说明我和男友之间有不可调和之分歧的蛛丝马迹；回避动笔去写那本"幸福之书"；回避任何与这本书有关的话题；回避正视我儿子在一天天长大这个事实；回避那些说不清的病。我想起了在实习时学到的一句话："回避就是以不面对的方式来面对问题。"

"这是一个关于回避的故事，对吗？"我说。

"嗯，某种程度上来说，是的。"温德尔回答道，"但我想说的是——不确定性。这是一个关于不确定性的故事。"

可不是吗，我想，不确定性。

我也总会从来访者的角度去考虑他们要面对的不确定性。例如约翰和玛戈能不能继续走下去？夏洛特会不会戒酒？但现在，我自己的生活似乎也充满了很多不确定性。我还能恢复健康吗？我还能找到合适的伴侣吗？我的写作生涯会一帆风顺吗？我的下半生将是什么样的呢？——如果我真能活那么久的话。我曾经告诉过温德尔，要绕过那些囚牢里的栏杆对我来说很难，因为我不知道我想去哪儿。我可以获得自由，但出去之后该往哪儿去呢？

记得有一个来访者跟我说过，有一天她下班回家，正要把车停进自家车库的时候，迎接她的却是一名持枪闯入者。她很快意识到这名歹徒的同伙正在她家里，跟她的孩子们和保姆在一起。在经历了可怕的折磨之后，幸好邻居报警解救了他们。来访者告诉我，最可怕的不是这个经历本身，而是这事摧毁了她原本的安全感，现在看来，原本自以为是的安全感是多么虚幻。

然而，不管她自己是否意识得到，她依旧抱有这种不切实际的幻想。

"那在你把车开进新车库的时候，你会感觉担心吗？"我问道。那件事给他们全家造成了太大的创伤，令他们无法继续在犯罪现场居住下去，于是只好搬了新家。

"当然不会啊，"她说，仿佛我问的是一个荒谬的问题。"发生两次？这种概率多么微乎其微！"

我跟温德尔说了这事，他听完点点头："你怎么理解她的回答？"

温德尔和我很少谈论我的工作，但现在我觉得很紧张。有时我会想，如果是温德尔来治疗我的来访者，他会怎么做呢？他会对瑞塔或约翰说些什么？如果换一个治疗师，那整个心理治疗的体验都会不一样，因为没有两个医生的处理方法会是完全一样的。再加上温德尔在这一行要比我资深很多，我总觉得他就像是我的老师，就像《星球大战》里的天行者和尤达一样。

"我认为我们都希望这个世界是理性的，而这也是她在生活中掌控不确定性的方法。一旦你知道了一个真相，你就无法退回到未知的状态。但与此同时，为了保护自己不受这个真相的影响，她说服自己相信不会再次遇到袭击。"我停顿了一下，"这个考试我及格了吗？"

温德尔刚张开嘴，我就知道他想说：这不是什么考试。

"所以，"我没有给他说出口的机会，"你也这么想吗？你如何理解她在面对不确定性时表现出来的确定态度？"

"跟你一样。我也在试着用你理解她的方式来理解你。"温德尔说。

温德尔和我回顾了一遍我跟他说过的那些困扰我的问题：分手、写书、我自己的健康问题、我父亲的健康问题、我儿子很快就要长成大孩子了。我会在谈话中提及一些看似不经意的日常观察和发现，例如："我听电台节目说，如今美国总人口的一半都是在七十年代之后出生的！"我说到的每一件事都带着不确定性的影子。我还能活多久？在我死之前又会发生些什么？我对这些事有多少掌控权？但温德尔说，我也像我的来访者一样，已经找到了自己面对这个问题的方法。如果我把自己的生活搞砸了，我就可以给自己找一条死路，而不是等着厄运来找我。虽然最终结果不是我想要的，但至少是我自己选的。这就像削掉自己的鼻子毁容一样，是在以自损的方式跟现实叫板，仿佛在说："命运，你没想到我还有这一招吧！"

我尝试理解了一下这个悖论：将自毁前程作为取得控制权的方式——"如果我自己把生活搞砸了，我就可以给自己找一条死路，而不是等着厄运来找我。"如果我死守着一段注定失败的关系，如果我亲手葬送自己的事业，如果我因为害怕就不去正视自己身体上的问题，那我就能让自己虽生犹死——但至少，这都是我自己选的。

著名学者和精神医学大师欧文·亚隆经常说，心理治疗是一种自我理解的存在性体验，正因如此，治疗师总是根据每个来访者的具体情况去调整治疗方式，而不是只关注来访者心理问题的类别。两个来访者可能会遇到同样的心理问题——好比说，他们都不敢在感情关系中表现出自己脆弱的一面——但我们对他们采取的治疗方法可能会不一样。心理治疗的过程是极其特殊的，没有一种一刀切的方式能帮助所有人面对他们最深层的存在性恐惧——也就是亚隆提出的"终极问题"。

这四个终极问题是：死亡、孤独、自由和无意义。死亡，当然是一种本能的恐惧，我们经常压抑它，但随着年龄的增长，对死亡的恐惧就会逐渐增加。我们害怕的不仅是死亡本身，而是那种消亡，那种身份认同的丧失，失去年轻的、有活力的自己。我们要如何对抗这种恐惧呢？有时我们拒绝成长，有时我们自我摧毁，有时我们断然无视即将到来的死亡。但亚隆在《存在主义心理治疗》这本书里写道，我们对死亡的认识能够帮助我们活得更充实，而且可以减少——而不是增加——我们的焦虑。

朱莉和她那些"诡异"的冒险，就完美地诠释了这个道理。直到我开始"医学探秘之旅"之前，我从未想过"死"这件事，即使在生病之后，还有男友的出现让我可以分散注意力，逃避对失去职业生涯和失去生命的恐惧。同时，他的出现也消除了我对孤独的恐惧——这也是四大终极问题之一。单独监禁会让囚犯精神崩溃是有其原因的：孤立会让他们产生幻觉，引发恐慌、偏执、绝望、注意力无法集中、强迫行为以及自杀的念头。当这些囚徒被释放之后，往往会出现社交能力萎缩，使他们无法与他人互动。其实，正常人也要面对快速生活所带来的不断增长的渴求和欲望，还有内心的孤独感；当出狱的囚犯面对社会，或许也是同样的情形，只不过情况更极端一些。

第三个终极问题是：对自由的渴望，以及自由带给我们的所有存在性困境。从表面上看，自由这个问题简直就是个笑话，因为如果像温德尔所指出的那样，如果我愿意绕过那些囚牢里的栏杆，我想要多少自由都唾手可得。但事实上，随着年龄的增长，人们不得不面对更多的限制。转换职业会变得更难，移居到另一个城市会变得更难，要另找一个结婚对象也会更难。年纪越大，生活就越固化，有时人们会渴望年轻时的自由。但对于孩子们来说，自己的行为被父母定下的规矩约束着，他们唯一能自由支配的就是自己的情绪。至少他们每过一段时间就可以肆无忌惮地大哭一场，大笑一场，或是耍个小孩子脾气。他们也有权利拥有远大的梦想，可以不加掩饰地表达渴望，而像我这个年纪的人，大多已经失去了情绪上的自由。这就是我接受心理治疗的原因——试图再次解放自己的情绪。

从某种程度上来说，我的这次中年危机更多的是要让自己开放，而不是自闭；是要让自己去拓展新的领域，而不是给自己设限；是一次重生，而不是消亡。我记得温德尔说过，我渴望被拯救。但温德尔不是来拯救我，也不是来为我解决问题的，他的存在是要引导我正视自己的人生，继而走好生活中的每一步，在不摧毁自我的前提下应对生活的无常。

我开始意识到，不确定性并不代表着丧失希望，而是意味着还存在可能性。我不知道接下来会发生什么——这怎能不叫人兴奋呢？我要做的是想办法最大限度地活出自己的精彩，不管有没有生病，不管有没有另一半，也不管时间如何无情地流过。

所以，接下来我将不得不仔细审视第四个终极问题：无意义。

38

乐高乐园

"你知道我为什么会迟到吗？"我刚打开候诊室的门，就听到约翰跟我讲话。他已经迟到十五分钟了，我本以为他不会来了。自从上次爽约之后，他有一个月都没回复我的留言，后来却又突然跟我说要来治疗。我刚刚还以为今天他又要临阵退缩了呢。此刻，当我们沿着走廊向我办公室走去时，约翰向我解释说，当他刚驶进大厦停车场时，还在车里坐了一会儿，纠结究竟要不要上楼来。停车场的管理员向他索取车钥匙，但约翰说让他等一下，于是管理员让他把车往出口的车道边上停一停。但等到约翰想清楚要上楼接受治疗时，管理员却告诉他车位都满了。于是约翰不得不去路边找了个停车位，再以百米冲刺的速度跑过两个街区回到这里。

"一个人就不能在自己的车里坐上一分钟，整理一下思绪吗？"约翰抱怨道。

在我们走进办公室的时候，我猜想他最近可能正身陷困境，感到四面楚歌。他今天看上去不修边幅，一副精疲力竭的样子，看来安眠药的效果不怎么样。

约翰俯下身子坐到沙发上，脱掉鞋，伸展了一下身子，完全躺倒在沙发上，头枕在靠枕上。通常他都会盘腿坐在沙发上，我还是第一次看到他摆出这样的姿势。我还留意到，今天也没有外卖的食物出现。

"好吧，你赢了。"他以一声叹息开始了发言。

"我赢了什么？"我问。

"你赢得了我的到场。"他面无表情地说道。

我挑了下眉毛。

"我要来向你解释那个谜团，"他接着说道，"我要跟你说说我的故事。所以你很走运——这次你赢了！"

"我不知道我们之间还有输赢之争，不过你来了我很高兴。"我说。

"噢，饶了我吧，我们能不能不要每件事都拿来分析？我们就切入正题吧，不然一眨眼工夫我又得走了。"

他翻了个身，面朝着沙发靠背，然后静静地对着沙发说："嗯……所以呢，那时候我们一家人正打算去乐高乐园玩。"

约翰说，那天他和玛戈带着孩子们，沿着加州的海岸线，开车前往位于卡尔斯巴德的乐高乐园过周末。结果路上发生了争执。他和玛戈曾经约定过，永远不要在孩子们的面前吵架，所以那个时候，他们也还是遵守了彼此的约定。

那时约翰正在拍摄他的第一部电视剧，无论白天晚上都要随时待命，确保每周的剧集能顺利播出。玛戈要独自照顾两个年幼的小孩，还要兼顾平面设计工作的客户。当约翰一整天都能和成年人打交道时，玛戈不是被困在育儿世界里，就是在家对着电脑工作，她感觉自己快被压垮了。

玛戈每天晚上都期待能见到约翰，但晚餐时约翰还要应付工作电话，于是玛戈就会向约翰投来"死神的凝视"。如果约翰因为工作太忙没法回家吃饭，那睡觉之前玛戈就会要求约翰关掉手机，这样他俩才能不受干扰地聊聊天，一起享受片刻的放松。但约翰坚持说不能让同事联络不到他。

他对玛戈解释："我努力工作了这么多年，好不容易得到这个机会，我不能让我的电视剧以失败收场。"确实，那是一个艰难的开端。那部电视剧的收视率令人失望，不过评论家们倒是对它赞不绝口，所以电视台答应再给这部剧一些时间，看能不能吸引更多的观众。不过缓刑期很短，如果短期内收视率没有提高，这个剧就要被腰斩了。约翰付出了加倍的努力，并做出了一些改变（其中包括"开除了一些蠢货"），紧接着，这个剧的收视率就开始一路高歌猛进。

电视台得到了一部热卖的作品，而约翰要面对的是一位愤怒的妻子。

因为新剧的成功，约翰变得更为忙碌了。玛戈问他，你还记不记得自己有一个妻子？还有他的孩子们，当玛戈对孩子们说，"看，爸爸来了！"孩子们的第一反应竟然是跑去电脑前，而不是去门口迎接爸爸，因为他们已经太习惯跟屏幕里的爸爸讲话了。最小的小孩甚至都开始管电脑叫爸爸了。尽管玛戈也看得到，约翰会在周末花时间照顾孩子们，陪他们在公园玩上好几个小时，带他们去郊游，和他们一起在家里打打闹闹。但即使在这些时候，他的手机也是响个不停。

而约翰不理解玛戈为何如此小题大做。当他刚成为父亲的时候，就立刻感觉到了和孩子们之间的亲情纽带，这种感情建立的速度和强度让他自己都感到惊讶。父子连心的感觉非常强烈，甚至可以说有些过了。这让他回想起小时候母亲去世前对他的爱。这种爱是他之后从未再体验过的，即使是和玛戈在一起的时候。他当然是深爱着玛戈的——尽管他俩之间也会有分歧。他第一次见到她是在一个派对上，玛戈站在房间的另一端，笑着听一些傻瓜在聊天。即使是从远处，约翰也能看得出玛戈的笑只是出于礼貌，她心中一定在想：这些讲话的人真是蠢货。

约翰感觉自己被爱神的箭射中了。他走向玛戈，用自己的风趣把她真正逗乐。一年之后他俩就结婚了。

但他对妻子的爱和他对孩子们的爱是不同的。如果说他对妻子的爱是浪漫而温暖的，那他对孩子们的爱就像一座火山。当他给孩子们读《野兽国》绘本时，孩子们问，为什么野兽们要吃小孩呢？这个理由他再清楚不过了，他说："因为野兽们太喜欢小孩了！"说着，他假装要吃掉孩子们，然后孩子们咯咯地笑到几乎喘不过气。他太理解那种如饥似渴的爱了。

所以他在陪伴孩子们的时候接几个电话又能怎么样呢？他花时间陪他们，宠爱他们，而另一边关系到他的职业成就，而且说到底，这也是为了给孩子们提供经济保障——出身教师家庭的他，从小梦想着自己家能有这样的经济条件。约翰确实在工作上要承受很多的压力，但他也热爱写剧本，可以创造不同的角色，甚至创造出整个世界，这也是他父亲一直向往的事业。不管是凭借运气还是依靠天赋，或是兼而有之，反正约翰完成了自己和父亲共同的梦想。他无法让自己同时出现在两个地方。所以他跟玛戈说，他觉得手机就是天赐的礼物。

"礼物？"玛戈惊讶地说道。

"是的，"约翰回答道，"它就是一份礼物。"手机让他可以同时兼顾工作和家庭。

但玛戈认为这就是问题所在："我不希望你在家里的时候还在工作。我们不是你的同事，我们是你的家人。"玛戈不希望当约翰在家时还要被剧组同事大卫、杰克或汤米打来的电话打扰，有时聊天聊到一半，有时接吻接到一半，似乎任何事都有可能中途被电话打断。玛戈说："我可没有邀请他们在晚上九点参与我们的家庭生活。"

在出发去乐高乐园的前一天晚上，玛戈问约翰，他在假期中能不能不打电话。这是一次举家出游，而且只有三天时间。

"请不要在旅程中接听任何工作电话，"玛戈重申，"除非是有人要死了。"——约翰将最后这半句理解为"除非有紧急情况"。

为了避免更多的争吵，约翰答应了玛戈的恳求。

孩子们都等不及要去乐高乐园了，这件事他们已经谈论了好几个星期。驱车前往乐园的途中，孩子们根本坐不住，每隔几分钟就要问："还要多久呀？""我们快到了吗？"

他们决定不走高速公路，而是沿着风景优美的海岸线开车。约翰和玛戈为了分散孩子们的注意力，一会儿让孩子们数海里的船只，一会儿又和他们做游戏，一起编一些傻乎乎的歌曲，每个人都要为歌曲添加一些搞笑的歌词，最后整车人都笑得前仰后合。

一路上约翰的电话都很安静。因为前一天晚上，约翰已经关照了全剧组的人，千万不要给他打电话。

"除非是有人要死了，"他引用玛戈的话，如是向剧组转达，"有事情自己想办法解决。"他安慰自己说，剧组的人也不都是蠢货。这个剧进行得很顺利。剧组的人会处理好所有情况的。一共也就三天时间而已。

当全家人在车里创作搞笑歌曲时，约翰瞥了玛戈一眼。她笑起来的样子还是和他们第一次见面时他在派对上把她逗乐的时候一样，但他已经不记得上一次看到她这样开怀大笑是什么时候的事了。玛戈把手掌贴在约翰的脖子上，约翰侧着头，让脸颊陷进玛戈的手心里，像这样的互动他也记不清有多久没有发生过了。孩子们在后座上叽叽喳喳说个不停。车里的情景让约翰的内心感到平静，他脑海中突然浮现出一个画面：画面里他母亲正从天堂俯瞰着他，当母亲看到自己最爱的小儿子（约翰一直相信他是母亲最宠爱的孩子）一切都好时，脸上露出了欣慰的笑容。这就是现在的约翰：一名成功的电视编剧，跟亲爱的妻子和孩子在一块儿，在一车欢声笑语中前往乐高乐园。

约翰想起了自己小时候，坐在后座上，挤在两个哥哥中间。他的父母坐在前面，父亲负责开车，母亲作为副驾驶总是时刻警觉，还要负责导航。他们也会一起编一些歌词，然后笑得前仰后合。他记得轮到自己的时候他总是很努力地想赶上两个哥哥，而母亲总是为他创作的歌词叫好。

"你真是个天才！"她每次都会这样惊呼。

那时候约翰还不知道天才是什么意思，他猜想那是"宝贝"的一种比较厉害的说法，因为他知道，对母亲来说，他就是最宝贝的那个儿子。尽管他的两个哥哥总说他是一个"意外"，因为他比哥哥们要小好多岁；但母亲总会说，他是一个"特别的惊喜"。他还记得从后座上看到母亲把手放在父亲的脖子上，就像现在玛戈和他一样。他感觉心中充满了希望，他和玛戈一定能回到当初甜蜜的时光。

然后约翰的电话响了。

电话就放在约翰和玛戈之间的仪表盘上。约翰瞟了一眼来电，玛戈向他投来"死神的凝视"。约翰很清楚自己给工作人员留的指示，如果不是紧急情况千万别给他打电话——"除非是有人要死了"。他知道今天剧组是去外拍。难道是真的出状况了吗？

"别。"玛戈说。

"我只是想看看是谁打来的。"约翰回答道。

"真该死！"玛戈愤愤地低声呵斥道，这还是她第一次在孩子面前说粗话。

"别他妈的骂我。"约翰也压低嗓音厉声说道。

"我们这才离开了两个小时，"玛戈提高嗓音说道，"你说好不接电话的。"

孩子们都不出声了，手机也不响了。来电被转去了留言信箱。

约翰叹了口气。他请玛戈帮他看一下来电显示告诉他是谁打来的电话，但她摇了摇头，然后望向车外。于是约翰自己伸出右手去拿手机。这时一辆黑色越野车向他们径直撞来。

五岁的格蕾丝和六岁的盖比都被绑在他们的幼儿安全座椅上。这两个小孩相差不到一岁，整天形影不离，他们是约翰生命中的挚爱。格蕾丝和约翰以及玛戈都活了下来，但盖比坐在约翰的正后方，撞击点刚好就在这个位置，他当场就被夺去了生命。

事后，警察尝试拼凑出造成这场悲剧的原因。现场有两个证人，但也没能提供什么对案情有帮助的线索。一个证人说那辆越野车突然变线，转弯转得太快了。另一个证人说当越野车转弯过来时，约翰的车没及时调整方向。警察认定那辆越野车司机血液里的酒精含量已经超过法定限度了，他被关进了看守所，最后以过失杀人定罪。但这并没有减轻约翰的负罪感。他很清楚，在越野车转弯驶向他们的时候，就在那千分之一秒，他没有正视前方——也可能他眼睛确实仍然盯着路面，但因为手正在仪表盘上找手机，所以分心了。玛戈也没有看见越野车冲过来的那一刻。当时她正望向副驾驶这边的窗外，看着远处的大海，生着约翰的气，不肯帮他查看手机上的来电。

格蕾丝完全不记得当时发生了什么。唯一看到灾难降临那一刻的人似乎只有盖比。约翰最后一次听见他儿子的声音是一声刺耳的尖叫，只有一个字，拖着长音："爸——！"

还有那通未接来电，原来是别人打错了。

我听着约翰的讲述，内心充满了伤感，不只是为约翰，更为他整个家庭感到难过。我强忍着泪水，但当我看到约翰转过身来面对着我的时候，我发现他丝毫没有流泪的痕迹。他似乎把自己从这件事中抽离出来了，非常疏离，就像他跟我说起他母亲过世的情形时一样。

"噢，约翰，"我说，"这真是太……"

"是的，是的，"他打断我，用嘲弄的口气说道，"这真是太让人伤心了，我知道。这真是太他妈叫人伤心了。遇到这种事大家都会这么说。我母亲去世的时候——'真是太叫人伤心了'。我孩子死了——'这真是太叫人伤心了'。这当然叫人伤心，但这么说又能改变什么呢？他们也不会起死回生。所以我不愿意跟别人说这些。这也就是我没有跟你提这件事的原因。我不需要别人来提醒我这事有多叫人伤心，我也不需要看到别人难过的表情，愚蠢的怜悯之情。我之所以要跟你说这件事，只是因为有一天晚上我做了个梦——你们心理医生就喜欢分析梦境，对吧？而自从那天起，我就一直没法摆脱那个梦境，所以我想倒不如……"

约翰突然停了下来，坐直身子。

"玛戈昨晚听到我在梦中惊叫。我惊叫着醒来的时候是凌晨四点。我心想不能再这样下去了。"

我很想告诉约翰，我的表情里并没有怜悯，那是共情，是同理心，甚至也是一种关爱。但约翰不允许任何人触碰他的感情，也不允许自己的感情触动任何人，所以他在一个原本就与人隔绝的处境中更加孤立无援。失去所爱的人是一种极其孤独的体验，只能用自己的方式来面对。我想象着约翰的内心是何等伤心和孤独——无论是在六岁失去母亲时，还是失去自己六岁大的儿子时。但我当时没有把自己的想法告诉约翰。我看得出来，用心理治疗师的话来说，此刻约翰的情绪已经"溃堤"，他的神经系统正处于超负荷状态，最好让他缓一缓。这种情况在伴侣治疗中也会遇到，如果有一方过于愤怒或伤心，那就只能把情绪宣泄出来，或暂时冷静一会儿。他（她）需要几分钟来重启自己的神经系统，然后才能继续对话。

"跟我说说你的梦吧。"我说。

约翰竟然没有回避我的提议。我发现今天约翰没有在跟我较劲，他没查看过手机，甚至都没有把手机从口袋里拿出来。他坐直身子，把腿盘起来，深吸一口气，开始叙述他的梦境。

"盖比十六岁了。我是说，他在梦里是十六岁……"

我点点头。

"他十六岁了，要考驾照。他已经期待很久了，现在这一天终于到来了。我们在加州车辆管理局的停车场里。他坐在车里，我们站在车外，他看上去充满了自信。他已经开始刮胡子了，我能看到他两颊还有些胡茬，我这才意识到他已经长大了。"说到这儿，约翰的声音哽咽了。

"看到他长大让你有什么感想？"

约翰笑笑，他说，"我感到骄傲，为他感到骄傲。同时又觉得有点难过，我也不知道，感觉他很快就要离开家去读大学了。我陪伴他的时间足够多吗？我是一个好父亲吗？我尽量忍住不哭——我是说在梦里的时候，我不知道那是骄傲的眼泪，还是遗憾的眼泪，还是……天知道。先不说这些……"

约翰移开了他的目光，像是努力不要在此刻哭出来。

"我们在梦里讨论着他考完驾照之后要去干吗。他说他要和朋友们出去，我跟他说，如果他或他朋友喝了酒就千万别开车。然后他说，'爸，这我知道。我又不是蠢货。'就像那种十几岁孩子的语气，你知道吧。然后我又告诫他，开车的时候千万不要玩手机。"

约翰发出自嘲的笑声。"这个梦是不是很准，神探小姐？"

我没有回以笑容，只是静静地等待他回到正题。

"好吧，"他继续说道，"考官走过来，盖比和我互相竖了个拇指。以前我送他去幼儿园的时候，他总会在走进教室之前和我互竖拇指，就像是在跟对方说，你会表现得很棒的。但这位考官总让我感觉莫名的紧张。"

"为什么呢？"我问。

"她就是给我一种不好的感觉。令人不安。我不信任她。就好像她对盖比不怀好意，她会故意不让盖比通过考试。但我还是站在那儿，看他们把车子开了出去。我看到盖比在车道尽头第一次右拐，那个弯拐得很顺利。我开始放下心来，但这时玛戈打来了电话。她说我妈妈一直打来电话，但她不知道该不该接。在梦里我母亲也还活着。我不明白为什么玛戈连这都要问我，为什么就不能直接接起那个该死的电话呢？她有什么理由不能接那个电话呢？于是她说：'你记得吗？我们说好的，不能接电话，除非是有人要死了。'然后，我突然想到，如果玛戈接了那个电话，可能我母亲就要死了。她会死掉的！但如果玛戈没有接那个电话，那就没有人会死——我母亲就不会死。

"于是我说，'你做得对。无论如何都不要接电话，就让电话铃一直响着吧。'

"然后我们挂了电话，我还在车管所等着盖比。我看了看表。他们在哪儿呢？说好二十分钟后回来的。但三十分钟过去了，四十分钟过去了。考官回来了，盖比却不在。她向我走来，我知道大事不妙。

"'我很抱歉，'考官对我说，'发生了一起事故。有个开车时用手机的人撞上了我们。'这时我发现那个考官竟然是我母亲。我母亲在向我宣告盖比的死讯，所以她才会不停地给玛戈打电话——真的有人要死了，那个人正是盖比。有个开车时用手机的蠢货在盖比考驾照的时候撞死了他。"

"于是我问，'肇事司机是谁？你打电话报警了没有？我要杀了那个人！'然后我母亲只是默默地看着我。我才意识到那个肇事司机就是我，是我杀死了盖比。"

约翰深吸了一口气，然后继续讲他的故事。他说，在盖比死后，他和玛戈互相痛责对方。在抢救室里，玛戈对约翰咆哮道，"礼物？你说手机是天赐的礼物？盖比才是上天赐给我们的礼物，你这个蠢货！"后来，当化验报告显示肇事司机醉酒驾驶后，玛戈向约翰道了歉，但约翰知道，玛戈还是会在内心深处责怪他。因为约翰的内心深处也在责怪玛戈，觉得玛戈也有责任。如果她不是那么固执，如果她能帮忙看一下来电显示，约翰就可以两只手都握着方向盘，也就可以更快地做出反应，避开那个醉酒急转弯的司机，让整车人都脱离危险。

他说，最糟糕的是，永远都没人能说清这事究竟是谁的责任。或许那个司机无论如何都会撞上他们，又或许如果约翰他们没有因为争吵而分心，就能避开他的撞击。

这无从知晓的谜折磨着约翰。

我在想，其实这种不确定性也在折磨着所有人。你无从知晓男友为何离你而去，无从知晓你的身体出现了什么问题，无从知晓你是否能拯救你的孩子。我们都在某种程度上遇到过未知或不可知的情况，有时我们就是永远都不会得到答案。

"不管怎么说，"约翰又继续说回他的梦境，"当我惊叫醒来的时候，你猜我喊的是什么？我大声喊着：'爸——！'那是盖比说的最后一个字。玛戈听到我这样喊叫时被吓坏了，她跑去浴室哭了起来。"

"那你呢？"我问。

"什么？"

"你哭了吗？"

约翰摇了摇头。

"为什么没有？"

约翰叹了口气，就好像答案非常显而易见。"因为玛戈已经在浴室里崩溃了，那我要怎么办？和她一起崩溃吗？"

"我不知道。如果我做了那样的梦，惊叫着醒来的话，我一定会非常震惊。我可能会有非常复杂的情绪：愤怒、自责、悲伤、绝望，我可能需要释放情绪，打开舒压阀，释放一些压力。我也不知道我会怎么做。或许我也会和你一样，选择麻木，尝试忽略自己的感受，让自己振作——在人们遇到无法接受的情况时，这是完全合理的反应。但我想或许在某一刻，我还是会爆发的。"

约翰摇了摇头，"你得知道，"他凝视着我，用有些激动的语气说，"我有两个女儿，我要承担家长的职责，我不能让她们失望。我不能做一个情感上不能自理的人，我不能毁了她们的童年。我不能让她们面对两个被自己儿子亡灵所困扰的父母。她们应该拥有更好的童年。发生的不幸与她们无关，那是我和玛戈的问题。我们有责任振作起来，好好照顾她们。"

我思考了一下他所说的，"为了女儿们，要振作起来"，还有他觉得自己辜负了盖比，所以不能再辜负女儿们，以及他认为把自己的痛苦深锁在心底是为了保护孩子们。于是我决定告诉他有关我父亲的兄弟——杰克的故事。

我父亲直到六岁的时候——也就是约翰失去母亲时的年纪，也是盖比丧生时的年纪——仍一直以为自己和姐姐是父母仅有的两个孩子。直到有一天，他在阁楼上翻箱倒柜，偶然发现了一个装着照片的盒子，照片上是一个男孩子，从出生到差不多上学年纪的照片都有。

"那是谁呀？"我父亲问他的父亲。结果那是他的哥哥，杰克，五岁的时候死于肺炎。我父亲是在杰克去世几年后才出生的。杰克这个名字从未被提起过。我的祖父母认为不谈论杰克的事情才能让自己保持振作，能好好照顾孩子们。但他们六岁大的儿子却受到了打击，感到困惑。他想要聊聊关于杰克的事——为什么父母不告诉他？杰克的衣服都去哪儿了？他的玩具呢？是不是在阁楼上和那些照片放在一起了？为什么从来没有人提起过杰克？这个有朝一日会成为我父亲的小男孩想，如果他自己在小时候去世了，父母是不是也会像这样把他忘记？

"你努力成为一个好爸爸，"我对约翰说，"但或许做一个好爸爸，也包括允许自己拥有所有正常的情绪，过正常的生活，哪怕全身心投入生活有时比逃避生活要更艰难。你可以在私底下体会自己的情绪，或是和玛戈分享，也可以到这儿来和我分享——总之你可以在成年人的圈层里抒发自己的情绪，然后你或许就能在孩子们面前展现出更多活力。你可以把它看作是让自己振作起来的一个新方法，使得你可以更好地照顾孩子们。如果一直没有人提起盖比的话，孩子们也会觉得困惑。而且如果盖比在你的家里，不是像杰克那样被藏在阁楼上的盒子里，而是可以被家人提及，那对你来说，就算有时需要释放心中的愤怒，需要痛哭一场，或者只是绝望地坐一会儿，这些情绪也会变得更容易控制。"

约翰摇了摇头："我不想像玛戈那样。她遇到再小的事也会流眼泪。有时候我甚至感觉她一直都在哭，我可没办法那样过日子。就好像她一直活在过去，而在某个时间点，我做出了抉择，放下过去，继续向前。我选择了向前，但玛戈没有。"

我想象着玛戈坐在温德尔医生的沙发上，就坐在温德尔旁边，手里抱着我最喜欢的靠枕，向温德尔医生诉说着她在痛苦中感到多么孤独，而她只能独自面对，因为她丈夫把自己隔绝在封闭的世界里。然后我又想到约翰自己肯定也觉得非常孤独，看着妻子经历痛苦的折磨，却不忍直视。

"我知道表面上来看可能是这样，"我终于开口说道，"但我在想，或许玛戈这么容易哭，是因为她长久以来一直承担着双份的悲伤。她不仅为自己而哭，也把你的那份悲伤哭了出来。"

约翰紧锁着双眉，随后他垂下双目，看着自己的大腿。眼泪滴在了他的黑色设计师款牛仔裤上，起初只是几滴，很快就成了一泻千里的瀑布。眼泪掉落的速度让约翰根本来不及擦拭，最后他终于放弃了努力，这些眼泪他已经强忍了六年了。

也或许是忍了超过三十年了。

约翰哭泣的时候，我突然意识到，他在治疗中提到过的事情有一个共同的主题——无论是他和玛戈为了要不要给女儿买个新手机而争吵，还是他来来回回和我讨价还价能不能在治疗时用手机——虽然看似都和手机有关，但都有更深层的含义。我记起了当我和儿子手拉手出现在湖人队的比赛现场时，约翰说过"这种好事可不会一直有"；还有他今天在治疗开始前说的，"你赢了，赢得了我的到场。"但或许其实是他赢了，让我此刻有幸在场。毕竟是他选择了今天来到这儿告诉我这些。

同时我还想到，当我们面对那些无法言说的痛楚，每个人都会有不同的方法来保护自己。比如说，把自己唾弃的自我从心里剥离，再塑造一个带有自恋特质的假象，把不想要的那部分自我隐藏在假象的背后。你会对自己说："是的，悲剧确实发生了，但我没事。没有什么能伤害我，因为我很特别。我是天降的惊喜。"当约翰还是个小男孩的时候，他就是将母亲留给他的美好回忆当作盾牌，将自己保护起来，保护自己不受生活中不可预知的恐怖威胁。或许他在成人之后也是用这样的方法安抚自己的，在盖比死后他执着于塑造自己特殊的形象，因为支撑他活在这个世界上的唯一真理就是：他是一个特别的存在，而他身边都是蠢货。

约翰一边哭一边说，他来之前最不希望看到的就是现在这样的情况，他不是想要来这里让自己情绪崩溃的。

但我向他保证，他这不是情绪崩溃，而是正在破茧重生。

39

人类如何做出改变

在心理学中，将心理过程阶段化的理论比比皆是。毫无疑问，阶段模型使过程显得规整、清晰且具有可预测性，自然就容易受到大家的欢迎。任何学习过心理学入门课程的人都可能接触过弗洛伊德、荣格、埃里克森、皮亚杰和马斯洛提出的发展阶段模型。

不过有一个阶段性模型我倒是几乎在每次治疗的每一分钟里都铭记于心——那就是完成一次改变所需经历的各个阶段。如果说心理治疗是要引导人们从现状走向他们的理想状态，那我们就必须思考：人类究竟是如何做出改变的呢？

在二十世纪八十年代，一位名叫詹姆士·普罗察斯卡的心理学家提出了"行为转变阶段模式"（TTM）理论。研究表明，人们通常不会像耐克广告语说的那样，或是像立下新年目标那样"说干就干"，而是更倾向于通过一个连续的阶段性过程来达成改变：

- 未准备阶段
- 犹豫不决阶段

- 准备阶段
- 行动阶段
- 维持阶段

比如说你想要做出一项改变：或是多锻炼身体，或是结束一段关系，又或者是第一次尝试心理治疗。在你切入正题之前，你处于第一阶段——未准备阶段，也就是说，你根本都没想去改变。有些治疗师会把这个阶段和否认联系在一起，也就是说你自己没有意识到问题的存在。当夏洛特刚来找我的时候，她把自己描述成一个只有在应酬时才喝酒的人。当她在讲述她母亲如何靠酒精来自我麻痹的时候，完全未将此与自己喝酒的问题联系起来，于是我就意识到她正处于未准备阶段。当我就她自己的饮酒问题质问她时，她选择闭口不提，表现出不耐烦，说"我这个年纪的年轻人都会出去喝酒！"或是采取声东击西的战术，通过提出另一个问题来摆脱对这个问题的讨论，比如"先别管这个了，我们来聊聊那个吧"。

当然，治疗师不是说客。我们不能说服一个厌食症患者去吃东西。我们无法说服一个酒鬼不去喝酒。我们也不能说服有自毁行为的人停止伤害他们自己，因为此刻只有自毁才能满足他们。我们能做的是帮助他们更好地理解自己，向他们展示如何对自己提出正确的问题，然后他们的内在或外在总有一天会发生改变，从而让他们自己能说服自己。

对夏洛特来说，促使她改变的是那场车祸和她被控酒驾，这使她步入了第二个阶段：犹豫不决阶段。

犹豫不决阶段充满了矛盾的情绪。如果说未准备阶段是否认，那么犹豫不决阶段就是抗拒。在这个阶段，当事人已经意识到了问题，也愿意讨论这个问题，而且理论上不反对采取行动，但又似乎就是无法让自己落实去做。正如夏洛特虽然为自己的酒驾行为感到不安，而且被强制参加一个戒酒互助小组，但她去得并不情愿。直到她因为没能在指定时间参加课程而不得不花费昂贵的费用聘请律师申请延期之后，她才真正准备好要对自己的饮酒问题采取切实的行动。

人们通常会在犹豫不决阶段开始接受心理治疗。一个异地恋的女士说，男友一直推迟计划不肯搬到她的城市来，她也意识到他或许不会来了，但就是无法和他分手。一位男士知道他的妻子有外遇，但当我们谈起这件事，他却为妻子找借口，说服自己她可能在哪里，为什么不回短信——这样他就不需要与她当面对质了。

在这个阶段，人们会采取拖延的行为，或是通过给自己捣乱来避免面对改变，即使那将是积极的改变。因为当人们不知道改变会带来什么的时候，往往不愿意放弃现有的东西。这个阶段的痛点是改变意味着失去，而新情况又叫人不安。虽然在朋友或伴侣这些旁观者看来，这个像仓鼠跑轮一样的过程让人发疯，然而当事人就是需要一遍遍重复同样的过程，重复的次数甚至会多到令人觉得荒谬，但只有这样他们才能最终准备好要去改变。

夏洛特说起她要尝试"减少"饮酒量，比如从每晚三杯红酒减少到两杯，或是如果晚餐时（和晚餐后）要喝酒的话，吃早午餐的时候就不喝鸡尾酒了。她可能已经意识到了酒精在她生活中所扮演的角色——它有屏蔽焦虑的效果，但她还无法找到一个替代品或替代的方式来管理自己的情绪，就连精神科医生开的药物也没用。

为解决她焦虑的问题，我们决定每周多加一次治疗。那段时间里她的饮酒量减少了，她一度以为这样就足以控制喝酒过量的问题了。但每周两次心理治疗又衍生出新的问题：夏洛特再次肯定她对"我"上瘾，于是又回到了一周一次的模式。自那之后，只要一有机会——比如当夏洛特说她去约会时又喝醉了——我就会向她建议参加门诊治疗项目，但她每次都摇头拒绝。

"那些项目会完全禁止你喝酒的，"她说，"我还是希望可以在吃晚饭的时候喝一杯，而且如果饭桌上大家都喝酒只有我不喝，那多尴尬。"

"在饭桌上喝醉也是很尴尬的。"我说。而她则回击："是的，但我现在已经喝得少了。"那时她确实喝得少了，而且还在网上查阅了有关喝酒上瘾的文章，这说明她已经处于第三个阶段——准备阶段了。对夏洛特来说，她很难在和自己父母的长期斗争中做出让步："爸爸妈妈，如果你们不以我想要的方式来对待我，我是不会改变的。"她下意识地在心中绑定了一个协议，如果她的父母不改变他们的习惯，那她也不会改变她的习惯——这是一个臆想出来的、对双方都没有好处的协定。而事实上，只有当她能做出一些改变的时候，她和父母的关系才会发生改变。

两个月之后，夏洛特脚步轻快地走进我的办公室，把包里的东西一件件掏出来，放在她宝座的扶手上，对我说："我有一个问题。"她问我知不知道什么好的戒酒门诊项目——她终于进入第四个阶段，行动阶段了。

在行动阶段，夏洛特尽职尽责地每周花三个晚上参加戒酒互助小组的活动，以此填充平时喝酒的时间。她完全戒酒了。

最终目标当然是进入最后一个阶段：维持阶段，这也意味着当事人要在相当长的一段时间内保持改变后的成果，但这并不代表不会发生倒退的现象。当遇到压力，或一些特别的诱因时——例如身处一家特定的餐厅，或是以前的酒友突然给你打电话——都会触发旧时的行为卷土重来。这个阶段将会困难重重，因为人们想要改变的行为实际已深深嵌在了他们生活的肌理中，有成瘾问题的人（无论这种成瘾的对象是一种物质，是戏剧化，是消极的情绪，还是一种自我挫败的活法）都容易和其他有成瘾问题的人为伍。但当一个人处于维持阶段的时候，她通常可以在正向的支持下回到正轨。

没有了红酒和伏特加的影响，夏洛特更容易集中精神了，她的记忆力变好，感到不那么累，也更有动力了。她申请了研究生院，加入了一个慈善机构为她喜欢的动物出一份力。她也终于第一次和我谈起与母亲之间僵持不下的关系，并开始尝试以一种更平静温和的方式和母亲交流。她远离那些邀请她出去"难得过生日，只喝一杯"的所谓朋友，那些人会说："二十七岁生日一辈子只有一次，对吧？"但夏洛特宁愿和一群新朋友共度生日的夜晚，他们会为她准备她喜欢吃的菜，还会为她调制一系列不含酒精的饮料，让大家可以举杯庆贺。

但夏洛特始终还有一个没法摆脱的瘾：那小哥。

挑明了说吧，我不喜欢那小哥，不喜欢他的腔调、他的不诚实，还有他在对待夏洛特时轻佻的行为和态度。这一周和女友在一起，下一周又没有女友了。这个月和夏洛特在一起，下个月又不在一起了。当我打开候诊室的门看到他坐在夏洛特旁边时，我真希望我的表情能告诉他"我已经盯上你了"。我感觉自己就像汽车广告里驾驶座上的狗妈妈一样，充满了保护欲。但我并没有正面投入战斗。

夏洛特在给我讲述他俩的最新进展时，常常会在空中晃动着她的两只拇指，像在手机键盘上打字那样跟我说，"然后他说……""后来他又说……""然后我说……"

"你们是在短信中进行这段对话的？"她第一次晃着拇指讲话的时候，我吃惊地问道。我提醒她通过短信来探讨两个人关系的进展会有诸多不便：你不能看着对方的眼睛，即使你感到沮丧，你也无法握着对方的手给他安慰。她却回答我："噢，不会的，我们也会用表情符号。"

我想到了男友要和我分手时的情形，当时那种轰然的死寂，还有他不住抖动的腿都透露着他内心的意愿。如果那天晚上我们是在发短信商量买电影票的事，或许当时的他还要再等上几个月才会对我说出自己的想法。但我知道对夏洛特来说我就是个老古板，她们这一代就是这样我行我素，倒是我必须让自己跟上时代。

今天夏洛特来的时候眼睛都红了。她在社交网络上发现那小哥又和那个所谓的前女友在一起了。

"他一直都说他想要改变，但结果就发生了这样的事。"夏洛特叹着气说道，"你觉得他有可能会改变吗？"

我想了一下夏洛特所处的转变的阶段，又想了一下那小哥可能所处的转变阶段，还想到了那小哥的所作所为就像是重演了夏洛特父亲以前经常消失的行为。如果夏洛特在做出改变，而别人却不断重蹈覆辙，这对她来说可能会难以接受。

"他不会改变的，是不是？"她说。

"他或许是不想改变，"我委婉地说道，"你父亲可能也是一样。"

夏洛特紧抿着嘴唇，像是在思考一个她以前从未想过的问题。虽然她费尽力气想要让这些男人以她想要的方式来爱她，但如果他们不想改变的话，她也不可能改变他们。这在心理治疗中是一个常见的情况。有一个来访者的男友不想改变每个周末抽大麻看电竞比赛的习惯。有一个来访者的孩子不想为了努力备考而放弃搞音乐。还有一个来访者的配偶不想为了工作减少出游。有时候你希望另一个人改变，但这并不在那个人的计划之内——即使他们嘴上跟你说会改，也未必真的会改。

"但是……"她刚想说什么，却又停下来不作声。

我注视着她，感受她内心的变化。

"我还是会不断努力让他们改变的。"她几乎是在自言自语。

我点点头。但心里知道他不会改变，要改变的是她。

每一段感情关系都像是一支双人舞。那小哥有他自己的舞步节奏（先接近，接着后撤），而夏洛特也有自己的步子（先接近，然后受伤），这就是他们这支舞蹈的跳法。不过一旦夏洛特改变了自己的舞步，那就会发生以下这些情况：那小哥也必须改变他的舞步，不然他就会被绊倒，会摔跤；又或者他就得离场，另找别的舞伴，去踩别人的脚。

夏洛特彻底戒酒四个月后第一次破戒是在父亲节，她父亲说好了要在这天飞过来和她一起过节的，却在最后一刻取消了行程。不过这也是三个月之前的事了。夏洛特不喜欢这支双人舞的跳法，所以她决定换个舞步。自那天以来她一直滴酒未沾。

"我不能再见那小哥了。"此刻她说道。

我笑了笑，仿佛在说，这话听着挺耳熟。

"不，是真的，我这次是认真的。"她说，但她自己也笑了。在她处于准备阶段的几个月里，这已经成了她的口头禅了，"我可以换个治疗时间吗？"她问。看来今天她准备好要采取行动了。

"当然啦，"我说，回想起我之前就建议过夏洛特换一个治疗时间，这样她就不用每周都和那小哥在候诊室里共处，但当时的夏洛特还没有准备好考虑这个建议。我为夏洛特安排了一个新的治疗时间，她将预约时间存进了自己的手机里。

在今天的治疗结束时，夏洛特照样收拾起她的各种随身物品，走到门边，像往常一样流连了一会儿。"那，我们周一见啦。"她轻声说道。她心里知道我们的这一招会叫那小哥摸不着头脑，下周四的时候他大概会奇怪夏洛特怎么不在。我心想，就让他去想破脑袋吧。

当夏洛特向过道走去时，那小哥也刚好结束治疗走出来，迈克和我相互点头致意，但都面无表情。

或许那小哥跟迈克讲了他女朋友的事，或许整个治疗中他们都在谈论他是如何对别人要花招、误导别人、欺骗别人的。他已经这样对待夏洛特两次了，连夏洛特也说："对，他就是有这样的问题。"也可能那小哥根本没对迈克提起这些事，或许他根本没准备好要改变，又或者他根本对改变不感兴趣。

第二天，当我在督导小组里谈起那小哥的问题时，伊恩淡淡地说道："洛莉，我送你三个字——由他去。他又不是你的来访者。"

我这才意识到，我也应该和夏洛特一样，把那小哥从我的脑子里拿走。

40

父亲们

在一次迟来的新年大扫除中，我找出了以前读研究生时的一些学习资料，那门课研究的是奥地利心理学家维克多·弗兰克尔。我翻看着自己当时做的笔记，想起了弗兰克尔的一些生平故事。

弗兰克尔生于 1905 年，少年时代就对心理学产生了浓厚的兴趣。上高中的时候，他开始和弗洛伊德有了频繁的书信来往。后来他研读医学，并将心理学和哲学相结合，四处讲学，探讨精神医疗里的意义与价值问题，他将其称为"意义疗法"。弗洛伊德认为，人类总是趋向于寻求快乐和避免痛苦（也就是他著名的"快乐原则"），而弗兰克尔则坚信人们最主要的驱动力不是以快乐为导向的，而是趋向于寻找生命的意义。

在他三十多岁的时候，第二次世界大战爆发了，身为一个犹太人，弗兰克尔陷入了危险的境地。虽然得到了美国签发的移民签证，但弗兰克尔不想抛下自己的父母，于是放弃了移民。一年之后，纳粹强迫弗兰克尔的妻子进行人工流产。几个月后，他和他的家人们一起被送进了集中营。三年之后，当弗兰克尔终于重获自由，他才得知自己的妻子、哥哥和父母都已经被纳粹杀害了。

在这种环境下，自由可能会让人感到绝望。毕竟对弗兰克尔和那些和他一起获释的人来说，他们所抱的希望都在重获自由的那一刻幻灭了——他们在乎的人都死了，他们的家人和朋友都消失了。但弗兰克尔重获自由之后撰写了有关适应性和精神救赎的著作——《活出生命的意义》。在书中，他不仅通过自己在集中营里的恐怖经历阐述了他创建的"意义疗法"，还分享了"意义疗法"在更为平凡的生活中的应用。

他写道："一个人可以被剥夺任何东西，除了这个人最后的自由——在既定的环境下选择自己抱持什么态度的自由。"

事实上，在经历了人生劫难之后，弗兰克尔选择了再婚，还生了个女儿，在学术上辛勤笔耕，发表了大量论文，并在全球各地进行演讲，直到他九十二岁离世为止。

在我的线圈笔记本上潦草地写着一行字："'反应'与'回应'，前者是条件反射，后者是有意识的选择。"看着这些笔记，我想到了自己和温德尔的谈话。正如弗兰克尔所说，即使是在面临死亡的威胁时，我们还是可以选择如何回应。也就是说，当约翰面对他母亲和孩子的去世，当朱莉面对绝症，当瑞塔面对遗憾的过往，当夏洛特面对自己的成长经历，他们也都有自由可以选择如何去面对。不管是面对极端的痛苦经历，还是要和某个难相处的家庭成员进行交流，我想不出有哪个来访者的情况是不适用于弗兰克尔的观点的。"意义疗法"创立已经超过六十年，在今天依然适用，正如温德尔对我说的，我也可以选择——那个因禁我的牢笼，栏杆两边都是敞开着的。

我尤其喜欢弗兰克尔书中这样一句话："在刺激和回应之间还留有一些空间，这个空间允许我们以自己的意志去选择我们的回应方式。我们所做出的回应包含了我们的成长和自由。"

我以前从来没有为了预约治疗时间之外的事给温德尔写过邮件。但此刻，这意外的发现就像我的现实处境在平行世界中的镜像，我被震惊了，忍不住想要跟温德尔分享。我找出了他的邮箱地址，写道："这不正是我们那天所聊到的吗？我想关键就在于要找到那个难以捉摸的'空间'。"

几个小时之后，他回信了：

我一直都很欣赏弗兰克尔。你引用的句子非常美妙。我们周三见。

这个回答非常温德尔——热情诚恳，但又清楚地表明心理治疗仅限于面对面的前提下。我想起了我们第一次打电话时他几乎没说什么话，但第一次见面的时候却出乎意外地健谈。

但他的回复还是在我的脑中萦绕了一整个星期。我完全可以把我发现的这个句子摘抄给其他朋友，他们一定会对其大加赞赏，但效果一定和现在不一样。温德尔和我处在不同的世界里，所以他能看到一些我身边的人观察不到的东西。当然同样的，我向家人和朋友展现的那一面温德尔也不可能看得到。但就那封邮件来说，没人能像温德尔那样准确理解其背后的潜台词。

在这之后的那个星期三，温德尔在治疗时提起了那封邮件。他告诉我，他也跟他妻子分享了这段话，他还说，他妻子准备在之后的一个演讲中引用这段话。在此之前他从未提及他的妻子，我当然在很早以前已经从网络侦查中获知了有关她的一切。

"你妻子是从事什么职业的？"我问道，假装从未在领英的网站上看过她的职业档案。温德尔告诉我她在一家非营利机构工作。

"噢，有意思。"我回答道，但"有意思"三个字音调高得有些不自然。

温德尔看着我。我很快换了个话题。

有一个瞬间，我想了一下如果此刻我是治疗师那我该怎么做。有时候我很想说"我不想那么做"，但这就像是你坐在汽车后排，方向盘并不在你的手里。我还是得安心当一名来访者，这就意味着我要放弃控制的欲望。虽然有时候看上去像是来访者在控制治疗的内容，决定说什么或不说什么，确立治疗的内容和主题。但事实上治疗师会以自己的方式掌控大局——选择说什么，或不说什么；是做出回应，还是暂时搁置；注意哪些细节，或不去注意哪些细节。

在当天的治疗中，我还说起了我的父亲。我告诉温德尔他又因为心脏的状况住进医院了，虽然他现在情况稳定了，但我还是很害怕会失去他。我对他生命的脆弱有了新的认识，我开始真切地认识到他不会永远都在我身边。

"我无法想象一个没有他的世界，"我说，"我无法想象我不能再给他打电话，不能再听到他的声音，不能向他咨询建议，无法想象我俩再也不能一起为有趣的事情开怀大笑。"我觉得这世界上没有什么事能比得上跟父亲一起开怀大笑。他几乎在任何话题上都那么博学，他是那么爱我，又是那么慈祥——不仅是对我，他对每个人都非常善良。尽管父亲既睿智又风趣，但每当人们说起他，总会首先提到"他真是一个可亲的人"。

我告诉温德尔，当年在东海岸上学的时候，我非常想家，我甚至不确定自己是不是该留在那儿。父亲从我的声音里听出了我的苦楚，于是坐上飞机，飞越三千英里，就为了和我在宿舍对面公园里的长凳上坐坐，在寒冷的冬天里听我倾诉。他就这样陪我倾诉了两天，等我感觉好多了，他才飞回家。我已经有好久没想起过这件事了。

我还跟温德尔说了上周末我儿子打完篮球比赛之后发生的事。当男孩子们跑去庆祝胜利的时候，我父亲把我拉到一旁，跟我说他前一天刚去参加了一个朋友的葬礼。在葬礼之后他走到那位朋友的女儿身边，那个女儿现在三十多岁，父亲走上前对她说，"你的父亲为你感到非常骄傲。每次我们聊天他都会说：'我为克里斯蒂娜感到骄傲。'然后他会向我细数你所有的成就。"事实确实如此，但克里斯蒂娜却大为吃惊。

"他从来都没亲口对我说过那样的话，"她说着，瞬间泪流满面。我父亲也感到非常惊讶，但后来他意识到，其实他也不确定自己有没有跟我聊过类似的话题。他有表达过吗？或者说他表达得足够多吗？

"所以，"我父亲在我儿子的体育馆外对我说，"我想让你知道我为你感到骄傲。我想明确地让你知道。"他害羞地说道，显然这样的交流让他感到不自在，因为他总是习惯听别人讲，而把自己的情绪保留在自己的世界里。

"我知道。"我说，因为父亲已经用数不清的方式表达了他为我感到的骄傲，虽然我在倾听这方面做得还不够好。但那天，我忍不住揣测父亲背后的潜台词："我已经时日不多了。"我俩站在原地，相拥而泣，尽管路过的人群禁不住要打量我们，我们也不以为意，因为我俩都知道，这是我和父亲告别的开始。

"当你正要睁开眼看世界，他的眼睛却即将闭上。"温德尔说道，我觉得这句话苦中带着甜，却又千真万确。我的觉醒正发生在一个恰当的时刻。

"我很欣慰能和他拥有这样的瞬间，这非常有意义。"我说，"我不希望当他有一天突然离世，我却发现一切都太迟了，发现自己浪费了太多时间，没能和父亲坦诚相待。"

温德尔点点头。我感到一丝不安。我突然想起来温德尔的父亲在十年前就是突然离世的。当我在网上搜索温德尔的时候，我从他母亲的采访里读到了他父亲过世的故事，后来又看到了他父亲的讣告。温德尔的父亲似乎身体一直都很健康，直到他突然倒在了餐桌上。我不知道我这样聊起关于父亲的话题会不会让他感到痛苦。我也担心如果我再多说些什么，就会暴露自己知道了哪些不该知道的信息。所以我立刻收住了话题，不去想治疗师最重要的职业技能就是去"听到"来访者没说出口的那些事。

几个星期后，温德尔对过去的几次治疗进行了评价，他说我似乎一直在修饰自己的表现，他还说，他认为这是从我发给他维克多·弗兰克尔的那段话且他在治疗中提到了他妻子的时候开始的。他想知道（"想知道""琢磨着""寻思着"……如果没有这些奇妙的词汇，真不知道我们这些治疗师该如何开启一些敏感的话题！）他提起妻子的事对我有着怎样的影响。

"我还真没想过这个问题。"我说。这是实话，我的注意力都集中在如何掩盖上网搜索自己的治疗师这件事上了。

我低头看着自己的脚，又看看温德尔的脚。他今天穿了一双蓝色人字花纹的袜子。当我抬起头的时候，看到温德尔挑着右边的眉毛正看着我。

然后我意识到了温德尔想说什么。他认为我在嫉妒他的妻子，他认为我想要独占我的心理治疗师。来访者对心理治疗师产生浪漫移情是很常见的现象，但要说我对温德尔产生了迷恋，真是让我觉得很搞笑。

我看着温德尔，他穿着米色的针织外套、卡其裤、时髦的袜子，他碧绿的眼睛也正盯着我。有一瞬间，我想象了一下做温德尔的妻子会是什么情形。我曾看到过他和他妻子的合影，那是在一个慈善活动上，两人手挽着手，打扮得很隆重，温德尔微笑地望着镜头，他妻子则充满爱意地望着他。看到那张照片时，我心里确实腾起过一丝嫉妒，但并不是嫉妒他的妻子，而是因为他俩拥有我想要却得不到的那种关系。但我越是否认自己有浪漫移情，温德尔越是不会相信我。他会觉得我就是此地无银三百两。

当那一次的治疗还剩下二十分钟的时候——作为一名来访者我也能感受到治疗中时间流逝的节奏——我知道我们不能永远这样僵持下去。只有一件事可以做了。

"我在网上搜索了你，"我说着，眼神却移向了别处，"我为了让自己不再上网搜索男友的消息，结果却变成了搜索你的信息。所以当你提起你太太的时候，其实我已经对她有所了解了。还有你的母亲。"我停顿了一会儿，最后说出口的这部分尤其让我难堪，"我读了你母亲的那篇采访文章。"

说完之后我也不知道自己期待的下场是什么，反正不会是什么好事吧。可能就像一股龙卷风席卷这个房间，以某种无形却又无法弥补的方式改变了我们之间的联系。我等待着我们之间的一切变得疏远，变得不同。但事实却恰恰相反。暴风雨来了，又走了，留下的不是废墟，而是一阵清新。

我感觉轻松了，仿佛放下了一个包袱。如果你要分享一个让人难以接受的真相，那就意味着你需要面对这个真相，但同时你也将获得一项回报，那就是自由。真相能把我们从羞愧中解放出来。

温德尔点点头，我们坐在那儿进行了一场无言的对话。我："我很抱歉，我不该那么做的。我的行为侵入了你的私生活。"他："没关系，我能理解。这是自然而然的好奇心。"我："我为你高兴，你拥有一个幸福的家庭。"他："谢谢你，我希望有朝一日你也会得到这样的幸福。"

接着我们又用有声的对话重复了类似的内容。我们也探讨了一下我的好奇心。为什么我对此避而不提？我明明了解了很多有关温德尔的事，却又要装作不知道，这是一种什么样的体验？我想象着当我坦白之后我俩之间会发生什么？我现在又是怎么想的？事实上我也问了他，得知我上网搜索他之后他是怎么想的？我问这个问题或许是因为我也是个治疗师，但或许也因为我现在是个来访者，我就是很想知道。在我找到的这些信息中有没有什么是他不想让我知道的？我这么做会不会改变他对我的看法？会不会改变我们的相处？

他的回答中只有一点令我非常震惊：他从没读过那篇采访他母亲的报道！他根本不知道能在网上找到那篇采访。他知道他母亲曾经为那个组织做了这样一次采访，但他以为那是内部存档用的。我问他会不会担心别的来访者也看到这篇采访，他靠在沙发上，深吸了一口气，我第一次看到他眉头皱了起来。

"我也不知道，"他停了一拍，说道，"我得好好想一想。"

弗兰克尔所说的那段话又浮现在我脑海里。他在外部刺激和回应之间创造空隙，让自己能选择自由。

治疗时间结束了，温德尔像往常一样拍了拍大腿，然后站起来。我们向出口走去，但我在门口停下了脚步。

"我对你父亲的事感到难过。"我说，反正都已经说了，他也知道我什么都知道了。

温德尔微笑着说："谢谢你。"

"你想他吗？"我问。

"每天都想，"他说，"我没有一天不想他的。"

"我也会这样想念我的父亲的。"我说。

他点点头，然后我们就站在那儿，心里想着我们各自的父亲。当他向后退了一步为我开门的时候，我看到他的眼睛似乎湿润了。

我还有很多事想要问他。他父亲突然倒下之后，他现在能够释然了吗？我想到儿子和父亲之间总有各种感情羁绊，充满期盼又渴望得到认可。温德尔的父亲有没有告诉过他自己为儿子感到骄傲？尽管他拒绝了继承家族企业而去开辟自己的前途，但是不是正因为这样，父亲才更为他感到骄傲？

我无法知道更多关于温德尔父亲的事了，但我们可以在接下来几个星期和几个月的治疗中讨论有关我父亲的事。通过这些讨论，我会清楚地知道，虽然当初我想找一位男性治疗师是为了在分手这件事上得到一个客观的意见，但事实上，我得到的是一个父亲的分身。

因为我父亲也总是能把我看清、看透。

41

完满还是绝望

　　瑞塔穿着时髦的休闲裤和舒适的鞋子坐在我对面，详细地向我解释为什么她的生活令人绝望。瑞塔在大部分治疗中所说的话都像是一首挽歌，今天也不例外。但令人困惑的是，虽然她坚称自己的生活中不会再有任何改变了，但其实她一直在改变，有的变化可能只在细微之处，有的则意义深远。

　　当瑞塔和麦伦还是朋友的时候——当麦伦还没跟兰蒂在一起的时候，麦伦帮瑞塔做了一个网站，让她可以把自己的作品分类放到网上。麦伦对瑞塔说，这样她就可以有系统地整理自己的作品，同时又可以把作品分享给别人看。但瑞塔当时认为自己不需要一个网站，"谁会来看呢？"她问道。

　　"我会看。"麦伦说。三周之后，瑞塔的网站确实只有一个访客。加上瑞塔自己，就是两个。瑞塔其实非常喜欢这个网站，它看上去很专业。一开始的两个星期，瑞塔每天都会花好几个小时浏览自己的网站，然后想一些新项目的点子，再想象一下新作品放到网站上展示的样子。但随着麦伦开始和兰蒂约会，她对网站的热情也消退了。事到如今，还有什么必要发布新的作品呢？而且反正她也不懂要怎么更新这个网站。

后来，有一天下午，瑞塔刚好在公寓大堂里撞见了麦伦和兰蒂手牵着手。为了让自己好过一些，她立刻动身前往美术用品商店，一掷千金，购入了大量画材。当瑞塔提着各种画材走到公寓门口时，突然被不知从哪儿跑出来的几个孩子撞到了。瑞塔提着的袋子里装满了画笔、刷子、丙烯酸颜料、水粉颜料、画布，还有好几盒黏土，全都滚落出来，她自己也差点跌倒，幸好有一双强壮的手在最后一秒扶住了她。

这双手的主人是孩子们的父亲凯尔，也就是瑞塔从猫眼里窥视过很多次，但从未谋面的那个人。凯尔就住在瑞塔的对面，他就是"嘿，亲人们"那一家的男主人，要不是他及时出手相救，瑞塔的髋关节恐怕就要摔断了。

凯尔叫孩子们为自己的横冲直撞向瑞塔道歉，他们帮瑞塔捡起了所有画材，并帮她拿进了屋里。瑞塔由起居室改造成的艺术工作室里摆满了她的作品，画架上放着肖像画和抽象画，拉胚机旁放着一些陶艺作品，墙上的木板上还挂着一些未完成的炭笔画。孩子们简直像是来到了天堂，凯尔也惊呆了。"您真有才华，"他说，"真的很有天赋。您应该出售这些作品。"

然后孩子们和他们的父亲回到了自己的公寓，不久凯尔的妻子安娜回来了——"嘿，亲人们！"她如常呼唤着家人们，孩子们则央求妈妈和他们一起去对面看看"艺术奶奶"的起居室。当时瑞塔一如往常地杵在门口的猫眼前，邻居来敲门的时候她还没来得及后退。于是她默数了几秒，才应道："谁呀？"然后佯装吃惊地开门迎接她们。

很快，瑞塔就开始教五岁的索菲亚和七岁的爱丽丝学习艺术，她也经常和"亲人家庭"一起共进家庭晚餐。有一天下午，安娜回家后照例呼喊道："嘿，亲人们！"索菲亚和爱丽丝正在瑞塔的起居室里画画，两个孩子大声回应道，"哈喽！"随后，爱丽丝望着瑞塔，问她为什么不跟妈妈打招呼。

"我不是你们的亲人呀。"瑞塔如实说道，但爱丽丝却说，"你是呀！

你是我们加州的奶奶！"孩子们的祖父母住在查尔斯顿和波特兰。他们常常都会来探望孩子，但瑞塔才是他们几乎每天都会见到的人。

那时，安娜在自家起居室的沙发上面挂了一幅瑞塔画的画。瑞塔还为孩子们的房间订制了两幅画：给索菲亚画的是一位舞者，给爱丽丝画的是一只独角兽。女孩子们都高兴坏了。安娜很想付钱给瑞塔，但瑞塔拒绝了，她坚持要把这些画作为礼物送给这家人。最终，身为电脑程序员的凯尔说服了瑞塔，让他在她的网站上增添了一项功能——线上购物。他还给索菲亚和爱丽丝的同学的家长们发了一封邮件推荐瑞塔的作品。很快，瑞塔就开始接到定制儿童肖像的订单了，还有一位家长买了她的陶艺作品放在自家餐厅里。

鉴于瑞塔生活中取得的这些进展，我以为她的心情会变得好些。她开始焕发生机，生活得也不那么拘束了。每天都有人跟她聊天，她也能和欣赏她艺术才华的人分享自己的作品。她不再像一开始来见我时那样把自己隐藏起来。但她依然生活在一片乌云的笼罩下，即使她感到快乐或欣喜，或其他任何情绪，"我想还行吧"已经是她最为积极的评价了。瑞塔的心中一直在上演一部悲情连续剧：如果麦伦在健身房停车场里和她说的话都是真心的，那他一开始就不会跟讨厌的兰蒂约会，而是应该跟瑞塔约会；还有"亲人家庭"，无论他们对瑞塔多亲切，但毕竟不是她的家人，所以她最后还是会孤独地面对死亡。

她似乎陷入了心理学家艾瑞克·埃里克森所说的"绝望"境地。

在二十世纪中叶，埃里克森提出了社会心理发展的八个阶段，直到今天这一理论依然引导着心理治疗师们的思考。弗洛伊德的性心理发展模型只到青春期为止，而且重点放在对"本我"的讨论上。但埃里克森的社会心理发展阶段侧重于个人在社会背景下的个性发展，比如婴儿如何建立对他人的信任感。最重要的是，埃里克森的心理发展阶段贯穿了人的整个生命周期，每个阶段都前后相连，而且每个阶段都有需要面对的冲突和危机，只有度过前一阶段的危机，才能进入人生的下一个阶段。这八个阶段分别是：

- 婴儿期（希望）—— 信任 / 不信任
- 幼儿期（意志）—— 自主独立 / 羞怯怀疑
- 学龄前（目的）—— 主动 / 内疚
- 学童期（能力）—— 勤奋 / 自卑
- 青少年（忠诚）—— 同一性 / 角色混乱
- 青年成人（爱）—— 亲密 / 孤独
- 中年成人（关怀）—— 再生力 / 停滞
- 老年成人（智慧）—— 自我实现 / 绝望

瑞塔这个年纪的人通常都觉得自己处于第八个阶段。埃里克森认为，人到晚年，如果我们相信自己的生活过得很有意义，那我们就会感到完满。如果觉得自己的人生已经完满，即使死亡渐渐临近，我们也能比较容易去接受它。但如果对于过往我们还存有未释怀的遗憾，例如认为自己曾经做了一些失败的决定，或是错过一些重要的目标，那就会感到沮丧和无望，从而导致我们陷入绝望境地。

我觉得，瑞塔现在对麦伦的绝望与她过往体验过的绝望有关，因此即使她的生活中有各种好的转变，她也无法全心投入地享受。她已经习惯了从一个有缺陷的角度去看这个世界，其结果就是，快乐对她来说反而是陌生的感觉。如果你习惯了被抛弃，如果你非常了解被别人辜负和拒绝是什么样的感觉，虽然这种感觉并不好，但至少不会有什么意外，因为你已经习以为常；但如果你踏入了自己不熟悉的情感领域——对瑞塔来说，跟值得信任、既欣赏她又有趣的人在一起就是这种情况——她会觉得不安，感觉迷失了方向。就像突然之间一切都是陌生的，你丧失了熟悉的心灵地标，没有了参照物，你所熟悉的那些可预见性都消失了。或许原来的世界并不完美，甚至根本就是很糟糕，但至少你知道自己最终能获得些什么——即使那是失望、混乱、孤立和自我批判。

我和瑞塔谈过这个问题。尽管她不想被别人留意到，只想像一个透明人一样过活，但事实上，现实正在发生改变：她和邻居有了交往，她的作品有了买家，麦伦对她说出了爱的表白。这些人都喜欢和瑞塔在一起，仰慕她，需要她，他们留意到了瑞塔，但瑞塔却似乎依然无法正视这些积极的变化。

"你是在等另一只靴子掉下来吗？"我问。对于快乐的非理性恐惧有一个专门术语叫"幸福恐惧症"。有幸福恐惧症的人就像一口不粘锅，任何快乐都无法在他们身上停留（但痛苦却可以，还粘得颇为牢固）。经历过创伤的人很容易期待再次遇到灾难，他们不会倾向于靠近生活中出现的好事，他们会变得过度警觉，总是等着厄运来临。这可能也就是为什么即使瑞塔知道她旁边的桌上就有一盒崭新的餐巾纸，她还是要从提包里摸索出揉成一团的纸巾。她觉得最好不要习惯手边有一盒崭新的纸巾，也不该习惯隔壁有一家像亲人一样的邻居，不该习惯有人购买自己的作品，更不该习惯有一个你梦寐以求的男性在停车场给你一个充满激情的热吻。别骗自己了！——瑞塔对自己说，因为一旦你让自己安于舒适的现状，那下一秒一切都将消失得无影无踪。对瑞塔来说，好事不值得喜悦，因为痛苦会随之而来。

瑞塔抬起头看着我，点点头，"一点都没错，"她说，"另一只靴子总会掉下来的。"确实，痛苦总是如影随形，在她考进大学时是这样，在她嫁给一个酒鬼时是这样，在她遇到两次恋爱机会却又都无疾而终时也是这样。当她父亲去世时，她终于能和母亲重建母女关系，却恰好在这时母亲被检查出患有阿尔兹海默病。从那之后瑞塔一直照顾了母亲十二年，尽管母亲已经完全认不出她了。

当然，其实那些年瑞塔也不是必须把母亲接到自己家里照顾，但她还是那么做了，因为这种悲惨的境遇使她感到满足。在那段时间里她从没想过要去追问，对于在成长过程中从未给予她任何照顾的母亲，自己是不是有义务要去照顾她。她没有纠结那个最叫人难以回答的问题：我欠父母些什么？父母又亏欠我什么？她本可以为母亲寻求外界的帮助。当我们说起这个话题时，瑞塔思考了一下，但她说即使重来一次，她也还是会做出同样的选择。

"这些都是我应该承受的。"她解释说，所有悲惨境遇都是她罪有应得的——她毁了孩子们的生活，她对第二任丈夫刚刚失去前妻的悲痛心情没能给予足够的包容，她也从未好好对待自己的生活。使瑞塔觉得害怕的是她最近感受到的点滴欢乐。她觉得自己是个骗子，感觉自己是偷了彩票却中了大奖的人。如果最近才认识她的这些人知道她真正的样子，他们一定会对她感到厌恶。他们会跑得远远的，他们一定会说，她真是太恶心了。而且就算她能骗得了他们一时，或许几个月，或许是一年，但她的孩子们都还在因为她而深受煎熬，她凭什么可以享受快乐呢？一个人如果做了这么多坏事，还有什么资格祈求被爱呢？

瑞塔说，这就是为什么她是一个绝望的人。她在手里把纸巾团成一团。她经历得太多了。她做了太多的错事。

当瑞塔讲述这一切的时候，我望着她，发现她看上去是多么年轻。她的脸颊饱满，她的手臂交叉在胸前。我想象了一下当她还是个小姑娘时在她父母家的样子，她的一头红发被发带整齐地箍在耳后，她在自己的房间里沉思着，想知道父母疏远她是不是因为她做错了什么事。"他们是在生我的气吗？是不是我做了什么事让他们失望了，所以他们才对我漠不关心？"他们等了这么久才有了她这么一个孩子，是不是她辜负了他们的希望？

我也想到了瑞塔的四个孩子。想到了那几个孩子的父亲，他是一名律师，他可以这一秒还风趣幽默，下一秒却又喝得醉醺醺并对人拳脚相向。我还想到了瑞塔，想到她如何为丈夫找借口，替他对孩子们做出承诺，而孩子们知道那是无法兑现的谎言。我想象着孩子们的童年该有多困惑多痛苦，而他们现在又有多大的怨气。想象着当瑞塔在这几年里几次哭着央求他们与她恢复联系，他们却坚决不要跟母亲有任何瓜葛。孩子们认为，不管瑞塔的诉求是什么，原因有且只有一个：一定是为了她自己，永远都是为她自己考虑。我猜想孩子们之所以不跟瑞塔交流，是因为他们还无法原谅瑞塔，而这或许是瑞塔唯一想要的东西，但她也从来没有直接说出口。

瑞塔和我也谈起过为何当初她没有保护她的孩子们，为什么她任由丈夫对孩子大打出手，为什么她宁愿去读书、画画、打网球、玩桥牌，也不愿意陪在孩子们身边。我们逐个排除了瑞塔这些年来给自己找的各种理由，然后终于发现一个她自己都不曾意识到的理由：瑞塔嫉妒她的孩子们。

瑞塔的情况并不是特例。譬如有一位母亲，小时候家境贫寒，现在每当她给自己的孩子买新鞋子或新玩具的时候，都会告诫小孩说："你知不知道你有多幸运？"她给每一件礼物都裹上了责备的意味。又譬如有一位父亲带着自己的儿子去参观他想报考的大学，却在一路上不停地抱怨学校安排的导游、课程设置、宿舍，只因为这本是他梦寐以求但没考上的学校。他的所作所为不仅让儿子感到难堪，更有可能会影响儿子的升学机会。

为什么家长会做出这样的行为呢？其实他们常常都会羡慕自己的孩子——羡慕他们拥有的机会，父母为他们提供的稳定的经济和情感环境，羡慕孩子们还有无限的未来，而这对家长们来说都是无法重来的过去。他们小时候得不到的东西，现在竭尽全力让自己的孩子们能拥有，但却常常在不知不觉中因为孩子们拥有的幸福而为自己感到愤愤不平。

瑞塔羡慕自己的孩子有兄弟姐妹，嫉妒他们从小住在舒适的房子里，还有自家的泳池，没事可以去逛博物馆和旅行。她嫉妒他们的父母年轻又有活力。在某种程度上，正是她这种无意识的嫉妒——她对这一切不公平的愤恨——使得她不能允许孩子们拥有她所不曾拥有的幸福童年，所以当孩子们像她小时候一样渴望得到拯救和帮助时，她没能说服自己伸出援手。

我在督导小组里提起了瑞塔的案例。我跟组员们说，虽然她看上去阴郁、沮丧，但其实是一个温暖又有趣的人。而且因为她与孩子们之间的不愉快并没有影响到我，所以我和瑞塔的相处就像面对一个普通的为人父母的朋友一样。我还挺喜欢她的。但我们能期待她的孩子们原谅她吗？

我的组员们问我："你原谅她了吗？"

我想到了自己的儿子，哪怕只是想象有人要对他大打出手我都觉得心里不舒服，我一定不会让这样的事情发生在他身上。

所以我也不确定我是不是原谅了瑞塔没能保护她孩子这件事。

有时原谅是很微妙的，就像道歉一样。你向别人道歉，究竟是为了让你自己好过一些，还是为了让对方好过一些？你是真的为自己所做的事感到抱歉，还是其实觉得自己做的事完全在理，只不过是想通过道歉安抚那个认为你应该觉得抱歉的人？道歉究竟是为了谁？

心理治疗中有一个名词叫作"强迫宽恕"。有时人们选择宽恕是为了摆脱一个创伤，他们需要通过原谅那个给他们带来伤害的人来走出创伤的阴影——那个人可能是对他们进行过性侵犯的父母，抢劫过他们家的强盗，或是杀害了他们儿子的帮派成员。可能有好心人跟他们说过，如果你不能宽恕那些罪人，你就无法放下自己心中的怒火。对某些人来说，宽恕就意味着豁然解脱——你不宽宥人们的恶行，但原谅了那个伤害你的人，这样你就可以跨过这道坎，继续你的生活了。

但人们常常迫于压力去原谅别人，到头来如果做不到还会认为是自己身上出了问题，认为自己不够开明，不够坚强，或缺乏慈悲之心。

所以我说，你可以心怀慈悲，但选择不宽恕。有很多方式可以让生活继续，但其中并不包括伪装自己的感觉。

我曾经遇到过一位名叫戴夫的来访者，他和父亲的关系很糟糕。据他所说，他父亲是一个蛮横、苛责、挑剔、自以为是的人。父亲对两个儿子一直都很疏远，儿子们长大成人之后，父亲还是与他们保持距离，一见面就吵个不停。父亲去世那年戴夫已经五十岁了，他结了婚，也有了自己的孩子，但他很纠结，不知道要在父亲的葬礼上说些什么。说些什么听起来才比较真诚呢？然后他告诉我，父亲临终时从病榻上伸出手来，握住他的手，突然说道："我真希望当初对你们好一点，我真是个混蛋。"

戴夫脸色铁青，心中非常愤怒——难道父亲是期盼能在最后时刻得到宽恕吗？他觉得父亲早就该拿出行动来补救了，而不是等到临终时期待着一切能静静地落得圆满，或是用一句忏悔就得到原谅。

戴夫没有控制住自己，他对父亲说："我不能原谅你。"他痛恨自己说出了这样的话，一说出口他就后悔了。但想到父亲带给了他那么多的痛苦，他又是付出了多少努力才为自己和家人创造了现在幸福的生活，他的整个童年都在用谎话欺骗自己的感受，如果他现在要用一个善意的谎言来安慰父亲的感受，他将绝对无法原谅自己。但戴夫也会扪心自问，什么样的人会对弥留之际的父亲说出这样的狠话呢？

于是戴夫为自己的话向父亲道歉，但他父亲打断了他。"我理解，"他父亲说，"如果我是你，我也不会原谅我自己。"

然后，奇怪的事情发生了。戴夫告诉我，他坐在父亲的病榻前，握着父亲苍老的手，感到自己的内心发生了变化。他人生第一次体会到了真正的恻隐之心，不是原谅，而是慈悲。戴夫对这位行将就木但内心充满痛苦的老人感到同情，而正是这种恻隐之心，让他在父亲葬礼上说出了真心话。

也正是这种恻隐之心让我能去帮助瑞塔，而不用勉强自己去原谅她从前对孩子们的所作所为。至于如何面对我的不原谅，那就是瑞塔自己要消化的问题了，就像戴夫的父亲一样。有时我们渴望别人原谅，只是为了自我满足；我们祈求别人的原谅，只是为了避免要自己原谅自己，因为自我原谅更难做到。

我曾经向温德尔罗列了一些自己悔不当初的错误抉择，我很乐意用这些事来惩罚自己。于是温德尔问我："你该为这些罪过被判刑多久呢？一年？五年？还是十年？"我们之中有许多人会为自己犯过的错误折磨自己几十年，哪怕已经真心尝试去做出弥补。这样的量刑又是否合理呢？

瑞塔和她丈夫的行为确实严重地影响了孩子们的生活，这是事实。瑞塔和她的孩子们都会为这段共同的过往感到痛苦，但难道她就不能赎罪吗？她就活该这样日复一日、年复一年地遭受惩罚吗？我不希望忽视孩子们实际上背负的严重的伤害，但我也不想成为惩罚瑞塔的典狱长。

我情不自禁地想到瑞塔和邻居家的两个女儿建立起来的关系，如果她以前能像对待这两个女孩那样对待自己的四个孩子，那故事又会如何发展呢？

我问瑞塔："在你快七十岁时，回头看看你二三十岁时犯的错，你会如何给自己量刑呢？你犯的错确实很严重，但这几十年来你一直在悔过，你也尝试了要去弥补。你不觉得自己已经可以刑满释放了吗？或者至少可以得到假释？你觉得什么样的量刑对你所犯的罪行来说才是公正的判决呢？"

瑞塔想了一下，她说："终身监禁。"

"好吧，"我说，"你是这样执行的。但如果陪审团里有麦伦和那个'亲人家庭'的话，他们是否会同意这个判决？"

"但那些我最在乎的人——我的孩子们，是永远都不会原谅我的。"

我点点头。"我们不知道他们会怎么做，但你深陷不幸的泥沼对他们来说也是毫无帮助的。你的痛苦并不能改变他们的处境，你把这个心结装在心里也并不能减轻他们的痛苦。这不是办法。就算事到如今，你也有很多方法可以成为更称职的母亲，但给自己判个终身监禁并不是什么好办法。"我留意到瑞塔在专心地听我说话，于是我继续说道，"如果你不能享受你生活中的美好，那这个世界上只有一个人能从中得益。"

瑞塔皱起眉头问道："谁？"

"你自己。"我说。

我向她指出，痛苦可以起到保护作用，持续的抑郁也可以是一种逃避。她躲在痛苦砌成的屏障里可以很安全，不需要面对任何事情，也不需要和外面的世界有任何互动，这样她就能避免受到新的伤害。她可以用内心的批判来为自己开脱：我不需要做任何事，因为我本来就一事无成。她的痛苦还能带来另一个好处：如果她的孩子们希望她受到应得的折磨，那她就能以这样的方式活在孩子们的心里。就算他们想到她的时候都是负面的情绪，但至少还是有人会想到她，那她就还没完全被忘却。

　　瑞塔从纸巾里抬起头，似乎在重新思考她背负了几十年的痛苦。或许这是她第一次看清自己正处于艾瑞克·埃里克森所说的阶段性危机中：是收获完满，还是陷入绝境？

　　我很好奇，她会怎么选？

42

我的"聂萨玛"

有一天我和同行凯洛琳一起吃午饭。

我们边吃边叙旧，聊着各自遇到的来访者。凯洛琳突然问道，之前她为我朋友介绍的那位温德尔医生对我朋友有没有帮助？同时，她又说起我的那通电话让她想起了以前和温德尔一起读研究生时的情形。他们班有个同学，当时非常仰慕温德尔，但只是一厢情愿，因为那时温德尔刚开始和另一个姑娘约会。

哇！我阻止了她继续往下说。我不能知道这么多。于是我向她坦白说，当时那个需要找心理治疗师的"朋友"就是我自己。

凯洛琳瞬间一脸吃惊的表情，但下一秒就笑了起来，笑到冰红茶都从鼻子里喷出来了。"不好意思，"她一边用餐巾擦拭着脸颊，一边说道，"我以为我给温德尔介绍的来访者是一个结了婚的男人。我无法想象你坐在温德尔诊室里的样子。"我理解她为什么会这么说。确实很难想象一个你认识的人成了另一个熟人的来访者，尤其其中一人还是你的同班同学——你对这两个人都太了解了。

我告诉凯洛琳，当时我实在是太羞于提起自己的状况——和男友分手，写书又陷入绝境，健康也出现了问题。然后她也和我分享了她想尝试二胎而面临的挣扎。午餐临近尾声时，她还告诉我，她手头有个很棘手的来访者，这个人起初来咨询的时候，凯洛琳并没发现她有多难相处——态度粗暴、不近人情、苛刻、自以为是，还一副理所当然的样子。

"我也有一个这样的来访者。"我说，心里想到了约翰，"但随着时间的推移，我开始喜欢他了，而且深切地关心着他。"

"我希望我这个来访者也能发展顺利，"凯洛琳说，但她转念一想，又补充道，"但如果最后不顺利，我能不能让她去找你？你有时间接待她吗？"从她的语气中我能听出她多半是在开玩笑。我记得之前我也跟督导小组的成员说起过约翰的事，说他有多么自负，又是如何贬低别人。我记得当时伊恩打趣说："如果你拿他没办法，那就把他转介给某个你不喜欢的医生好了。"

"噢，不，"我摇着头，对凯洛琳说，"还是别把她介绍给我了。"

"那我就把她转介给温德尔！"凯洛琳说着。我俩都笑了。

"那啥，"在后一个周三的早上，我对温德尔说，"我上周和凯洛琳一起吃了午饭。"

他默不作声，磁石般的目光紧盯着我。于是我接着说凯洛琳告诉我的她对她来访者的感觉，我说我有时也会有这样的感觉，虽然我知道每个治疗师都会有这样的情况，但这还是让我觉得困扰。我们这样评价别人是不是太苛刻了？我们有足够的同理心吗？

"我也说不清为什么，"我接着说，"但这个对话让我整整一个星期心怀异样。聊天的当下我没觉得有什么不对，但后来越想越觉得不舒服……"

温德尔皱起了眉头，好像在尝试跟上我的思路。

"我在想，作为治疗师，"我尝试澄清我的想法，"我们不能把所有事情都藏在心里，同时又……"

"你是不是有一个问题要问我？"温德尔打断我问道。

我意识到我确实有问题想问他，而且不止一个问题：温德尔在跟同事吃午饭的时候会说起我的事吗？我给温德尔的感觉是不是还像我以前那个叫贝卡的来访者给我的感觉一样？

但温德尔在他的提问中用的数量词是单数——一个问题。他没有说"你有什么问题要问我吗？"而是说"你是不是有一个问题要问我？"我知道，他之所以这么说，是因为我所有的问题都可以归结为一个最基本的问题，但这个问题包含的意义太多了，我不知道该如何问出口。没有什么比问出这个问题更让我们感觉自己赤裸裸地暴露在别人面前了——"你喜欢我吗？"

虽然我也是一名治疗师，但此刻作为来访者，我对温德尔的反应与普通来访者对我的反应也没什么两样。我也会对他感到失望。当我因为生病取消治疗还要被照常扣费时我也会觉得不公平（虽然我自己的诊所也有同样规定）。我也不会总是对他和盘托出，虽然我应该对他毫无保留。而且我会无意中（也可能是有意识地）歪曲他所说的话。我一直认为只要温德尔在我们治疗期间闭上眼睛，那就意味着他需要一点空间来想清楚一些事。但我现在怀疑那是不是他的重启模式，或许他闭上眼睛时在心中对自己说，"要心怀慈悲，要心怀慈悲，要心怀慈悲"，就像我遇到约翰时一样。

和大多数来访者一样，我也希望我的治疗师觉得和我相处是件开心的事，希望在治疗师眼中我是值得尊重的，但从最根本上来说，我希望自己对治疗师来说是重要的。好的心理治疗就是能有这种魔力，让你的每个细胞都感受到自己是重要的。

人本主义心理学家卡尔·罗杰斯实践了他所谓的"以来访者为中心"的非指导性治疗，这种治疗的核心原则就是"无条件积极关注"。他率先把来寻求治疗的人称为"来访者"而不是"病人"，这代表了他对治疗中另一方所抱的态度。罗杰斯认为，治疗师和来访者之间积极、健康的关系，是评判治疗是否成功的必要标准，而不只是通往治愈的途径——这在二十世纪中期可谓是一个开创性的概念。

但无条件积极关注并不意味着治疗师一定要喜欢来访者。只是说治疗师应当保持热忱，不带偏见，最重要的是，要真心相信来访者在一个充满鼓励和接纳的环境中有能力获得成长。这种治疗理念给出了一个框架，在这个框架下，即使来访者所作的选择与治疗师的意见相左，他们的"决定权"也必须受到重视和尊重。无条件的积极关注是一种态度，而非一种感觉。

而我想要的，不只是温德尔无条件的积极关注——我希望他能喜欢我。到头来，我的问题不只是在追究我对温德尔来说究竟重不重要，也是在承认温德尔对我来说很重要。

"你喜欢我吗？"我大声说出了自己的问题，感到自己又可悲又尴尬。他能怎么回答呢？总不能说不喜欢吧。即使他真的不喜欢我，他也可以把问题抛回给我："你觉得呢？"或是，"我想知道你为什么现在要问这个？"或者他可以说出我可能会对约翰说的话。如果约翰在他来治疗的早期问我这个问题，我大概会告诉他我的真实感受。我可能不会告诉他我喜不喜欢他，而是会告诉他，如果他一直和我保持距离的话，那我将很难真正了解他。

但温德尔的反应并不在我以上的猜测之中。

"我喜欢你。"他的语气语态让我觉得他说这句话是发自内心的，既不生硬也不虚伪。他的回答非常简单，却又出乎意料地让人感动，就是这么质朴：是的，我喜欢你。

"我也喜欢你。"我说。

温德尔笑了。

温德尔说，我可能是希望自己的睿智和风趣得到别人的喜欢，但其实他喜欢的是我的"聂萨玛"（neshama），这个词在希伯来语里是"灵魂"或"灵性"的意思。他的这个说法立刻在我心中引发了共鸣。

我告诉温德尔，最近我遇到一个大学毕业生，她在考虑以后要不要走职业心理治疗师这条路，她问我喜不喜欢我的来访者们，毕竟治疗师每天大部分时间都在和来访者打交道。我说，有时候来访者们外表看上去是某个样子，但这往往是因为他们以前遇到的一些人只看到他们所表现出来的这一面，他们以为我也和那些人一样，看不到他们外表之下的其他样子，但其实我可以。我对那个年轻的女孩说，尽管如此，我也总是发自内心地对我的来访者们抱有好感，因为我看到他们心灵上柔软的地方，他们的勇敢，还有他们的灵魂——就像温德尔说的，他们的"聂萨玛"。

"但那种好感是限于职业范畴内的，对吗？"那个女孩继续追问道。我知道她没有理解我所说的感觉，不过在我见到我的来访者们之前，我也对此一无所知。现在我自己作为一个来访者，竟然忘记了治疗师对来访者的这种感觉。而温德尔刚好提醒了我。

43

垂死之人的言语禁忌

"根本没有这回事！"朱莉脱口而出。她在跟我说一个同事流产的事，那是她在乔氏超市的一个收银员同事，而另一个同事在试图安慰这个同事时说："事出皆有因，可能这就是天意。"

"根本没有'事出皆有因'这回事！"朱莉再次说道，"无论是遇上流产还是癌症，或是你孩子被一个疯子捅死了，这些事情都不是什么玄妙的安排！"我能理解朱莉的意思。面对各种厄运和不幸，人们不免会说出一些让人产生歧义的言论。对此，朱莉一直在半开玩笑地考虑要不要写一本书，书名就叫《垂死之人的言语禁忌：给迷茫的好心人准备的聊天指南》。

根据朱莉的总结，以下这些是一定要避免的："你确定自己是要死了吗？""你找别的医生看了吗？""坚强点。""你的生存概率有多大？""你需要放松一点。态度决定一切。""你能战胜病魔的！""我知道有个人服用了维生素 K 之后痊愈了。""我读到一篇报道说有个新的治疗方法可以缩小肿瘤，虽然只是在小白鼠身上取得了成功，但这也算是希望啊。""你真的没有这方面的家族遗传史吗？"——在最后这个问题上，如果朱莉真的有家族史，那个提问的人可能会感到心安一些，因为至少基因可以解释一些问题。还有一天，有人跟朱莉说："我以前也认识一个人跟你得的是同一种癌症。""以前？"朱莉问道。"噢，是的，"那个人不好意思地回答道，"她，呃，她已经过世了。"

当朱莉在罗列禁忌语清单的时候，我想到了另一个来访者，她也曾向我抱怨过人们对她的各种困境做出的评论："你还可以再生一个孩子。""至少也算喜丧了。""她现在一定去了更好的地方。""等你准备好了，你随时都可以再养一只狗。""都已经一年了，或许你也该向前看了。"

你可以放心，这些话都是出于好心，是想要给人安慰的。但同时，这些话也是一种防御措施，保护说话的人，不让别人的悲惨处境触发自己不安的情绪。像这样的客套话能让说这些话的人更容易应付眼前可怕的场面，却会让亲历逆境的人感到愤怒和被孤立。

"人们觉得如果他们跟我探讨我的死亡，那它就会变成现实，可是这原本就是一个现实呀。"朱莉边说边摇头。我也目睹过相似的场景，只是话题与死亡无关。似乎只要避免去谈及一些事，那些事就会不存在了一样，但其实这只会让那些事变得更可怕。对朱莉来说，沉默才是最糟糕的情况，人们避开她，避免和她交谈，那就不会说出那些尴尬的话了。但朱莉宁愿选择尴尬，也不想被无视。

"那你希望别人对你说什么呢？"我问。

朱莉想了一下，"他们可以说'我为你感到难过。'也可以说'有什么我可以帮忙的吗？'或是'我感觉自己什么都帮不上，但还是很关心你。'"

她在沙发上调整了一下坐姿，消瘦的身形已经撑不满她的衣服了。"他们可以实话实说，"她接着说道，"曾经有一个人脱口而出，对我说道，'我不知道此刻该对你说什么'，那一刻我竟然觉得如释重负！我对那个人说，在我生病之前遇到这种情况我也不知道要说什么。在学校里，当我带的研究生们刚听说这个噩耗时，他们都说，'没有你我们要怎么办？'这也让我觉得欣慰，因为这表达了他们对我的感情。还有人说过，'不会吧——！'还有'如果你想要聊天或是做些什么开心的事，打个电话给我，我随时都在。'他们还是把我当成'我',我还是他们的朋友,而不只是一个癌症患者,他们还是可以和我聊自己的感情生活,聊工作,聊《权力的游戏》大结局。"

在朱莉看着死亡渐渐逼近自己的过程中,还有一件事让她颇感震惊:她发现周围的世界开始变得异常生动鲜活。她以前习以为常的每一件事都变成了一种生命的启示,就好像她又回到了童年,又重新认识了这个世界。她重新认识了味觉——从一只草莓流淌到她下巴上的香甜汁液,还有在她口中融化的奶香四溢的甜点。她重新认识了嗅觉——从家门前草地上的小花、同事的香水、被冲上岸边的海藻,还有晚上床边的迈特冒着汗的身体。她重新认识了听觉——从大提琴的琴弦发出的声音、汽车行驶时发出的刺耳声音,还有她小侄子的笑声。她的体验也被刷新了——无论是在生日派对上翩翩起舞,还是坐在咖啡馆里看着人来人往,或是去买一件漂亮的衣服,打开一封信件。所有这些事,不管听上去多平凡,都能让她无比快乐。朱莉变得像是活在超现实中。她发现,当人们自欺欺人地以为还拥有大把的时间,他们只会变得懒惰。

她没想过会在绝境中体验到这样的快乐,某种程度上来说,她甚至感到精神焕发。即使濒临死亡,她意识到生活依然在继续——哪怕癌症正在吞噬她的身体,她还是会看看社交媒体上在发生什么。一开始她还会想,我为什么要浪费生命中宝贵的十分钟来刷推特呢?但转念又一想,为什么不呢,这是我喜欢做的事呀!她也努力让自己不去想正在失去什么。"我现在还可以顺畅地呼吸,"朱莉说,"虽然呼吸对我来说可能会变得越来越困难,到那时我也会为此悲伤,但直到那一天到来之前,我还是要大口地呼吸。"

朱莉接着又举了些例子,当她告诉别人关于自己的噩耗时,别人怎么做会让她好过一些。"拥抱也是个很好的选择,'我爱你'这句话也很好。我最喜欢的就是别人直白地对我说'我爱你'。"

"有人这么对你说过吗?"我问。她说迈特就是这么说的。在他们发现她得了癌症的时候，迈特的第一反应不是"我们会战胜病魔的！"也不是"噢，活见鬼！"而是"朱莉，我真的非常爱你。"这正是她最需要听到的。

"真爱无敌。"我说，借用了朱莉以前跟我说过的一个故事。在朱莉十二岁的时候她爸妈曾经经历了婚姻危机，分开了五天时间。但到了周末，他们就回到彼此身边重归于好了。当朱莉和妹妹问起父母为什么选择不分开时，父亲用充满爱意的眼神注视着母亲说，"因为到最后，唯有爱能够赢过一切。孩子们，永远都要记得，真爱无敌。"

朱莉点点头。真爱无敌。

"如果我真的要写这本书，或许我会说，人们真诚的、不做作的反应就是最好的反应。"她看着我说，"就像你的反应。"

我尝试着回忆当朱莉告诉我那个噩耗时我是怎么回应她的。我记得我刚听到这个消息时感觉很不舒服，紧接着感到震惊和难过。我问朱莉当时我说了什么。

她露出了笑容："两次你都说了同一句话。我永远都不会忘记你说了什么，因为我没想过一个心理治疗师会做出这样的反应。"

我摇摇头，我不知道让朱莉出乎意料的是什么。

"你的反应很自然，你用平和但伤心的语气说道，'噢，朱莉……'——这对我来说是最好的反应，因为最重要的是那些你无法用语言表达的部分。当时你的眼眶湿润了，但我猜你并不想让我看到你落泪，所以我也没作声。"

此时，回忆也在我的脑海中重塑了起来。"我很高兴你看到了我的眼泪，不过你不必忌讳跟我说起任何事。我希望从现在起，你想说什么就说什么。"

"我会的。我们都一起在写我的讣告了，我觉得自己在你面前已经没有任何保留了。"

几周前朱莉写完了自己的讣告。那时我们正在讨论一些非常重要的话题：她想要如何安排自己生命的最后一刻？她希望谁陪在身边？她希望在哪里走完人生？她希望得到什么样的安慰？她害怕什么？她想要什么样的追悼会或葬礼？她希望在什么时候以什么样的方式向大家宣布她的死讯？

虽然朱莉在被诊断为癌症之后发现了自己隐藏的一面——更随性、更灵活的一面，但骨子里她还是一个喜欢按计划行事的人。如果必须和提早来临的死刑宣判抗争的话，那她会尽可能按照自己的意愿去行事。

在商讨如何撰写她的讣告时，我们谈到了什么才是对她来说最重要的东西。我们谈到了她在学术上的成就，她对研究工作和她的学生们所抱有的热情。谈到了每周六早上让她找到归属感和自由感的乔氏超市。谈到了艾玛，那个在朱莉的帮助下申请到助学金圆了大学梦的同事，她现在减少了在乔氏超市的工时，已经开始上学了。还有那些以前和朱莉一起跑马拉松的朋友，一起在读书俱乐部的朋友。当然最最重要的，她的丈夫。朱莉说，"在这个世界上，他是我共度余生的最佳人选，也是陪我走向死亡的最佳后盾。"还有她的妹妹、她的侄子和刚刚出生的小侄女（朱莉还是他们的教母）。最后还有她的父母和四位祖父母——长辈们都无法理解，为什么在这个长寿基因如此占优的家庭里，朱莉这么年轻就要面对死亡。

"我们的心理治疗就像是被兴奋剂加速了一样，"朱莉说自从我们第一次治疗以来，一切都在飞速发展，"就像我和迈特的婚姻一样，也像是添加了兴奋剂。所有的进程都被加快了，似乎想要把一切都压缩进这短暂的时间里。"当朱莉说到要把一切都压缩进短暂的时间里，她意识到如果说她对人生的短暂感到气愤，那唯一的理由就是因为这一生实在是太美好了。

正因如此，在我们撰写讣告的时候，经过了几次起草，几次修改，最终朱莉还是决定越简单越好。她希望自己的讣告上写着："朱莉·卡拉汉·布鲁，享年三十五岁。她活着的每一天都被深深爱着。"

真爱无敌。

44

来自男友的邮件

我坐在书桌前努力地写着那本"幸福之书"，好不容易又快完成一个章节了。我鼓励自己说，如果这本书能如期交稿，那下一次我就能写一些真正有意义的东西了，不管那究竟会是什么东西。早一天解决这本书，就能早一天回到全新的起点，也不管那个起点在哪里。我决定张开双臂拥抱不确定性，而这确实让我踏踏实实地开始写书了。

我的朋友简打来了电话，但我没接。我最近才跟她全面交代了自己健康方面遇到的问题，她帮助我的方式和温德尔的方式是一样的——不是寻求一个诊断，而是帮助我面对无法确诊的情况。我已经在学习如何在身体抱恙的时候保持心情开朗，同时安排各种愿意钻研我病情的专家们进行会诊，而且我再也不会去找那种会探讨"徘徊的子宫"的江湖郎中了。

但此刻，我必须先写完这个章节。我给自己安排了两个小时来埋头写作。我不停地敲打键盘，一行行的文字出现在屏幕上，填满了一页又一页。我攻下这一章节的工作方式就像我儿子完成学校额外布置的作业一样，速度第一，质量第二。我一直埋头写到这一章的最后一句话，然后决定奖励一下自己：可以查看一下邮件，再打个电话给简。胜利的曙光就在前方，只差最后一个部分我就大功告成了。在继续奋斗下一个章节之前，我准备休息十五分钟。

我一边和简聊着天，一边浏览邮件。突然，我倒抽一口冷气。男友的名字出现在了信箱里。我大为吃惊，自从我试图搞清楚分手的理由，给男友打了无数的电话，又带着成册的笔记去找温德尔进行心理治疗以来，我已经有八个月没有男友的消息了。

"打开看看！"简在电话里跟我说，但我只是呆呆地注视着收件箱里男友的名字。我的胃都要痉挛了，但我并不是还在期待他回心转意。即使他说他突然想通了，还是想要和我在一起，我也会拒绝他的，而这才是我感到胃部紧缩的原因。直觉告诉我两件事：我不再想要和他在一起了；然而，那些过往的记忆依然让我感到刺痛。不管他想说的是什么，我可能还是会感到不安，但我现在不希望被这些事打扰。我必须完成手头这本书，这样我才能有机会去写自己真正在乎的东西。我对简说，我要再写完一章，才去读男友的邮件。

"那你把它发给我，我来帮你看。"简说，"你不能让我这样等着！"

我大笑起来："好吧，为了你，我现在就打开它。"

邮件的内容令人震惊，同时又让我觉得并不意外。

你不会相信我今天见到了谁。莉！她刚刚加入了我们公司。

我把邮件的内容读给简听。莉是我和男友都认识的一个人，但我们暗地里都觉得她很烦人。如果我们还在约会，那他和我分享这个八卦当然无可厚非。但现在这个时候说这些，简直莫名其妙，完全不顾我们之间发生过什么，也不考虑我们最后的对话是什么样的内容。我觉得男友还像鸵鸟一样把头埋在沙子里，而我已经把头从沙子里拔出来了。

"就这个？"简问道，"仇童男就说了这个？"

然后她沉默了，等待我的反应。我控制不住自己，我觉得很激动很开心。对我来说，他的邮件充满了令人安心的诗意，它完美地总结了我在温德尔办公室里挖掘的所有关于男友的回避举动。这封邮件读起来简直就像一首俳句，首句五字，次句七字，末句五字：

你不会相信，
我今天见到了莉！
她来我司了。

但简并不觉得有趣。她很生气。尽管我已经跟她说了，我俩的分手我也有责任——诚然男友应该早一点就更坦率地面对自己和我；但我也应该对自己更坦诚一点，也该向他坦承我想要的是什么、向他坦白我对他隐瞒了什么，和他探讨我们是否真的合适——但简依然认为男友就是个混蛋。彼时，我记得自己也曾尝试说服温德尔相信男友就是个混蛋，但现在，我发现我是在说服大家相信他并不是个混蛋。

"他写这个邮件到底什么意思吗？"简问道，"写一句'你过得怎么样'也好吧。他是不是真的情商发育不健全？"

"他没什么特别的意思，"我说，"这封邮件毫无意义。"没必要去分析它，硬要赋予它什么意义才是最无谓的。

简气坏了，但我惊喜地发现，邮件的事完全没有打乱我的情绪。相反，我感到松了口气，胃部也没有痉挛的感觉了。

"我希望你不会回复这个邮件。"简说道。说真的，我确实有点想回复这个邮件——感谢男友跟我分手，没有再浪费我更多的时间。或许他的邮件确实有其意义，至少在当下收到这个邮件，对我来说有一定的意义。

我跟简说，我要接着写书去了。但挂断电话后我并没有重新动笔，也没有给男友回邮件。正如我不想拥有一段无意义的关系一样，我也不想写一本无意义的书——虽然现在我已经写完四分之三了。如果死亡和无意义都是"终极问题"，那就解释了为什么撰写这本我根本不在乎的书会让我如此痛不欲生了——也能解释为什么我之前会拒绝去写那本能赚钱的育儿书了。虽然之前我完全不知道自己的身体出了状况，但或许我身体里的细胞已经意识到我拥有的时间是有限的，必须把有限的时间用在有意义的事情上。我想起了我和朱莉的对话，此时，又有另一个念头闪过我的脑海：我不希望自己死的时候，留给别人的感觉就像男友这封邮件一样，毫无意义。

有一段时间，我以为要绕过牢笼的铁栏杆就意味着我要写完手上的这本书，这样我就可以向前看，有机会去写下一本书。但男友的邮件让我怀疑自己是否依然紧握着那些束缚我的栏杆。温德尔已经帮助我摒弃了自己心中的一个误解，那就是：只要能和男友结婚，一切问题都会迎刃而解。那我为什么还要坚持相信那本我放弃的育儿书可以解决我所有的问题呢？无论是期望和男友结婚可以解决一切问题，还是期望写了育儿书就能解决一切问题，这两个想法都是妄念。当然，这两件事如果实现了，一定会带来某些改变，但最终，我还是会蠢蠢欲动地想去探寻更深层的意义。就像我现在面对这本愚蠢的"幸福之书"，虽然经纪人跟我说了各种实际层面的原因，关照我一定要写完这本书，但我还是忍不住会去追究这件事对我来说的意义。

但如果事实并不是这样的呢？说不定事实并不像我的经纪人说的——我必须写这本书，不然的话我就会万劫不复呢？从种种层面来看，我怀疑自己心中其实早已经有了答案。但现在，我突然从另一个角度顿悟了。我想到了夏洛特和行为转变的几个阶段，我觉得自己已经准备好要"行动"了。

我把手指重新放在键盘上，这次是要给出版社的编辑写一封邮件：我想取消合约。

在一阵非常短暂的犹豫之后，我深吸一口气，按下了发送键。于是，这封邮件带着我心底的真心话，朝着网络世界飞驰而去。

45

温德尔的胡子

今天的洛杉矶也是洒满加州阳光的一天，我在温德尔办公室对面的停车场里停好了车，心情大好。我的心情好到几乎让自己发愁——揣着这么好的心情去接受心理治疗，我要跟医生说点什么好呢？

而事实上，我比任何人都清楚这个问题的答案。因为如果来访者不是正处于危机的时刻，或是不受任何既定期望的限制，那这时的心理治疗将是最具启发性的。当我们给思绪一些空间，让它可以自由地游走，它就会把我们带到最意想不到的有趣地方。当我从停车场穿过马路走到温德尔所在的办公大楼时，听到路边一辆车里正在播放梦龙乐队的《立于世界之巅》。当我沿着过道走向温德尔的办公室时，嘴里开始哼唱起来——但打开候诊室的门的那一刻，我困惑地停下了哼唱。

哎呀——这并不是温德尔医生的候诊室。我脑子里想的都是那首歌，竟然没留神走错了门！这个意外让我笑出了声。

我从房间里退出来，关上了门，然后环顾四周设法搞清方向。我查看了一下门上的铭牌，发现我其实没走错。我再次打开房门，但房间完全不是我熟知的样子。有一刻我感到惊慌失措：我这是在哪儿呀？该不是在做梦吧？

温德尔的候诊室被彻底翻新了。重新刷了油漆，换了新的地板和新的家具，还有新的艺术装饰品———组引人注目的黑白摄影作品。那些我曾以为是从他父母家继承下来的家具和装饰都不见了。以前装着假花的那个俗气的花瓶也不见了，取而代之的是一个陶瓷水壶和一些水杯。唯一还在原处的就是那个白噪音器，确保隔壁办公室里的对话不会被其他任何人听到。我感觉自己走进了某个家居大改造节目刚改造好的房子里，旧屋被改造得焕然一新，完全想象不出以前破烂不堪的样子。我想要像节目里那些屋主一样，发出"喔哦""哇呀"的赞叹。这个房间变得好看了，简约又整洁，还有一丝另类——就像温德尔本人一样。

我平常习惯坐的那把椅子也不见了，于是我另外挑了把来坐，那把椅子的腿是金属的，很时髦，椅背是皮制的。我有两个星期没见过温德尔，还以为他度假去了，我甚至想过或许他是和一大家子人一起到他童年时的度假屋去了。我想象着温德尔和那些我在网上看到过照片的兄弟姐妹、侄子侄女在一起，和孩子们一起四处闲逛，或是在湖边优哉游哉地喝一瓶啤酒。

但现在我意识到，他放假也是为了装修。突然我的好心情迅速消散，我开始怀疑自己是不是真的变开朗了，还是在我没见到温德尔的几周里出现了"假性康复"的状况。出现"假性康复"的现象通常是由于来访者无法承受直面困扰所带来的不安情绪，便突然转而认为自己已经摆脱困扰了。

常见的例子包括，来访者在前一周的治疗中需要艰难地面对自己童年的阴影，结果这一周就宣称他不再需要心理治疗了。他可能会说，"我感觉好极了！上次的治疗帮助我宣泄了情绪！""假性康复"尤其多见于治疗的休眠期，如果治疗师或来访者有一段时间不在而无法继续治疗，在这段空档期内，来访者无意识的防御很容易发挥作用——"过去这几周我不是都过得挺好吗，我觉得我不再需要心理治疗了！"有时候这种变化或许是真实的，但通常来访者在突然离开之后，最终还是会回来。

　　不管我之前感到的好转是假性的还是真实的，反正我现在觉得很迷茫。环顾焕然一新的房间，我竟有些怀念以前破旧的家具——此刻面对自己内心经历的转变，我也有相似的感觉。对于我内心的空间来说，温德尔就是那个"改造家"，我接受了他的装修改造，还正处于"施工期"，但我已经感觉好多了。与家居装修不同的是，内心的改造并不存在"完工"一说，除非是当我们走完这一生的时候。所以我总会时不时怀念改造前的自己。

　　我并不想回到从前，但我乐意保存着这份记忆。

　　我听到温德尔办公室的门被推开了，他脚踏着崭新的枫木地板走出来迎接我。我抬头一看，即刻又再定睛瞧仔细——刚才我没认出温德尔的候诊室，此刻，我几乎都认不出温德尔医生本人！我感觉自己就像是参加了一个整人游戏——"嘿，很意外吧，吓到你了吧！"

　　在放假的这两个星期里他留起了胡子。他还换掉了针织开衫，穿上了时髦的衬衫，乐福鞋也换成了约翰常穿的那种懒汉鞋，温德尔看上去完全是另外一个人。

　　"你好呀。"他一如往常地和我打招呼。

　　"哇！"我一不留神惊呼得有点大声，"真是变化不少呀。"我指了指候诊室，但眼睛还盯着他的胡子，"你现在看上去真像个治疗师呢。"我怔在那儿，想开个玩笑来掩饰我的吃惊。其实他留胡子的样子一点也不像人们印象中古板的心理治疗师。温德尔的胡子很有型，很随意，不修边幅又潇洒。

　　他看上去……很有魅力？

　　我想到了之前自己极力否认对温德尔存在浪漫移情。但我那时并没有撒谎——至少我没有意识到自己在撒谎。但为什么此刻我会觉得如此不安呢？难道我的潜意识背着我对温德尔有过激情的迷恋？

　　我朝他的办公室走去，但在门口驻足了一小会儿。他的治疗室也重新装修过了。虽然房间的格局没有变——沙发还是摆成 L 形，书桌、橱柜、书架、放着纸巾的茶几都还是一样，但房间里挂的画、地板、小地毯、艺术品、沙发，还有靠枕全都换成了新的，而且看上去棒极了！非常好看！非常帅气！我是说，办公室看上去非常帅气。

"你是请了室内设计师吗？"我问，他说是的。我猜也是。如果之前的家具是他自己摆放的，那很显然，在装修这件事上他需要专业人士的帮助。不过这设计非常符合温德尔的气质，是一个全新的温德尔。打扮得光鲜亮丽却又不失质朴的温德尔。

我向新沙发的位置 B 走去，端详了一下新的靠垫，把它们在身后摆放好。我还记得第一次坐得离温德尔这么近的时候，心里是多么不安，总觉得太靠近了，好像把自己完全暴露在他面前。现在我又有这种感觉了——难道我真的喜欢上了温德尔？那可怎么办？

不过就算是我真的对他有好感，那也不稀奇。毕竟人们常常都会发现自己对身边的人有好感：自己的同事、朋友的配偶，或是一天中遇到的形形色色的男性或女性，治疗师又何尝不在其列呢？甚至首当其冲的就该是治疗师吧。心理治疗中充满了性吸引力，这也在所难免。当一个人全神贯注地倾听你生活中的一切，完完全全接受你的所有，无条件地支持你，而且还深入彻底地了解你，你当然会觉得你俩亲密无间，人们很容易将这种亲密关系与另一种亲密浪漫或性爱关系混淆起来。有些来访者甚至会公然跟治疗师调情，但他们自己并不知道这举动背后真正的动机：他们或是想让治疗师乱了方寸，或是想逃避某个自己不想面对的话题，又或是觉得自己处于弱势，想要用这种方法让自己扳回一局，也可能在他或她过去的生活经历中，这是表达回报的唯一方式。还有些来访者不是通过调情来表达好感，而是选择极力否认，就像约翰对我说的，他可不会找我这样的人当情妇。

可是约翰却常常留意我的外表。当我头发做了挑染的时候，他会说："你现在看上去真有点情妇的样子了。"当我穿着 V 领衬衫的时候，他会说："你可得留神，有人可能会看到你走光。"如果我穿了高跟鞋，他又会说："你这鞋不该是下了班去玩乐的时候才穿的吗？"每当这种时候，我都想尝试和约翰聊一聊他的这些"玩笑话"以及背后隐藏的情绪。

可此时，我自己也对温德尔说了这么一句冒傻气的玩笑话，然后笑得像个傻瓜。温德尔问我，是在笑他的胡子吗？

"我还没看习惯，"我说，"但感觉你很适合留胡子，你可以考虑保持这个造型。"（或许你不该保持这个造型，我心里想，你这样实在是太让我动……我是想说，太让我分心了。）

他抬了抬右边的眉毛，我注意到他的眼睛今天看上去也不一样。好像更明亮了？还有他的酒窝，他本来就有那个酒窝吗？这到底是怎么了？

"我这么问，是因为你对我的看法也折射出你对其他男性的反应——"温德尔说道。

"你不能算是一个男性。"我笑着打断他说。

"我不是吗？"

"不是！"我说。

温德尔假装吃惊地说："好吧，但我刚刚上厕所的时候还检查过……"

"是的，但你知道我说的意思。你不是一个真正的男性，你不是某个男性。你是一名心理治疗师。"我惊恐地意识到我说话的样子简直像极了约翰。

几个月前，我在一场婚礼上为自己无法下舞池去跳舞而感到发愁，原因是我的神秘病症令我左腿的肌肉感觉无力。在那之后的那一周，我在治疗中跟温德尔说了这件事，我告诉他，当我看着别人跳舞的时候心里有多难受。温德尔却说，你还是可以依靠另一条腿去跳舞呀，你只是需要有个伴。

"可是，"我说，"我来做心理治疗不就是因为我失去了另一半吗？"

当然，温德尔说的不是感情上的伴侣。他只是叫我找个伴，可以是任何人，只要在我需要帮助的时候让我借一借力，无论是跳舞，还是其他事。

"我也不能随便跟人开口呀。"我还是坚持己见。

"为什么不行？"

我翻了个白眼。

"你可以找我呀，"他耸了耸肩，说道，"你知道吗，我是一个不错的舞者呢。"温德尔说他小时候认真地学过几年舞蹈。

"真的吗？你学的是什么舞？"我不确定他是不是在开玩笑，我试想了一下笨手笨脚的温德尔跳舞的样子，想象着他会把身体扭成一团，然后被自己绊倒。

"芭蕾。"他不带丝毫尴尬地回答道。

芭蕾？？

"但我什么舞都能跳，"他继续说道，对我的怀疑报以微笑，"我也可以跳摇摆舞，或是现代舞。你想跳哪一种？"

"不行，"我说，"我才不要跟我的心理治疗师跳舞。"

我并没有觉得他的行为很诡异，或是举动中有任何性暗示，我知道他没有。只是我不想这样浪费治疗的时间。我还有事情想要和温德尔讨论，比如我该如何应付我的身体状况。不过我也隐隐知道，这只是我给自己找的一个借口。我知道这个小插曲会有它的作用，舞蹈中的动作有时会让我们的肢体表达言语无法表达的讯息。在我们跳舞的时候，身体会表达出深藏在心底的感受，我们可以通过肢体——而不是思想——来交流，这样可以帮助我们跳出自己的思维，来到一个全新的意识层面。舞蹈疗法就是基于这样的原理，这也是有些治疗师会使用的一种方法。

但我还是接受不了。

"我是你的治疗师，但同时也是一名男性。"温德尔今天这样说。他还说，我们如何与别人打交道，都取决于我们从他们身上留意到哪些东西。除了要遵守社会道德规范之外，我们也不是木头人，我们对外表、着装、性别、肤色、种族或年龄都是有情感上的反应。而这也是产生移情的原因。他说，如果我的治疗师是一名女性，我就会根据我与一般女性的相处方式来面对她。如果温德尔是个矮个子，那我就不会像对待一个高个子那样来面对他。以此类推……

他说话的时候，我一直忍不住盯着他看，想要适应他崭新的形象。我发现自己之前并不只是没有对温德尔产生好感，而是好久都没对任何人产生过好感了。我一直深陷在悲伤中，直到现在才渐渐苏醒过来，重新意识到"好感"的存在。

当我接收一个新来访者的时候，我不仅会问："你遇到了什么问题？"还会问："你现在遇到了什么问题？"——关键词是"现在"——是什么促使你在这一年这个月的这一天决定要来找我聊聊？以我的情况来看，似乎分手是促使我在那一刻去寻求心理治疗的原因，但深藏在那背后的，是我内心的困顿和悲伤。

"我希望自己别再哭了！"早些时候，我跟温德尔说我觉得自己就像个消防栓。

但温德尔对此却有不同的看法。他允许我去体会自己的感受，而且提醒我不要像大多数人一样，把没有什么感觉当作是感觉好些了。因为感觉总是会在那儿，只是通过无意识的行为表现出来——它可能会表现为坐立不安，或是渴望有什么东西能出现，分散你的注意力；可能表现为丧失食欲，或是无法控制食欲；也可能会表现为性情急躁，或是像男友的表现那样——在我们相对沉默的时候止不住抖脚，在这表象之下，其实是他已经酝酿了好几个月的心事：不管他究竟想要什么，反正他想要的不是我。

但人们总是试图抑制自己的感受。就在一个星期之前，有个来访者告诉我，她没有一个晚上不是对着电视机睡着的，几个小时之后又在电视机前醒来。"我夜晚的时间都去哪儿了呢？"她坐在我的沙发上问道。但其实真正的问题应该是：她的感受都被抛去哪儿了？

还有一个来访者最近感叹："如果我能像那些不会想太多的人一样该多好，他们总是随遇而安，不用逼着自己不断反省自己的生活。"我记得我对他说过，自省和钻牛角尖是有区别的。如果我们不顾自己的感受，就像是行走在冰面上而不顾冰面下的暗涌，我们将无法得到安宁和快乐。

所以我并没有爱上温德尔。事实上，当我终于能把他当作一个异性（而不只是一名治疗师）来看待，这就说明我们的治疗已经帮助我回到了正常人的行列。我又能感受到异性的吸引力了。我甚至开始和别人约会了，就像慢慢伸出脚趾去试水温。

在结束当天的治疗之前，我问温德尔为什么选择在此刻重新装修办公室，还留起了胡子，"为什么是现在呢？是什么让你作了决定？"我问。

他说，蓄胡子是因为放假的时候不用刮胡子，但当他准备要回来上班时，觉得这个形象也不错，所以就留着了。至于办公室的翻新，他只是简单地回答说："是时候了。"

"但为什么偏偏是在现在呢？"我问，试图问得委婉一点，"原来那些家具看上去已经……有些历史了。"

温德尔笑了。很明显我问得还不够委婉。"有时候，"他说，"变化就是这样发生了。"

回到候诊室，我走过了那道隔开座位和出口的新屏风，它看上去很摩登。走到街上，热气在人行道上蒸腾。当我在路口等红绿灯时，梦龙乐队的那首歌又回响在我脑海中："感情已经被压抑许久，终于待到能一展笑颜。"当绿灯亮起，我穿过路口向停车场走去。但今天我没有直接去取车，而是继续向前走，直到我来到一家店铺的玻璃门前——那是一家美容院。

我看了一眼橱窗里自己的剪影，然后停下来整理了一下上衣——我穿着那件为今晚约会精心挑选的战袍。然后我立刻走进店里。

时间刚刚好能赶上我预约的脱毛服务。

第四部分

尽管我们环游世界去发现美，

但若不是怀揣着美的念想，我们将一无所获。

——拉尔夫·沃尔多·爱默生

46

蜜蜂

还有一分钟就到我跟夏洛特约好的时间了，就在这时，我收到了母亲发来的一条短信："收到请回电。"她很少发这样的短信给我，于是我立刻拨通了她的手机。电话铃才响了一声，她就接起来了。

"你先别慌，"她说，但这种说法永远都意味着令人惊慌的事已经发生了，"你爸进医院了。"

我的手紧张地攥紧了电话。

"他没事，"母亲紧接着说道。但我心想，没事的人怎么会无端被送进医院呢？"究竟发生了什么事？"我问道。

具体情况嘛，她说，大夫们也还没搞清楚。母亲向我解释说，父亲是在吃午饭的时候开始感到不适的，然后就开始发抖、呼吸困难，然后他们就到医院里了。医生说看起来像是感染，但他们也不清楚是不是和他的心脏或其他器官有关。母亲只是不停地重复着"他没事，他会没事的"，我觉得她这不只是在说给我听，也是在说给她自己听。因为我俩都希望——都需要——确信我父亲不会有事。

"是真的，"她又说道，"他没事，不信你自己跟他说。"我听到她跟父亲咕哝了几句，然后就把手机递给了他。

"我没事。"父亲接过电话就说道，但我能听出他呼吸很费劲。他又一模一样地复述了一遍他是如何在吃午饭时感到不舒服的，但他略去了浑身颤抖和呼吸困难的情节。他说自己应该明天就能出院，一旦抗生素开始发挥效力就万事大吉了。但当母亲再次接过电话，我俩都担心实际情况可能没那么乐观。其实那天晚上，等我到医院的时候，我目睹了躺在病床上的父亲，就像是怀孕了一样——他的腹腔里充满了积液。他正在输液——医生给他用了好几种抗生素，因为一系列严重的细菌感染已经扩散到了他身体的各个部分。他需要住院一周，但肺部周围的积液已被吸走，心跳也稳定了。

但此刻，当我结束和父母的通话时才意识到自己迟到了，我已经让夏洛特等了十二分钟了。我一边快步走向候诊室，一边尝试着把注意力收回来。

当我打开门时，夏洛特从椅子上跳了起来。"噢，吁——！"她说，"我还以为是自己记错了时间，但我的治疗一直都是这个钟点呀；然后我又以为自己是搞错了日期，但今天确实是周一呀。"她边说边拿着手机给我看日期——"后来我又想，或许是……我也不知道，不过紧接着你就出现了。"

夏洛特一口气说完了这一堆独白，最后来了一句："没事，走吧。"说完就从我跟前走进了我的办公室。

说来或许惊人，但当治疗师迟到的时候，确实有许多来访者都会对此感到不安。尽管作为治疗师，我们都尽量避免这种情况的发生，但据我所知，每一个治疗师都曾让自己的来访者等待过。当这种情况发生的时候，可能会让来访者回想起从前无法信任别人或被遗弃的经历，这会使来访者感到心烦意乱，甚至愤怒。

当我们抵达办公室之后，我为自己的迟到向夏洛特道歉，并向她解释那是因为接听了一个紧急的来电。

"没关系，"夏洛特漫不经心地说，但我感觉她心情不佳——也或许是我自己在跟父亲通完话之后心情不佳吧。他说他没事的，就像夏洛特说的一样。他俩真的都没事吗？夏洛特在座位上显得烦躁不安，她一边用手指捻绕自己的头发，一边环顾房间的各个角落。我尝试注视她的眼睛让她安定下来，但她的目光从窗口投射到墙上挂的一幅画上，转而又望着她放在腿上的一个靠垫。她的一条腿架在另一条腿上，悬空的那条腿不住地晃动着。

"我想问你，当你坐在候诊室里却不知道我在哪儿的时候，你心里是什么感受？"我说这话时想起了几个月前的自己，我也遇到了相同的情形——当时我坐在温德尔的候诊室里，却不知道他去哪儿了。我玩着手机打发时间，留意到他已经迟到四分钟了。接着，八分钟过去了。过了十分钟的时候，我心头突然闪过一丝担心，他会不会是遇到了什么事故，还是突然生病了，此刻他会不会正躺在急诊室里。

我纠结着该不该给他打电话留个言。但我能说什么呢？我也不知道。难道要说："你好，我是洛莉，我正坐在你的候诊室里。你在办公室里吗？你是不是就在门后面写着上一个来访者的病历？还是你在吃点心？难道你是把我忘了？还是你正生命垂危？"当我想到或许我需要找个新的治疗师了——当然我也严肃地思考了应当如何面对我这一任治疗师的离世——这时，温德尔办公室的门打开了。一对中年夫妇从里面走出来，那位男士向温德尔道谢，那位女士的笑容则有些不自然。我猜这是他俩的第一次治疗，又或者是终于开诚布公地聊了某个问题。通常这种情况下治疗都容易超时。

我轻快地掠过温德尔身边，坐到与他成直角的那个位置上。

"没关系。"在他为超时向我道歉时我说道。"真的，"我说，"我的治疗有时也会超时。这真的没关系。"

温德尔看着我，挑着他的右眉。我也扬起眉毛，试图与他抗衡，以维护我的面子——我是谁，我怎么会因为治疗师迟到了几分钟就大动干戈呢？得了吧——我突然笑出声来，但紧接着泪珠就滚下来了。我俩都认识到，当我看到他出现的时候，心里的石头才算落了地；这也说明，对我来说，他已经变得相当重要了，刚刚在疑惑中等待的十分钟并不是一句"没关系"就能带过的。

而现在我正面对夏洛特，她脸上挂着勉强的笑容，腿晃得像是在抽筋一样——她还在反复向我重申，等我几分钟不是什么问题。

我问夏洛特，我没出现的时候她有没有想过可能发生了什么事？

"我一点也没有担心。"夏洛特回答道，明明我的问题里并没有提到"担心"两个字。就在这时，巨大的落地窗外的景象吸引了我的眼球。

在夏洛特脑袋的右后方，玻璃窗外面几英尺远的地方，有几只非常活跃的大黄蜂在以令人眩晕的速度飞舞转圈。我从来没有在我办公室的窗外看到过蜜蜂，这里有好几层楼高，而这两只蜜蜂飞起来就像是嗑了药一样。我心想，或许这是蜜蜂交配时跳的舞蹈。但不久，又有几只蜜蜂飞进了我的视野。接下来，在不到几秒钟的时间里，我已经面对着一大群蜜蜂，它们飞作一团，嗡嗡作响。我们之间只隔了一层玻璃。其中还有几只停在落地窗上爬来爬去。

"我要跟你说件事，但你一定会杀了我的。"夏洛特开口说道，很明显她并没有留意到身后的那些蜜蜂，"但是呢，嗯……我想暂时停止心理治疗。"

我原本注视着窗外的大黄蜂，听到这句，目光立刻回到了夏洛特身上。这实在太突然了，我毫无准备，花了几秒钟才意识到她刚刚说了什么。再加上当下我的视野周围有太多蜜蜂在不停地飞舞，我的视线不由得会被它们吸引。现在那里已经聚集了几百只蜜蜂了，这个蜂群已经大到令办公室都变暗了——它们挤在玻璃上，像一团乌云一般挡住了窗外的光线。这些蜜蜂究竟是从哪里来的呢？

屋里光线的变化终于引起了夏洛特的注意。她转过头朝窗户望去，我俩就这么坐着，默不作声地望着那群蜜蜂。我不知道这场面是否令她不安，但似乎她正看得入迷。

曾经有一段时间，我的同事迈克在治疗一对夫妇和他们十几岁的女儿，在同一时段里，我在为一对夫妻进行伴侣治疗。每次治疗开始二十分钟之后，我和我的这对来访者就会听到从迈克办公室里传来一阵嘶吼，那是女孩儿在冲着她父母尖叫，随后她会夺门而出，再"砰"的一声把门关上。紧接着，那对父母会咆哮着叫她回来，她则叫嚷道："不要！"随后迈克就会去哄她回来，然后安抚所有人。起初几次发生这个情况的时候，我很担心这会不会令我房间里的这对夫妇感到不安。但事实上，这反倒让他们感觉更安心。他们想的是，幸好我们没有像他们那样。

但其实我很讨厌这种干扰，因为它总会分散我的注意力。同理，此刻我也非常讨厌这群蜜蜂。继而我又想到了十个街区之外，躺在医院病床上的老父亲。难道这些蜜蜂正是所谓的天有异象？是什么不祥的征兆？

"我曾经想过要当一个养蜂人。"夏洛特说道，打破了屋里的寂静，不过她这个想法不如她说要暂停心理治疗更令我意外。危险的境遇一向都能让她感到兴奋——蹦极、跳伞、和鲨鱼一起潜水。所以当她向我诉说如何幻想当一个养蜂人的时候，我认为这背后的寓意简直太贴切了：养蜂人这个工作需要从头到脚穿上防蜂服，这样她就可以在保证自己不被蜇到的前提下控制这种本可能会伤害到她的生物。然后，最终她还能从它们身上收获一份甜蜜。我能想见这样一种对危险的掌控对夏洛特来说具有多大的吸引力，因为她在成长过程中从不曾体会过这样的感觉。

我可以想象，无论谁被莫名其妙地晾在候诊室里，都会有冲动想说出"要暂停心理治疗"这样的话。究竟夏洛特是已经计划好了要离开治疗，还是在刚才那等待的几分钟里因为害怕而做出的冲动反应呢？我开始猜测，她是不是又开始喝酒了？有时人们突然放弃治疗是因为治疗会使他们意识到自己不想承担的责任。所以如果他们开始重蹈覆辙，又开始喝酒，或是又开始偷情——但因为他们现在会对自己所做的这些事（或是没能做到某些事）而感到惭愧了——所以他们会宁愿躲着治疗师（同时也躲过自己）。但是他们忘记了，其实心理治疗才是最安全的场合，在这里，人们可以安全地探讨那些让人羞于启齿的事。当他们要选择是继续瞒着治疗师，还是要直面羞愧的时候，他们很可能会直接逃走，将所有问题抛之脑后。

"我在今天来之前就已经决定了，"夏洛特说，"我觉得我现在状态还不错。我仍然保持滴酒不沾，工作上挺顺利，也不那么经常和我妈妈吵架了，而且我再没有和那小哥见面——甚至还在手机上拉黑了他。"随后她停顿了一下，问我："你会因此对我生气吗？"

我会生气吗？我确实觉得很震惊——我以为她已经克服了害怕自己对我上瘾的那层顾虑。同时我也觉得很沮丧——我承认，这对我来说就是"生气"的一种委婉说法。但在这生气背后是我替她感到担忧，甚至是过分的担忧。我担心她会一直在生活中挣扎，错失她真正想要的东西。她需要真正开始一段健康的感情生活，需要更平和地面对她父亲飘忽的行踪，而现在，她不是假装她爸爸不存在，就是在他突然出现又突然消失之后又伤心欲绝。我希望她能在二十几岁的时候解决这些问题，不要拖到三十岁之后，我不希望她挥霍自己的时间，不希望她有朝一日惊醒——"我的前半生已经过完了"。但同时，我也不希望阻止她独立面对生活。这就像父母养育孩子，总有一天孩子将要离开父母，治疗师的工作最终还是要送走来访者，而不是把他们留住。

不管怎么说，我还是觉得夏洛特的这个决定有些仓促了，就像还没背好降落伞就要从飞机上往外跳，但或许这正是她所习惯的危险程度。

很多人以为来做心理治疗是要从过去发现一些什么，并把它们交代清楚，但其实治疗师工作的重点在于"当下"，要让人们意识到他们每天都在想些什么，感受到些什么。他们是不是很容易受伤？是不是觉得自己经常受到责备？他们是否回避眼神的交流？他们是否执着于看似并不严重的焦虑？我们洞见这些细节，把我们的见解与来访者分享，并鼓励他们在现实生活中进行实践。温德尔曾说过："我们在心理治疗中所做的就像是在自家的篮板下练投篮。虽然这是必不可少的练习，但总有一天来访者还是得走出去，到真正的比赛中试试身手。"

有一次夏洛特差一点就要开始一段真正的恋情了，那时她来治疗已经有一年了。但突然，她就不再和那个男生见面了。她不愿意告诉我是为什么，也不愿意告诉我为什么她不愿意谈这件事。其实我并不太在意究竟发生了什么，但我想知道这件事背后的诱因是什么。她告诉了我那么多关于她自己的事，但对最关键的事却"不予讨论"。我不知道今天她决定要离开是不是也和那个原因有关。

她曾经解释过为什么不想谈论这些。她当时说，"我平时很难对人说出个'不'字，所以今天我就权当是在这里做实践了。"我说撇去讨论分手这个话题不谈，平时要她说个"好"字也不是件容易的事。一个人要是很难对别人说"不"，很大程度上是为了寻求认同——觉得如果说了"不"字，别人就不会再爱自己了。而如果一个人很难对别人说"好"——无论是对一段亲密的感情、一个工作机会，还是一个戒酒疗程——这都是因为对自己缺乏信任。他们会想，我会不会搞砸？搞砸了会不会更糟糕？我留在原地会不会更安全一些？

有时还会有另一种可能性，说"不"的时候其实是在撇清事情和自己的关系——以说"不"作为一种搪塞，反过来避免做出承诺。对夏洛特来说，她要面对的挑战是克服恐慌，愿意做出承诺——不仅在治疗中如此，更重要的是对她自己负责。

我看着窗外玻璃上的蜜蜂，又想到了我的父亲。有一次我向父亲抱怨有个亲戚跟我说的话让我产生愧疚感，我父亲打趣地说："愧疚这个东西，他往你手里塞你就接呀？"我又想到了夏洛特的状况，我不希望她离开时也带着愧疚，觉得她辜负了我。我能做的就是让她知道，无论怎样，如果她需要我，我一直都会在这里，和她分享我的观点，也倾听她的说法，帮助她自由地按照自己的意志生活。

"你要知道，"我对夏洛特说，一边目睹着蜜蜂开始散开，"我也认同你所说的，你的生活正在发生许多积极的改变，而且这是你努力的结果。但同时，我觉得你还是无法亲近别人，这可能是你生活中的某些经历造成的，可能是你的父亲，也可能是那个你不想谈起的男生，或许谈论这些对你来说还是太痛苦了。你会认为如果你避而不谈，或许还能让自己相信事情会有转机。其实很多人都会有这样的想法。有的人期待心理治疗能帮助他们找到一种方法，让那些以前错待他们的人能听到他们的心声，然后那些人——大多是他们的爱人或亲戚——就会像接收到什么讯号一样，突然变成他们想要的样子。但事实上这种情况发生的机会微乎其微。在某一个时刻，做一个合格的成年人就意味着要对自己的人生负责，并且意识到需要自己为自己做决定了。你必须挪到前面的驾驶座来，自己成为驾驶汽车的那位狗妈妈。"

我讲话的时候夏洛特一直低头看着自己的大腿，但当我讲到最后一句的时候她抬头偷偷瞄了我一眼。房间里现在已经亮堂多了，我才发现大多数蜜蜂已经飞走了，只剩下几只掉队的，有的趴在玻璃上，有的在空中相互环绕着飞舞了一阵，然后也飞走了。

"如果你继续进行心理治疗，"我轻声说，"或许你就不能抱有幻想，觉得还能改变自己的童年——但只有这么做，你才能去创造更好的成年生活。"

夏洛特低着头沉默了好久，然后她说："我知道。"

我俩又一起沉默地坐了一会儿。

最后她开口说道："我和我的邻居上床了。"她说的那个人和她住在同一栋公寓楼里，那个人经常和夏洛特暧昧不清，又说他并不想正经谈恋爱。但夏洛特下定决心只跟想交女朋友的人约会。她不想再和她父亲的翻版约会了。她不想重蹈母亲的覆辙。她希望自己能对这些事说"不"，她不想成为她父母中的任何一个人，至于究竟想要成为什么样的人，她也还在摸索。

"我想着如果我离开治疗，那我就能接着和那个人发生关系。"她说。

"你想做什么都可以，"我说，"这与你是否在进行心理治疗无关。"我望着她，我知道我说的她其实心里早就清楚。她确实放下了酒精，还有那小哥，也开始放下和她母亲的对抗，但行为转变的阶段就是这样的，你不会一下子完全放下你所有的防御。相反，你要逐层逐层卸下防御，慢慢接近最柔软的核心，最终触及你的悲伤和羞愧。

她摇着头说："我不希望自己五年之后醒来发现还是从没拥有过任何亲密关系，"她说，"五年之后，像我这个年纪的很多人肯定都已经不再是单身了。而我可能还是现在这个样子，跟某个候诊室里的'那小哥'眉来眼去，或是跟自己的邻居搞上，然后在某个派对上把这些事当作一次冒险来讲，假装自己完全不在意的样子。"

"你是在假装自己是个很酷的女孩，"我说，"仿佛没有渴望，没有感觉，随波逐流——但其实，你是有感觉的。"

"是的，"她说，"做一个酷女孩感觉糟透了。"她以前从未承认过这一点。她正在慢慢脱下她的"防蜂服"。"糟透了算是一种感觉吗？"

"当然是啊。"我说。

于是，夏洛特真正的蜕变终于开始了。她没有放弃治疗。相反，她坚持了下来，直到她学会了如何自己掌握方向盘，更安全地在这个世界里行驶，看清来路和前方。虽然她还是会走很多弯路，但总能靠自己回到正途，驶向她真正向往的地方。

47

肯尼亚

那天我正在剪头发，一边跟发型师科里交代我的近况——我跟出版商取消了出版合同。我告诉他，欠出版商的违约金我可能要努力好几年才能还清，而且我这么迟才说不干，可能以后都很难再有机会拿到写书的合同了，但尽管如此，我还是觉得如释重负。

科里点点头，我瞥见他在镜子里注视自己文了刺青的二头肌。

"你知道我今天早上做了什么吗？"他说。

"什么？"我说。

他梳理了一下我前面的头发，检查了一下层次是否整齐。"我看了一部纪录片，讲的是肯尼亚人无法获得干净的水源。"他说道，"那些人都活在死亡的边缘，他们中有很多人都受到过战争和疾病的摧残，被赶出自己的家园和村庄。他们四处游荡，就为了寻找一些喝了不会要他们命的水。他们也不会去看心理医生，也不会欠出版商的钱。"他停顿了一下，接着说道，"反正，这就是我今天早上做的事。"

接下来是一段尴尬的沉默。直到科里和我的目光在镜子中相遇，隔了一会儿，我俩都笑了起来。

他是在笑我，我也在笑自己，同时也是在笑人们对痛苦的分级。我想到了朱莉，她以前总是说："至少我的癌症没有复发。"健康的人有时也会说"至少我没得什么绝症"，以此来减轻自己的痛苦。我还记得约翰一开始来治疗的时候，他的治疗就排在朱莉的治疗后面。而我一直要努力提醒自己：痛苦并没有高低等级之分——这也是我在心理治疗师的专业培训中学到的最重要的道理之一。人们所受的折磨不应该被拿来比较，因为痛苦并不是一场比赛。夫妻之间常常会遗忘这一点，而这往往会使他们更痛苦——你或许听过夫妻间这样的对话："我已经照顾孩子们一天了。""我的工作比你的工作要辛苦。""但我比你孤独。"——在这场痛苦的较量中，究竟谁赢了、谁输了呢？

然而痛苦就是痛苦。我自己也犯过同样的错误。我也曾经向温德尔道歉，因为我觉得自己只不过是经历了分手，又不是离婚，我为自己如此小题大做而感到羞愧。当我因为反悔了出书的合同而面临严重的经济和职业危机的时候，我也感到抱歉，因为我的痛苦肯定不会比那些肯尼亚人要面对的问题来得严重。我甚至曾经还为谈论自己的健康问题而道歉——当一位来访者注意到我在发抖，我却不知道该对他说些什么——因为说到底，我都还没有被确诊，我的状况能差到哪里去呢？更比不上某些在"尚可承受的健康问题"中较严重的病症了。我的病症尚未明确，但至少我知道，我得的不是帕金森病（老天保佑），也不是癌症（老天再次保佑）。

但温德尔对我说，当我轻视我自己的问题时，我是在评判自己，也是在评判其他那些遇到的问题在我看来不够痛苦的人。他提醒我，轻视问题是不会帮助你解决问题的，唯一的方法只有接受痛苦，并想办法解决它。你无法改变你否认或轻视的东西，而且，那些看起来微不足道的烦恼，背后必然藏着一些更深层的烦恼。

"你还在坚持你的交友软件疗法吗？"我问科里。

他揉了些发蜡在我的头发上，说道："噢，当然啦。"

48

心理免疫系统

"恭喜你，你再也不是我的情妇了。"当约翰拿着我俩的午餐外卖走进办公室的时候，他淡淡地对我说道。

我不确定这是不是他在跟我道别。他是不是决定停止治疗了，但我们这才刚要开始呀？

他走到沙发旁，非常刻意地表演了一出《看，我把手机调到静音模式了》的戏码，又顺手把手机扔到一把椅子上。然后他打开装着午餐的纸袋，把一份中式鸡肉色拉递给我。他再次伸手从袋子里拿出了两双筷子，举着问我："要不要？"我点点头说："谢谢。"

等我俩都坐定了，安顿好了，他轻叩着他的脚，满怀期待地望着我。

"咦，"他说，"你不想知道为什么你不再是我的情妇了吗？"

我也望着他，用眼神告诉他，我不想玩这个猜谜游戏。

"好吧，好吧，"他叹了口气，说道，"我来告诉你。你不再是我的情妇了，是因为我向玛戈坦白了。她知道我在你这儿进行心理治疗。"他吃了一口色拉，咀嚼了一阵，接着说道："你知道她做何反应吗？"

我摇摇头。

"她很生气！她质问我'你为什么要瞒着我？这持续多久了？她叫什么名字？还有谁知道这件事？'听上去就像是我俩有一腿，有没有？"约翰大笑起来，他笑是为了让我知道这个想法对他来说有多么荒诞。

"对玛戈来说，这或许真的跟出轨差不多。"我说，"玛戈感觉她在你的生活中被冷落了，现在她又听说你一直在跟别人分享你的生活，而她渴望的就是与你亲近。"

"是的。"约翰说，他似乎一度陷入了沉思。他又吃了几口色拉，看着地板，然后揉了揉额头，仿佛他脑袋里发生的事正使他精疲力尽。最后，他终于抬起了头。

"我们还聊了盖比的事。"他轻声说道，随后便哭了起来。那像是在喉咙里发出的哀号，原始而野性的声音，我立刻就辨识出了这种声音。我当初学医时，在急诊室里听到过这种哭声，是那个溺水幼童的父母发出的哭声。约翰的哭声是一首充满爱的挽歌，献给他心爱的儿子。

我脑中又闪过了另一次急诊室的情形，那时我儿子才一岁，一天晚上他突然高烧至40摄氏度，全身抽搐，被救护车送进了医院。当医护人员赶到我家时，他已经四肢无力，双眼紧闭，我叫他都没有反应了。此刻我坐在约翰身边，我的身体里又感受到了当时的那种恐惧，那种看到我儿子失去生命体征时的恐惧感。当时他在担架上，我紧紧抱住他，紧急救护技术员们守在我们两侧，救护车的警笛声就像是魔幻的背景音乐。当医护人员把他五花大绑着送去照 X 光时，我听到他号啕大哭着呼唤我，他不能动，他的眼睛睁开了，充满了惊恐，他哀求我抱他，还奋力向我这边蠕动。他的哭喊声听上去和约翰现在的哭声一样撕心裂肺。当时在医院的走廊里，有一台轮床经过我身边，我看到上面有一个已经昏迷的小孩——也可能是已经死了。我当时想，我儿子也可能会变成这样。也许这就是明天早上的我们。我们也可能会以这样的方式离开这里。

但厄运没有降临到我们头上。我带着一个健全可爱的男孩回家了。

"对不起，对不起，我真的非常非常抱歉。"约翰边哭边说道。我不知道他是在对谁说抱歉，是盖比？玛戈？还是他母亲？又或者，是为了自己的号啕大哭向我道歉？

约翰说以上都有。但最让他感到抱歉的是，他的记忆已经模糊了。他想屏蔽那些如万丈深渊般的记忆——那场车祸、医院里的情形、当他得知自己失去盖比的那一刻——但他做不到。他不惜一切地想要忘记自己是如何抱着儿子的尸体，玛戈的兄弟想把他们夫妇俩都拉走，约翰给了他一拳，叫嚷着："我是不会离开我儿子的！"他也想忘记自己是如何向女儿宣告哥哥的死讯，他们全家是如何来到墓地，玛戈是如何倒在地上，完全无法行走——他多想将这些记忆从自己的脑海中抹去，但不幸的是，这些记忆偏偏清晰而完整，像是一场醒着的噩梦。

可是，约翰说，那些欢乐的记忆却变得模糊了。例如盖比穿着蝙蝠侠的睡衣躺在他的单人床上，跟约翰撒娇说："爸爸，抱紧我嘛！"每当他过生日，拆完礼物之后，总会用包装纸裹住自己在地上滚来滚去。他会像个大孩子一样自信地大步走进幼儿园，走到门口才偷偷回过头来个飞吻。还有盖比的声音，他会说："我爱你，从这里一直到月亮，再从月亮绕回这里来。"还有约翰俯下身子亲吻他时闻到的他的体香，他乐音般咯咯的笑声，他生动的面部表情，他最爱的食物、动物和颜色——他生前是最爱蓝色还是彩虹色来着？约翰觉得所有这些记忆都在慢慢变远，渐渐消散。他想抓住那些回忆，但关于盖比的点点滴滴正在离他而去。

其实所有的父母在孩子成长的过程中都会渐渐忘却这些细节，他们也都为此感到忧伤。但不同的是，当过去在他们的记忆中渐渐远去的时候，孩子们当下的样子依然在他们眼前。但对约翰来说，失去关于盖比的记忆就意味着他将更彻底地失去盖比。约翰告诉我，每当晚上他躲在自己电脑后面的时候，玛戈都以为他是在工作，或是在看成人电影，但其实他是在看盖比以前的视频，边看边想着，这就是他儿子所有的视频了，就像他对盖比的记忆也仅限于现存的记忆，不会再有新的记忆产生了。虽然记忆可能会褪色，但视频不会。约翰说，这些视频他已经看了不下百遍了，他都分不清哪些是真实的记忆，哪些是他在视频中看到的了。但他还是着了魔似的反复看着视频，"好让盖比活在我的记忆里。"

"让他活在你的记忆里，对你来说就等于不抛弃他。"我说。

他点点头。他说他一直都会想象盖比还活着——想象他会长成什么样，有多高，有什么兴趣爱好。当约翰看到隔壁邻居的小孩们（他们都是盖比小时候的玩伴），就会想象盖比现在在中学里，还在和他们一起玩，遇上心仪的女孩，然后终于到了要刮胡子的年纪。约翰也会想象着，可能盖比在某个阶段会跟自己对着干。当约翰听到其他家长抱怨自己孩子上了高中之后的种种表现时，他会觉得这些烦恼对他来说都是奢侈的体验——督促盖比做作业，在他房间里找到大麻，或是抓到他在"干坏事"——青春期的孩子总能干出各种叫人抓狂的事。当家长见证自己的小孩走过成长的不同阶段，虽然面对的是同一个孩子，但每次成长的经历都会带来不同的惊喜和伤感，而约翰永远都没有这样的机会看着盖比成长了。

"你有没有跟玛戈聊过这些？"我问。

"当玛戈盘问我的时候，她问我到底是什么原因，为什么我要接受心理治疗，是不是因为盖比的事，问我有没有谈起过盖比。于是我告诉她我不是因为想倾诉盖比的事才来找你做心理治疗的，我只是压力太大了。但玛戈还是不依不饶，她不相信我说的。她问我，'那你到底说没说盖比的事呢？'我对她说，我在治疗中说过什么那都是我的隐私。我是说，我想在心理治疗中聊什么完全是我自己的事，对吧？她凭什么插手，她是心理治疗纠察员吗？"

"那你觉得，玛戈为什么那么在意你有没有谈起过盖比？"

约翰想了想。"我记得在盖比死后，玛戈想和我聊聊盖比，但我就是做不到。她不能理解我怎么能像个正常人一样去参加烧烤派对，去看湖人队的比赛。但其实事情发生后的一整年里我都惊魂未定，我是麻木的。我告诉自己，继续向前，不要停下来。可到了第二年，每天醒来的时候我都想去死。尽管我依然用假面伪装自己，但内心却在淌血，你能理解吗？为了玛戈和格蕾丝，我要坚强。我是这个家里的顶梁柱，我要养活一家人，所以我不能让任何人看出我内心在流血。

"后来玛戈说想再要一个孩子，我心一横就答应了。虽然我当时的状况并不适合再当一次父亲，但玛戈很坚决，她不想让格蕾丝孤独地成长。不只是我们失去了一个孩子，格蕾丝也失去了她的兄弟。以前家里有两个小孩跑来跑去，现在整个氛围都不一样了，家里感觉不到有孩子的存在。屋子里的寂静总在提醒我们失去了什么。"

约翰向前坐了坐，合上色拉的盖子，像投篮一样把它扔向远处的垃圾桶。垃圾应声入桶，他总是能投得很准。"不管怎么说，"他继续说，"怀孕似乎对玛戈有帮助，使她重新回到了生活的轨道上，但并没为我带来任何改变，我认为没人能代替盖比。再说，万一我们也会害死这个孩子呢？"

约翰跟我说，当年得知母亲的死讯时，他很肯定是自己害死了母亲。当天晚上他母亲离开家去参加排练的时候，他曾央求母亲早点赶回家，可以哄他上床睡觉。所以约翰想，母亲会死一定是因为她着急开车回家。当然，父亲告诉过他，母亲是因为在危险来临时保护了自己的学生才会出意外，但约翰很肯定那只是为了顾及他的感受而编造的故事。但当他看到本地报纸的头条时——那时他刚开始学认字——才知道父亲说的是真的，他没有害死母亲。但约翰知道，如果要母亲为了他献出生命，她也不会有半点犹豫。他对盖比和格蕾丝也是一样，现在还多了小露比。但他能不能为了玛戈这么做呢？他不确定。玛戈又会不会为了他毫不犹豫地牺牲自己呢？他也不确定。

约翰停顿了一下，然后用调侃打破了紧张的气氛。"哎呀，这气氛实在太沉重了。我觉得我应该躺下。"说着，他在沙发上伸展开身体，尝试把脑袋下面垫着的枕头拍拍松，嘴里还怨声载道。（他以前就抱怨过一次："这里面填充的到底是什么鬼东西？"）

"但奇怪的是，"约翰继续说道，"我很担心我可能太爱这个新生的小宝宝了，这样的话就像是背叛了盖比。我很庆幸小宝宝不是男孩，如果是男孩，看着他我肯定会一直想起盖比——如果他和盖比喜欢同一款消防车玩具我该做何感想？所有我和小宝宝的记忆都会掺杂着痛苦的回忆，这对这个孩子来说太不公平了。我实在是非常担心，我甚至做了各种调查研究，在哪个时段造人最容易怀上女宝宝——我还把这写进了剧本里。"

我点点头。我记得，应该是在第三季里，那对夫妇是故事的一条支线，后来就没在剧中出现了。他们总是无法在正确的时间进行造人大计，因为两人之中总有一个会先控制不住自己，迫不及待地想要颠鸾倒凤。我记得剧里的这段情节很搞笑，但完全不知道是如此痛苦的经历激发了这个创意。

"重要的是，"约翰说道，"我没有把我的这些纠结告诉玛戈，我只是默默地确保我们只在比较容易怀上女宝宝的那几天里做爱。然后从怀孕一开始我就惴惴不安，直到超声波能照出胎儿性别的时候。产科医生说看上去是个女孩儿，玛戈和我同时说道：'你确定吗？'玛戈想要一个男孩，因为我们有一个女孩了，她想要养育一个男孩。所以得知宝宝性别的第一晚她其实有些失望，她说，'我不会再有机会养育一个男孩了。'但我心里却欣喜若狂！我觉得在当下的情况下，我更擅长做一个女孩的父亲。然后，当露比出生的那天，我觉得我都要吓尿了。但见到她的那一刻，我立刻感觉到了自己体内沸腾的父爱。"

约翰的声音哽咽了，他停了下来。

"那你悲伤的情绪有变化吗？"我问。

"一开始确实有所好转——但很奇怪，这反而让我感觉更糟糕。"

"因为悲伤才是你和盖比之间的纽带？"

约翰看上去很吃惊："不错的推理啊，神探小姐。是的。我感觉我的痛苦才是我爱盖比的证明。如果我不再痛苦，那就意味着我已经忘记他了，意味着他对我来说已经没那么重要了。"

"如果你快乐起来了，就没法继续悲伤。"

"没错，"约翰望向别处，说，"我现在也还是这么想的。"

364

"这两种情绪就不能并存吗？"我说，"或许正是你的悲伤——你的丧子之痛，让你能在露比出生的第一刻就那么爱她，为她的降生而感到幸福。"

我记得我接待过一个丈夫亡故的女来访者。当她在一年后重新坠入爱河时，也曾担心别人会怎么看她——这么快就另觅新欢？你不是爱了你丈夫三十年吗？——但正因为她失去了丈夫，才更懂得真爱来之不易。事实上，她的朋友和家人都为她感到高兴，所以她的顾虑并不是来自他人的评判，而是她对自己的批判——她得到的幸福会不会亵渎了她对丈夫的记忆？她花了一些时间才明白，她的幸福并不会削弱她对丈夫的爱，而是一种肯定。

约翰跟我说，他发现一个非常讽刺的事实：从前是玛戈想要聊关于盖比的事，而约翰不愿意；后来如果约翰非常偶然地提到了盖比，玛戈也会不开心。他们的家庭就注定要被这个悲剧所困扰吗？他们的婚姻也会一直受到这件事的影响吗？"也许我们彼此存在的意义就在于时刻提醒对方当时发生了什么，就像是某种病态的纪念。"

"我们需要的是，"他抬起头看着我，补充道，"想办法妥善地为这个事情收尾。"

啊，收尾。我理解约翰所说的意思，但我总是认为"收尾"只是某种错觉。伊丽莎白·库伯勒·罗丝提出了著名的哀伤"五段论"：否认、愤怒、讨价还价、抑郁、接受。但很多人不知道，这个模型最初描述的是罹患绝症的病人如何接受自己的死亡。一直到几十年之后，这个模型才被应用到更广义的悲伤场景中。当一个人的生命临近尾声的时候，他确实需要接受这个事实，就像朱莉正在努力做到的那样。但对于要继续面对生活的人来说，被迫接受一些现实或许会让他们感觉更糟——就好像"都已经这么久了，我应该让它翻篇了"；"我不懂为什么都过去这么多年了，我还是会莫名其妙地哭起来"。再说，爱与丧失，怎么可能有一个终点呢？即使有，我们会愿意走到那一步吗？深爱的代价就是会更深刻地感受到悲伤和痛苦——但这也是一种恩赐，是鲜活的生命才能拥有的恩赐。如果我们不能再体会任何情感，那我们就该为自己的将死而悲伤了。

考虑到这些问题，哀伤治疗大师威廉姆·沃登将哀伤的几个阶段替换成了"哀悼的四项任务"。在第四项任务里，目标是要把你的丧失融入生活中，与那个已经离世的人建立一种持续的联系，同时为自己找到继续生活下去的方式。

但还是有很多人为了结束困境而寻求心理治疗。他们内心呼喊着"请帮助我脱离这种感受吧"，但他们最终会发现，你要把一种情绪调到静音状态，就必须把其他情绪也调到静音状态。你想要把痛苦调成静音？那你就不得不把快乐也调成静音。

"你俩在各自的悲痛中都很孤独，在各自的喜悦中也很孤独。"我说。

在治疗中，约翰有时会有意无意地提到让他开心的事：他的两个女儿；他的狗罗西；他又写了个非常棒的剧；又赢了一座艾美奖；和他的哥哥们一起去旅行。有时约翰会说，他都不敢相信他还能感受到快乐。盖比死后他以为余生都要活在痛苦之中了，以为自己会像个行尸走肉。但就在盖比离开他们一周之后，他已经又在和格蕾丝玩耍了，而且有那么一两秒钟他觉得自己已经缓过来了，没事了。他和女儿笑着闹着，他的笑声让自己都感到吃惊。一周之前他才失去了儿子，这笑声真的是从他自己的身体里发出来的吗？

我告诉约翰，有一个叫作"心理免疫系统"的东西。生理上的免疫系统会帮助你的身体在受到外界侵害时及时恢复，同样，你的大脑也会帮助你从心理打击中恢复过来。哈佛的研究员丹尼尔·吉尔伯特在一系列的研究中发现，人们在应对生活中出现的挑战时——无论是遇到毁灭性的灾难（比如自己变成残疾人，或是失去所爱的人），还是一些生活中的难题（离婚，或是生病）——都比自己预想中的要表现得好。人们以为自己不会再笑了，但他们还是会的。人们以为自己不会再爱了，但他们也还是会的。他们会去买东西，去看电影，也会做爱，会在婚礼上跳舞。他们会在复活节时暴饮暴食，再在新年里开始节食。所有日常生活都会照常进行。约翰和格蕾丝玩耍的场景也一样，都是正常现象。

我还跟约翰分享了一个相关的概念：无常。当人们处于痛苦之中的时候，他们常常会以为这种痛苦将永远持续下去。但实际上我们的感觉就像天气一样风云变幻，你在当下这一秒、这个小时、这一天里感到难过，并不意味着你在十分钟之后、在当天午后，或是下个星期里还会是那个心情。你所感受到的所有情绪——焦躁不安也好，兴高采烈也好，悲痛万分也好——变幻都在瞬息间。对约翰来说，每当盖比的生日或是特定的节日，痛苦的感觉都会袭来，或许痛苦也一直潜伏在平时生活的底色中。当他听到车里播放着某一首歌，或是脑中突然闪过一段记忆，还是会陷入暂时的绝望中。但只要换一首歌，或者思绪跳到另一段回忆时，他又可以在几分钟或几小时后沉浸在无限的喜悦中。

但我想知道，约翰和玛戈共有的喜悦是什么呢？我问约翰，如果那场车祸没有发生，他想象中自己和玛戈会过得怎么样？他们的婚姻走到今天又会是怎么样呢？

"哦，得了吧，"他说，"怎么着，你认为我还能改写历史了？"他看了看窗外，看了看钟，又看了看他的球鞋——他躺到沙发上时把鞋脱了放在一边。最后他终于抬眼看着我。

"实际上，我最近经常考虑这个问题。"他说，"有时我会想，那时我俩都还年轻，我的事业刚起步，玛戈要照顾两个孩子，还要兼顾她自己的事业。我觉得我们会渐渐疏远了彼此的接触，就像处于这个人生阶段的许多人一样。我还想，等到两个孩子都读书了，我俩的事业都更上一层楼了，情况会不会有所改变。你知道，生活或许会走上正轨，也或许不会。我以前一直都坚信玛戈就是我的另一半，我也是她的另一半，但我们却让对方如此不开心，我都忘了这是从什么时候开始的了。在她眼里我做的每一件事都是错的，或许我们早该离婚了。人们说如果失去一个孩子，婚姻就会走到终点，但或许我们正是因为失去了盖比才留在彼此身边的。"他笑了，"或许是盖比拯救了我们的婚姻。"

"或许吧，"我说，"也可能你们还在一起，是因为你俩都想要重新发现因为失去盖比而遗失的自己。或许你俩都相信你们还能再次找到对方——也可能是第一次真正发现彼此相爱的真谛。"

我想到了那个溺水的孩子的家庭。他们现在在做什么呢？他们有没有再要一个小孩呢？还有他们的小宝宝，当他三岁的姐姐跑出去被淹死时正由妈妈在屋里换尿布的小宝宝，现在应该上大学了。或许那对夫妇早就离婚了，各自和新的伴侣住在一起。也可能他们还在一起，比以前更坚强了。也许他们正在家附近风景宜人的小径上散步，欣赏着旧金山南部半岛的风光，一边走着一边回忆过去，缅怀他们心爱的女儿。

"有趣的是，"约翰说道，"我想现在我俩终于都准备好要谈谈有关盖比的事了。事到如今，我感觉好多了。虽然我还是感觉很糟糕，但我觉得这没什么，你懂我的意思吗？总之这没有我想象中那么糟。"

"反正不及对盖比的事闭口不谈来得糟糕。"我猜测道。

"你看，我说吧，你的推理能力很不错，神探……"我们相视而笑。于是他没有继续拿"神探小姐"开玩笑，不再用一个虚构的形象来保持我们之间的距离感。约翰能在他的生活中正视盖比的真实存在，也就更能正视别人的真实存在。

约翰坐了起来，显得烦躁不安。我们这次治疗已经接近尾声了。当他穿上球鞋站起来去拿手机的时候，我回想起今天一开始他说的，他告诉玛戈自己是因为压力太大才来做心理治疗的，我想到他当时也是这么跟我说的。

"约翰，"我说，"你真的觉得自己是因为压力太大才到这儿来的吗？"

"你是傻子吗？"他说，眼睛里闪着光，"我来这儿是为了谈谈玛戈和盖比。天哪，你有时真是头脑发昏。"

当他离开的时候，他不再像从前那样在门边给他的"应召女郎"拿出一沓现金。这次他说："你给我寄账单吧。我们不需要再偷偷摸摸了，我们现在是光明正大的关系了。"

49

是业务咨询还是心理治疗

"你这算是需要业务咨询还是心理治疗呢？"温德尔在今天的治疗中这样问道，因为我问了他一个专业相关的问题。他知道我明白两者的区别，因为他之前已经给过我两次专业上的指导了。所以我想要的究竟是他的专业建议（业务咨询），还是帮助我更了解我自己（心理治疗）呢？

第一次向温德尔提出这样的问题时，我正在谈论为什么人们都更愿意选择速效的安慰剂，而不情愿在心理治疗上下更深的功夫，这让我感到沮丧。作为一个经验相对尚浅的治疗师，我很好奇更有资历的治疗师会如何面对这个情况——尤其是温德尔。一方面我想听听前辈的意见，还有就是，我常常都会禁不住好奇，温德尔是如何面对职业上的困境的。

我觉得他不会直接回答我的问题——他应该会对我面临的困境表示同情。事实上我也知道，这么问就像要他面对坑人的"第 22 条军规"一样，许多治疗师常常都要面对来访者给出的这种悖论：我想得到同情，但如果你向我表示同情，我却会感到愤怒和无助，因为同情不能解决我最现实的问题，对我来说何用之有呢？我认为他可能还会说一些跟坑人的"第 22 条军规"这个悖论相关的东西，因为毕竟消解情绪地雷最好的方法就是引爆它。

但他却望着我，问道："你想要一个实用的建议吗？"

我不敢肯定自己有没有听错。一个实用的建议？他是在开玩笑吗？我的心理治疗师竟然会给我一个具体的建议？

我朝他那儿挪了挪，洗耳恭听。

"我父亲曾经是个商人，"温德尔平静地开始说道。那时我还没有向他坦白我在网络上搜索他的事，所以我点着头，假装这都是我不知道的事。他告诉我，在他刚开始行医的时候，父亲给了他一个招揽生意的建议：为新的来访者们提供一次试诊，如果他们之后决定不再继续治疗，试诊的那一次就可以免费。因为许多人在考虑开始心理治疗时都很焦虑，所以这个无风险的试诊机制让他们有机会来看看心理治疗是什么样的，同时了解温德尔能为他们提供哪些帮助。

我想象着温德尔和他父亲谈话的样子，想象着他父亲当时该有多高兴呀——终于能给自己温顺的小儿子提供专业的建议了。他父亲的建议如果放在商界，或许并没有什么开天辟地的意义，但在心理治疗这个行业里，我们很少把自己的职业看作一门生意。但其实我们确实得靠自己养活自己，温德尔的父亲一定是意识到了这一点——虽然他儿子离开了家族企业，却也是在经营一门自己的营生。感受到这种父子间的纽带，或许使老父亲无比欣慰。这对温德尔来说应该也有着重要的意义，所以他才会愿意与更多像我一样的治疗师分享这条锦囊妙计。

无论如何，我得承认，他父亲是个天才。我听取了这个建议，很快预约就爆满了。

但温德尔第二次给我业务上的建议时却遭遇了滑铁卢。不过当时我不只是在征询他的建议，而是在逼着他给我出主意。那时我正陷入写书还是不写的两难境地，我一直在煽动温德尔告诉我该做什么。我实在是逼了他很多次，而且逼得很紧，最后他终于招架不住了，在某次治疗临近尾声时给出了建议："好吧，我也不知道我还能说什么，"他说道，以回应我在这个话题上的第八十七次提问（当然，他对出版业的认知为零），"听上去你就是要想办法把这本书写完，这样的话以后你就可以写自己想写的内容了。"然后他拍了两下大腿，站起来，示意今天治疗已经结束了。

有时候，治疗师会故意把来访者想要解决的症结或是他们的问题"写成处方"给他们看。例如一个一直拖延着不想找工作的年轻人，就可能会在治疗中被告知，他不能去找工作。如果一位女士无法主动向伴侣邀约性事，治疗师可能会告诫她，在接下去的一个月里都不要在性事中采取主动。治疗师指示来访者不要去做他们本身就无法做到的行为，这种策略被称为"悖论干预"。鉴于该方法牵涉到一些伦理上的考量，治疗师需要经过严格的培训，掌握使用的时机和方法。但这一方法背后的原理在于，如果来访者相信某个行为或症状是自己无法控制的，那我们就将对这个行为赋予自愿性，让他们觉得自己可以选择做或不做，再把这个信念引入他们的思考中。一旦来访者意识到是自己选择了某个行为，他们就可以无意识地收获其中附带的益处——逃避我们给出的指示，进行反抗，或是呼救。

但温德尔没有这么做，他只是不断回应我无休止的抱怨。当我告诉温德尔，我的经纪人又再次向我重申他已经无能为力了，我唯一的出路就是写完这本书，不然的话我永远也不会再拿到其他写书的合同了，温德尔会问我为什么不去问问别人的意见，或者换一个经纪人？我向他解释说，像我现在这样一团糟的状况，不可能为别人带去任何价值，所以现阶段我不可能去找新的经纪人。温德尔和我进行了许多次这样的对话，最后我终于说服了温德尔和我自己，让我俩都相信我唯一的出路就是：继续写。于是我继续勤奋笔耕，但我在心里不仅埋怨自己，还埋怨温德尔。当然，我当时并没有意识到我在埋怨温德尔，直到我发邮件通知编辑我不会再继续写这本书的一周之后，我的怨恨才浮出了水面。在那周的治疗中，我全程焦躁不安，也无法和温德尔分享我所作的这个重大的决定。

"你是在生我的气吗？"温德尔问。显然他从我的状态中看出了蛛丝马迹，并且一语中的——是的！我非常生他的气，我如实回答。而且我还说，你猜怎么着，我取消了出版合同，从经济上和前途上来看，我都要完蛋了！我又在那些牢笼的铁栏杆边打转了！再加上我无法解释的健康状况以及明显的疲劳症状，我想要确保自己善用"仅剩"的时间去做有意义的事情。朱莉有一次说过，她现在终于明白了"寸金难买寸光阴"的意义：我们生命中的时间都是上天借给我们的。年轻时我们以为自己的时间还多的是，但事实上，我们拥有的时间比想象中要少得多。我告诉温德尔，我开始向朱莉学习，尝试找出生活中最重要的部分，而不是每天像在梦中穿行一般浪费时间。所以，凭什么告诉我应该拿出大把时间来写那本书呢？所有的治疗师都会犯错，但当这发生在温德尔身上时，我却不理智地感到自己被背叛了。

我说完了我要说的话，温德尔若有所思地看着我。他并没有为自己辩护，尽管他完全可以这么做。他只是简单地向我道了歉，说这是他的过失，没有在我俩的交流中发现更重要的事。为了让他了解我是如何身陷困境的，我也要让他体验一下受困的感觉，用我臆想出来的牢笼来框住他。而当他面对挫败时，他也和我一样，选择了最简便的出路：好吧，反正已经搞砸了，就乖乖认栽——把那本倒霉的书快点写完吧！

"我今天要为一个来访者的事来咨询你的建议。"此刻我说道。

我告诉温德尔，我有一个来访者的妻子正在他这里接受治疗，而每当我来到温德尔的办公室，我都会想，刚刚从诊室里走出来的那位女士是不是我来访者的妻子呢？我告诉温德尔，我知道他不能对我提起任何有关他来访者的事，但我还是想知道那位妻子有没有向他提起过她丈夫的治疗师——有没有提起过我。我也想问问温德尔，我们该如何面对这个巧合。作为一名来访者，我可以在治疗中讲述我生活中方方面面的事，但我不希望因为自己对约翰的了解影响他妻子的心理治疗。

"这就是你想咨询的事？"温德尔问。

我点点头。鉴于上一次的失败，我猜他这次在回应时会格外谨慎。

"我跟你说点什么会对你比较有帮助呢？"温德尔问道。

我想了一下。他不能告诉我玛戈的治疗时间是不是刚好在我之前，更不能告诉我他知道我说的那人就是玛戈。他不能告诉我他是刚刚才知道他来访者的丈夫是我的来访者，也不能告诉我他早就知道了。同样，他也不能告诉我玛戈有没有和他谈起过我。我能肯定，我对温德尔讲过的一切有关约翰的事，他都会妥善而专业地对待，而且我俩在治疗中聊到的事不会被带到治疗之外。或许我想知道的是，我今天告诉他这些，到底对不对？

但问题问出口时却变了样："你有没有怀疑过我不是一个称职的心理治疗师？我是说，如果根据你在治疗中的观察来判断的话。"我突然想到自己之前问过的"你喜欢我吗？"不过这次提问的内容稍有不同。那时候我问的是，你是否像喜欢一个孩子那样喜欢我，是不是喜欢我的"聂萨玛"（灵魂）？而现在我问的是，在你眼中我是一个成年人吗？是一个有能力的成年人吗？温德尔当然从来没见过我为别人进行心理治疗，也从来没督导过我的工作，他又如何能对此发表任何意见呢？于是我开始对温德尔诉说自己的这些想法，但他却打断了我。

"我知道你是一个称职的心理治疗师。"他说。

一开始我不懂他在说什么。他知道我是一个称职的治疗师？他有什么证……噢！所以一定是玛戈认为约翰的状态有所好转。

温德尔笑了笑。我也回以微笑。虽然他不能亲口告诉我，但对此我俩心照不宣。

"我还有一个问题，"我说，"这种情况下，我们该如何减少尴尬呢？"

"或许你刚刚已经做到了。"他说。

我想他是对的。在进行伴侣治疗的时候，治疗师常常会讨论隐私和秘密之间的区别：隐私是每个人在一段健康的感情中都会需要的心理空间；而秘密则源自羞愧，常常会腐蚀一段关系。荣格把秘密称为"心灵毒药"，之前我对温德尔隐瞒了那么多秘密，如今终于能把最后一个秘密也和盘托出了，我霎时感觉神清气爽。

后来我再没有向温德尔咨询过专业意见了，因为事实上，从我们见面的第一天开始，他就一直在为我提供专业咨询，因为心理治疗师这个工作本来就是从实践中去学习的——这不仅仅包括作为治疗师的实践，也包括被人治疗的实践。这种实践中的学习是双向的，所以才会有一种说法：治疗师能为来访者带来多少成长，取决于治疗师自己的内心能有多少成长。（当然这个说法也存在不少争议，我也遇到过一些来访者，他们所取得的成长我只能望其项背，我的许多同事也遇到过类似的情况。但无论如何，只要我的内心能够自愈，我自然能更善于治愈别人。）

在实际应用的层面上，我也把从温德尔那里学到的直接运用到了我的工作中。

"我记得以前有个动画片，里面有个囚犯，不停地摇着铁栏杆……"我也曾把这个故事说给约翰听，苦口婆心地想要帮助他认识到，那些被他称为"蠢货"的人并不是真正关押他的狱卒。

当我说出那个金句的时候——其实左右两边都没有铁栏杆——约翰微微笑了一下，像是认同，又像是要把问题丢回给我。"喔哟，放过我吧，"他翻了个白眼，说道，"其他人真的会听信这一套吗？"但事实上，他的反应才是少数，这个心理干预对大多数人来说都非常有用。

我从温德尔那儿学到的最重要的一项技术就是如何在治疗中既带入个人风格，又保持策略性。我会不会在某个时刻去踢我的来访者一脚呢？应该是不会的。我会不会对着来访者唱歌呢？我也说不准。但若不是见识了温德尔面对我时表现出来的率真，我可能不会和朱莉一起大吼："操！"心理治疗师在实习期间都要学习如何按照书本上写的来进行临床治疗，就像弹钢琴要练习音阶一样，我们也要先掌握基本原理。但无论是弹钢琴还是心理治疗，一旦你掌握了基本功，就可以运用技巧进行自由发挥了。温德尔并不是"没有原则"，原则一定是有的，而且我们被要求遵从原则也是有其原因的。但温德尔的做法让我了解到，如果经过深思熟虑，有意识地对原则进行变通，治疗将收获更多元化的成效。

温德尔和我没有再提起过约翰和玛戈的话题，但在几星期后的一天，当我正要在候诊室里坐下时，温德尔办公室的门开了，传来一个男人的声音，"那下周三还是这个时间？"

"对，到时见啦。"温德尔回答道，然后门"咔嚓"一声关上了。

一个穿西装的男人走过屏风，从门口走了出去。真是耐人寻味，我心想。或许原来排在我前面的那位女士已经完成治疗了？又或许她真的是玛戈？温德尔为了保护我的隐私，以防有一天玛戈真的发现端倪，所以特地把她的时间调开了？但我没有问他，因为这已经不重要了。

温德尔说得对，我们之间的尴尬已经消失了。秘密已经说破，心灵毒药被稀释了。

我已经得到了我需要的咨询——也可能是治疗？反正都是我需要的。

50

葬礼狂人

离朱莉预约的时间还有十分钟，我在套间的厨房里大口大口地吃着椒盐脆饼。我不知道哪次会是朱莉的最后一次治疗。有时她迟到了，我就会想象最糟糕的情况。我总是犹豫该不该在每周治疗的间隙中查探她的情况，还是应该等她有需要时自己打给我？但我也知道她并不善于开口寻求帮助。面对一个绝症晚期的病人，治疗师的界限感是否可以有所不同呢？

第一次在乔氏超市看到朱莉时，我很不情愿排在她负责的那条队伍里，但自那之后，只要我去的时候她刚好在上班，她就会招呼我去她那边，我也会欣然前往。如果儿子和我在一起，朱莉总会多给他一些贴纸，还会和他击掌。而当朱莉不再去上班的时候，扎克也留意到了这个变化。

"朱莉去哪儿了？"当我们走去结账时，他会扫视每一个收银台，寻找朱莉的踪影。我不是不想跟扎克探讨死亡，其实几年前我们就聊过这个话题了。那时我的一个发小罹患癌症去世了，我便向扎克解释了她所得的绝症。但因为保密条款的关系，我不能向扎克透露更多有关朱莉的情况。一个问题会牵出另一个问题，步步逼近我无法跨越的底线。

所以我假装自己认识的只是身为收银员的朱莉，我对扎克说："或许她换了排班的日期，又或许是找到了一份新的工作。"

"她不会去找新工作的，"扎克说，"她非常喜欢这份工作！"扎克的回答令我惊讶——竟然连一个小孩子也能看得出来。

朱莉不在了，我们就会排到艾玛的队伍里。艾玛就是曾提出帮朱莉代孕的那个姑娘。艾玛也会给扎克很多贴纸。

但当我回到办公室等待朱莉到来的时候，我也忍不住开始思考扎克问过的问题："朱莉去哪儿了？"

我们把结束一段心理治疗称为治疗的"终结"。我一直觉得这个词听上去有点刺耳，因为治疗结束应该是温暖的、让人感动的经历，苦中带着甜，就像是一次毕业。通常，当治疗接近尾声的时候，我们的工作也迈入最后阶段，那就是要好好地说再见。在最后的几次治疗中，我会和来访者一起谈谈"过程和进展"，总结我们在治疗中取得的改变——能够走到今天，哪些过程对她是有帮助的？哪些过程是没有帮助？她在治疗中对自己了解了多少——自己的优点、面临的挑战、内心的想法和对事情的解读？她离开之后又有哪些应对策略和健康的生活方式，好帮助她延续治疗中取得的成果？当然通过所有这些讨论，我们想做到的还是好好地说再见。

在日常生活中，大多数人都没有好好说再见的经历，有时甚至根本就不去说再见。但当你耗费了大量时间，好不容易渡过生活中的一个难关，比起一句简单的"好啦，再次感谢你，后会有期"，一个正式的终结过程能让你有更多收获。研究表明，人们倾向于根据事情的结局来记住自己经历了什么，所以说终结过程对心理治疗至关重要。来访者原本可能一辈子都要面对消极的情绪、悬而未决的问题或是空虚的结局，但终结的过程能让他们拥有一个积极的结论。

但朱莉和我在准备的是另一种终结的方式。我俩都知道，她的治疗一直会延续到她生命的终点，这是我对她做出的承诺。最近我们的治疗中有越来越多的沉默，这并不是因为我们对谈话有什么避讳，而是因为这是我们最坦诚的沟通方式。沉默包含着丰富的内容，我们的情感在空气中盘旋。不过沉默也是因为她的身体状况每况愈下。她的精力大不如前了，谈话也会消耗体力。但讽刺的是，朱莉尽管非常瘦，但看上去很健康。正因如此，许多人都很难相信她正时刻面临死亡的威胁，有时我也会有这种错觉。沉默还有另一个效果：可以让我们觉得时间似乎停止了。在五十分钟的幸福时光里，我们都能暂时逃离外面的世界，得到一丝喘息的机会。她告诉我，她在这里感到很安全，不用在意别人对她的担忧，不用顾虑别人的感受。

"但针对你的事，我也会有自己的感受。"当朱莉谈起这件事的时候我如是说道。

她思考了一秒钟，简单地回答："我知道。"

"你想知道我的感受是什么吗？"我问。

朱莉露出了微笑，说："那个我也知道。"

然后我们又回到了沉默中。

当然，在沉默与沉默之间，我们也一直在进行交谈。最近，她说她一直在思考跟时光穿梭有关的事。她在一档电台节目里听到了相关内容，然后和我分享了其中她很喜欢的一句话，那句话把过去描述成"一本百科全书，记载了许多巨大的灾难，但你仍然有机会挽救这些灾难"。她把这句话背了下来，因为这句话把她逗乐了，随即又让她流下了眼泪。因为她仅剩的寿命不允许她像其他人一样，一边变老一边累积人生的灾难：拥有一段想要修复的关系；错失一份想要拥有的事业；或是想回到过去，修正自己犯过的错误。

相反，朱莉选择了回到过去，重温生活中美好的时光：小时候的生日派对、和祖父母一起度假的时光、情窦初开的心情、第一次出版论文、和迈特的第一次对话——那是一次持续到天亮还未结束的长谈。她说即使现在没有生病，她也不想穿越到未来。她不想知道故事的后续发展，不想被剧透。

"未来就是希望,"朱莉说道,"如果你都知道将会发生什么了,哪里还会有希望呢?你活着哪里还有盼头呢?你还要为什么而努力奋斗呢?"

我忽然想到了朱莉和瑞塔之间的区别,年轻和年老之间的差别,但这差别却是错位的。朱莉虽然年轻,并不拥有未来,却满意自己的过去;瑞塔已经年老,仍然拥有未来,却被困在过去。

那天朱莉第一次在治疗中睡着了。她只瞌睡了几分钟,当她醒来意识到这件事的时候,她开了个玩笑来打破尴尬,她说在她睡着的时候我一定希望自己身在别处,于是就穿越时光了。

我跟她说我没有。我只是回想起来,朱莉说的那个电台节目我当时也听了,我还认真思考了节目结尾时的一段评论:我们所有人都在以同样的速度穿越到未来——每小时六十分钟。

"那我猜我俩是时光穿梭中的同伴啦。"朱莉说。

"是的,"我说,"即使是你在休息的时候我们也在一同穿越。"

还有一次,朱莉打破沉默,向我转述了迈特的一个想法。迈特觉得朱莉在扮演"葬礼狂人"的角色——疯狂地投入"死亡派对"的筹办工作,就像那些疯狂投入自己婚礼筹办的"婚礼狂人"一样。她甚至聘请了一位策划师来帮她实现这个葬礼派对的梦想。朱莉觉得:"不管怎么说,这是属于我的一天!"虽然一开始迈特对此无法适应,但现在他也已经完全进入状态了。

"我们曾经一起策划了一场婚礼,现在又要一起策划一场葬礼。"朱莉说,这是他俩生活中最亲密的体验之一,其中充满了深深的爱、深深的痛苦,还有黑色幽默。我问她对那一天有什么期许,她先是说"首先,我当然不希望自己在那一天死去",但既然这个愿望终会落空,她不希望那一天完全"包裹着糖衣""像樱桃一样甜美"。策划师向她介绍了时下很流行的葬礼主题——"赞颂生命",朱莉喜欢这个概念,但却不喜欢其中传递的讯息。

"看在老天爷的分上,这毕竟还是一场葬礼。"朱莉说,"我抗癌小组里的那些人都说：'我希望人们庆祝这个时刻！我不希望人们在我的葬礼上难过。'但我想说：'人们为什么不能难过呢？你都死了！'"

"你想要让人们感动，希望你的死能对他们带来影响，"我说，"希望人们能记得你，把你放在心上。"

朱莉告诉我她希望人们会想到她，就像她在两次治疗之间会想到我。

她解释说："有时我在开车，我会突然对一件什么事情感到惊慌，但接着我会听到你的声音，我会记起你说过的一些话。"

我想到温德尔对我也有相同的影响，我会内化他说过的一些话，他审时度势的方法，还有他的声音。这种体验是有普遍性的，可以由此来判断来访者是否已经准备好结束一段心理治疗。如果一名来访者会把治疗师的声音放在心上，将治疗师的话应用到实际情况中，那他就能逐渐脱离心理治疗了。来访者在治疗临近尾声的阶段可能会向治疗师报告说，"我最近开始觉得沮丧，但接着我就想到了你上个月说的话。"我会在自己脑中和温德尔进行对话，朱莉也会以相同的方式和我对话。

"这话听上去或许很疯狂，"朱莉说，"但我知道即使在我死后，我也会听到你的声音——无论我去到哪儿都能听到你的声音。"

朱莉告诉我她开始思考自己往生以后的生活了，虽然她不完全相信这个概念，但为了"以防万一"，她还是对此进行了深思熟虑：往生后她会不会是孤苦伶仃的一个人？她会为此感到害怕吗？鉴于她爱的人都还在世——包括她的丈夫、她的父母、祖父母、她的妹妹、她的侄子和侄女，谁能在那儿陪伴她呢？但后来她意识到两件事：首先，她之前流产时失去的孩子或许会在那里——虽然她不知道"那里"会是哪里；其次，她开始相信她会以一种未知的、灵性的方式听到所有她爱的人的声音。

"如果不是面临死亡，我一定无法说出口，"她害羞地说道，"但你也是我爱的人之一。我知道你是我的治疗师，我希望这不会让你觉得太诡异，但当我跟别人说我爱我的治疗师，我是真的发自内心爱着我的治疗师。"

虽然这些年来我也"爱"过一些来访者，但我从来没有对任何一个来

380

访者说过这个字。治疗师的专业培训要求我们对自己的用词非常小心，以免引起误会。有很多不同的说法可以用来表达我们对来访者深切的关爱，又不至于让自己置身危险，而说出"我爱你"绝不是一个安全选择。但朱莉已经说了她爱我，我也不会拿出专业的话术，或是掺了水的客套话来回应她。

于是我对她说："朱莉，我也爱你。"她笑了，然后闭上眼睛小憩了一会儿。

此刻，当我站在厨房里等待朱莉时想起了她说的话，我觉得在她过世之后我也会听到她的声音，尤其是在一些特殊时刻，比如当我去乔氏超市买东西时，或是当我在一堆刚洗完的衣服里看到那件印着"练瑜伽不如躺着"的睡衣时。我会留着那件衣服，不再是为了纪念男友，而是为了朱莉。

我大口吃着椒盐脆饼，突然我诊室的那盏绿灯亮了。我又拿了一块脆饼扔进嘴里，然后洗了洗手，心中松了一口气。

朱莉今天早到了。她还活着。

51

亲爱的麦伦

今天瑞塔来的时候手里拿着自己的艺术作品集，那是一个巨大的黑色文件包，至少有三英尺长，附有塑料的提手。瑞塔开始在一所本地的大学里教艺术了，如果她当初没有辍学去结婚的话，她本该是那所大学的毕业生之一。她今天带着作品集是为了展示给学生们看的。

她的作品集里有一组素描作品，内容都取自她自己的生活，这个系列也被做成了印刷品在她的网站上出售。这些作品的画面都是漫画风格，看上去甚至有点卡通，内容却揭示出阴暗而深沉的主题：有悔恨，有耻辱，有耄耋之年的性爱……她以前就向我展示过这些作品，但此刻瑞塔从作品集里拿出来的却是另一样东西——一本黄色的横线簿。

自从麦伦吻了她之后，她就再没和他说过话了。已经有两个月时间，她一直在回避他。她故意在健身房选了另一个时段的健身课程；麦伦来敲门时她也故意不理睬（她不再用猫眼来窥视"亲人家庭"了，窥孔恢复了它原本的用途）；行走在公寓的楼道里，她都会让自己进入隐身模式。她花了很长时间才起草了一封信，逐行逐字都再三斟酌。她跟我说，她已经不知道自己写的这些话是不是合情合理了，今天早上她又读了一遍，还是不确定应不应该把这封信寄出去。

"在我彻底让自己出丑之前，我能把信先读一遍给你听吗？"她问。

"当然啦。"我说，然后瑞塔把黄本子摊开在自己腿上。

从我坐的位置能看到本子上她手写的字迹——我看不清信的具体内容，只能看到字形。真是艺术家的笔迹啊，我心里想。那华丽的草书，字体中的圆弧完美又别致。瑞塔迟疑了一会儿才开始读信。她先是吸了一口气，又叹了一口气，几乎要开始念了，却又吸了一口气，然后再叹了一口气。终于，她开口读道：

"亲爱的麦伦，"她照着本子念着，然后抬头看看我，"这开头是不是太正式了……还是，会不会显得太亲密了？你觉得我开头是不是应该就只写个'你好'？还是更平淡地就写'麦伦'？"

"我觉得如果你太拘泥于细节，可能会忽略掉整件事的重点。"我说。然后瑞塔做了个鬼脸，她知道我所讲的不只是称呼和问候语。

"那好吧。"她说着，目光重新回到横线簿上。但她还是拿起笔，把"亲爱的"几个字划掉了，然后又深吸了一口气，接着读信。

"麦伦，"她读道，"我为自己在停车场里所做的不可原谅的行为感到抱歉。那实在是太唐突无礼了，我应该向你道歉。我还欠你一个解释，你应该得到一个解释。所以我会在信里向你说明，相信你在了解了实情之后就能放下对我的感情了。"

我一定是不自觉地发出了什么声音，也许是一声"嗯"，这使得瑞塔再次抬起头问我："怎么了，是不是太多赘述了？"

"我是在想我们之前聊过的有关'给自己量刑'的事，"我说，"我刚刚意识到，你在假设麦伦也要遵从你的惩罚制度。"

瑞塔想了一下，从本子上划去了一些句子，然后继续读信。

"麦伦，老实说，"她继续照着横线簿上读道，"一开始我都不知道自己为什么会扇了你一巴掌。我以为那是因为我很生气，气你和一个根本配不上你的女人约会。但更重要的是，我不懂为什么我们曾像情侣一样相处了好几个月——或者说为什么你由着我这样误会我俩的关系，最终却又抛弃了我。我知道在那之后你已经给出了理由，你害怕和我开始一段浪漫的关系，因为如果结局不如人意，那就连我们的友谊也要失去了。你害怕我俩如果分手了，就连住在同一栋公寓里都会变得很尴尬，就像当我看到你和那个女人在一起时就会觉得极其尴尬一样。其实即使我在两层楼之上，开着电视机，还是能听到你们咯咯的笑声。"

瑞塔抬起头看看我，抬起眉毛像是在对我提问，我摇摇头。她又在本子上划去了一些字。

"但现在，麦伦，"瑞塔开始继续读信，"你说你想要冒这个险，你说我值得你去冒这个险。当你在停车场和我说这些的时候，我不得不逃走，因为——不管你信不信——我觉得对不起你。我为你感到不值，因为你根本不知道如果和我在一起，你要面对的是什么样的风险。如果让你在不了解我真正为人的情况下就冒这个险，那是不公平的。"

一滴眼泪从瑞塔的脸颊滑落，紧接着又是一滴。她伸手去拿放在文件包侧袋里的一团纸巾。就和往常一样，明明她伸手就能够到一盒纸巾，但她还是不肯去拿，这真叫我抓狂。她啜泣了一会儿，又把用过的纸巾塞回文件包的侧袋里，目光重新回到横线簿上。

"我想你应该了解我的过去，"她读道，"关于我的几次婚姻、我孩子们的姓名和年龄、他们所在的城市，以及我并不常见他们。但这说法其实并不准确，应该说我根本就不和他们见面。为什么呢？因为他们恨我。"

瑞塔哽咽了，但她镇定下来，继续读信。

"麦伦，你所不知道的是——其实我的第二和第三任丈夫对此也不完全了解——孩子们的父亲，也就是我的第一任丈夫，理查德，他是个酒鬼。他喝醉的时候会伤害孩子们——我的孩子们。有时候他用言语施暴，有时则用拳头。他对孩子们的暴行我都没法用文字来描述。起初我会喝止他、恳求他，然后他就会对着我大吼大叫，如果他醉得很厉害，他也会伤害我，而我不想让孩子们目睹这些，所以我就不再抗争了。你知道我后来是怎么面对的吗？我会走去另一个房间。你看清楚了吗，麦伦？我的丈夫会伤害我的孩子们，而我会躲去另一个房间！我怨恨我的丈夫，他摧残了孩子们，给他们带来无法抚平的创伤。我知道我也同样残害了他们，而我只会哭，却不采取任何行动。"

瑞塔已经哭到说不出话了，她将脸埋在双手里呜咽。冷静下来后她拉开了文件包口袋的拉链，扯出那团用过的纸巾，把自己的脸擦干净。然后她舔了下手指，在横线簿上翻过一页。

"你一定会奇怪，为什么我不报警呢？为什么我没有带着孩子们一起离开他呢？因为当时我对自己说，没有大学文凭，就没法找到一份体面的工作，我是无法生存下来的，更不用说还要照顾孩子们了。那时我每天都会在报纸上看招聘信息，想着自己可以成为一名服务员、秘书，或者簿记员，但我又想，我能挤出时间来上班吗？这些薪水够花销吗？如果我去上班了，那谁去接孩子们放学呢？谁来做晚饭呢？但其实我从来也没有打电话去了解过详情，因为事实上——麦伦，你一定得知道这一点——真相是，我并不想了解详情。你没看错，是我自己不想去了解。"

瑞塔看着我，像是在说：看到了吗？看到我是一个什么样的怪物了吗？确实，这部分内容我也是第一次了解。她向我竖起一根手指，示意我先别说话，随后她重新镇定下来，继续读信。

"当我还是个孩子时，我觉得非常孤单——当然这不能成为借口，但也算是一种解释吧——所以一想到要独自抚养四个孩子，还要在一个没有前途的岗位上每天工作八小时，我就觉得无法承受。我见过别人离婚后的下场，被社会排斥，就像麻风病人一样，大家都避之唯恐不及，所以我想：不，我不想变成那样。我害怕到时没人再跟我讲话，我甚至还可能会失去唯一的心灵救赎——会变得没有时间也没有钱再继续画画。我很害怕，在那种情况下，我怕自己会寻短见。于是我这样想：对孩子们来说，有一个抑郁的母亲总好过有一个死掉的母亲——我就这样给自己找了个借口留在了这个家里。但是麦伦，还有一个真相就是：我不想失去理查德。"

瑞塔的声音变得低沉，泪水跟着涌了上来。她依旧用脏纸巾擦拭着眼睛。

"我确实恨理查德，但也还爱着他，或者更准确地说，是爱着不喝酒时的那个他。他以前是多么睿智风趣，而且——虽然这听上去很不可理解——我知道如果离开他，我会想念他的陪伴。除此之外，因为理查德有酗酒的恶习和暴躁的脾气，我不想让孩子们和他独处，所以我总是尽量陪在孩子们身边。鉴于他每天都要上班，有时下班还要去应酬，所以他也同意由我负责陪着孩子们。可一想到他能这样轻松脱身，我又觉得非常气愤。"

瑞塔又舔了舔手指想再翻过一页，但两张纸粘住了，她试了几次才把它们分开。

"有一次我鼓足了勇气对他说，我要离开这个家。我是认真的，麦伦，那不是一个空洞的威胁。我下定了决心，我已经受够了，于是向他摊牌。然后他就这样看着我，我想他一开始是因为吃惊而愣住了，但紧接着他脸上浮现出笑容，那是我见过的最邪恶的笑容了。他故意用只能被形容为咆哮的音量向我一字一句地吼道：'如果你离开，你将一无所有，孩子们也将一无所有。所以，随你的便吧瑞塔，你爱走就走吧！'然后他大笑起来，笑声中充满了毒液，那一刻我知道我的想法实在是愚蠢至极。我知道我只能留下。但为了留下来，在这样的情况下生存下去，我为自己编织了各种谎言。我告诉自己这总有一天会结束的，理查德总有一天会停止酗酒。有时候他确实会，但只能维持一阵子。后来我发现了他藏酒的各个角落：他书房里的书架上，放在法律书籍后面的酒瓶；孩子们的衣橱上，用毯子包裹着的酒瓶……于是生活又回到了地狱里。

"我猜你现在一定在想：我这是在为自己找借口，我在扮演受害者的角色。你想的也没有错。但我也思考了许多，一个人怎么可能同时拥有完全不同的两面呢？我是多么地爱我的孩子们，但我却允许这么可怕的事发生在他们身上；而理查德——虽然这听起来难以置信——但他也爱孩子们。我想到他如何伤害孩子们，伤害我，但同时又爱着我们，和我们一起嬉笑，帮孩子们辅导功课，指导他们棒球小联盟的训练，在孩子们和朋友闹矛盾时为他们提供贴心的建议。我还想到理查德总是说他会改变，说他是多么想要改变，但他却从未真正改变过，至少变化从未长久过。但我也知道，尽管如此，他所说过的一切并不是在撒谎。

"当我终于离开的时候，理查德哭了。我以前从未见过他流泪。他央求我留下。但我看着我的孩子们，他们已经是青少年了，或者快要成为青少年了。他们正身陷毒品和自残，想要寻死，就像我以前想过的一样。我的儿子差点就吸毒过量了，这件事替我下定了决心，所以我说：'够了。'一切都不重要了——无论是贫穷，是被迫放弃艺术，还是要在下半生面对孤独的恐惧，都已经不足以阻止我带孩子们离开这个家了。那天晚上我告诉理查德我要走了，第二天天一亮我就从银行账户里取了钱，申请了一份工作，租下了一个两居室，一间我和女儿住，另一间给男孩们住，我们就这样离开了那个家。

"但这对孩子们来说为时已晚，他们的生活已经被搞得一团糟。他们恨我，非但如此，奇怪的是，他们想要回到理查德身边去。我们离开之后，理查德拿出了他最好的表现，给孩子们提供经济上的资助。他会出现在女儿的大学校园里，带女儿和她的朋友们去高级餐厅用餐。很快孩子们对他的记忆就不同了——尤其是最小的孩子，他想和爸爸一起玩球。小儿子央求我让他跟爸爸一起住。这让我为了自己决定带着孩子们离家出走而感到内疚。我质疑自己，我做的决定是正确的吗？"

瑞塔停下来。"等一下，"她对我说，"我找不到下一页在哪儿了。"她翻了几页，然后找到了下文。

"麦伦，经过了所有这一切之后，"她继续读道，"孩子们终于切断了和我的一切联系。等到我第二次离婚的时候，他们告诉我，我完全不值得他们尊重。他们时不时还和理查德保持着联系，他会给他们寄钱。但他死后，他的后任妻子继承了所有遗产，而孩子们对此很气愤，简直气疯了！于是他们突然清晰地记起了理查德对他们做过的事，但他们不止对他生气，更气我没有阻止这一切发生。于是他们完全将我排除在外，只有陷入麻烦的时候才会联络我。我女儿遇到了一个会对她拳脚相加的伴侣，需要钱脱身，但她也不会向我讲述任何细节。她说，'你只管把钱转给我。'而我只能照做。我给她转了钱，让她可以租房子住，可以买东西吃。但可想而知，她并没有离开那个男人，据我所知她现在还跟他在一起。我的儿子需要钱去戒毒所，但从不让我去看他。"

瑞塔瞥了一眼钟，"我就快念完了。"她说。我点点头。

"麦伦，还有一些事我也对你撒了谎。我说过我没法跟你搭档打桥牌，因为我打得不好，但其实我打得非常好。我拒绝了你的提议，因为我觉得如果我答应了你，总有一天我就要像今天这样向你坦白一切。因为如果有一天我们去我孩子所在的城市参加某个桥牌锦标赛，你会问我为什么不去看他们，那我就不得不编造一些谎言，说他们刚巧出去旅行了，或是病了，或是任何能让你相信的借口，但这不会是长远之计。我知道你迟早都会开始怀疑，然后会把各种细节拼凑起来，发现问题有多严重。你会对自己说：啊哈！和我约会的这个女人根本不是表面上的这个样子！"

瑞塔的声音颤抖了，当她想要读出最后一部分时又哽咽了。

"麦伦，所以这就是我，"她读道，声音轻到我几乎听不到。"这就是你在健身房停车场里亲吻的那个人。"

瑞塔低头看着自己写的信，我很震惊她竟然能在信里把自己过去的矛盾心情阐述得如此清晰。她第一次来见我的时候，提起过我让她想起自己的女儿，她说她非常想念女儿。她女儿一度说过想成为心理学家，还去一家治疗中心做过志愿者，但后来因为那段充满暴力的恋情而偏离了人生轨道。

　　我并没有告诉瑞塔，某些方面她也让我想起我的母亲。虽然我母亲的生活轨迹和瑞塔完全不同——我父母的婚姻生活长久、稳定而幸福，我父亲可算是世间最温柔的丈夫了。瑞塔和我母亲的相似之处在于她们困苦而孤单的童年。我外公在我母亲九岁时就过世了，虽然外婆尽了自己的全力抚养两个女儿（我母亲还有一个比她大八岁的姐姐），但我母亲的童年依旧饱受苦难，而她所受的苦难也影响到了她和自己小孩的相处方式。

　　所以，就和瑞塔的孩子们一样，我也曾一度把母亲排斥在我的生活之外。虽然这已经过去很久了，但当我坐在办公室里听瑞塔讲述她的故事时，我也有想哭的冲动——不是因为我自己的痛苦，而是为我的母亲。虽然这些年我无数次思考过我和母亲之间的关系，但从未像现在这样考虑过她经历的一切。我有时候会幻想，所有成年人都应该有机会听听父母们（未必是自己的父母）如何剖析自己，完全暴露自己的脆弱，听他们说说故事的另一面，因为看到这样的场面，你会不禁对自己父母的生活有一个全新的认识，哪怕每个父母面对的情况都不同。

　　当瑞塔读信时，我不止在听她写的每句话，也在观察她的身体语言。我发现她有时会把身子蜷缩起来，有时手会发抖，嘴唇会绷紧，腿会摇晃，声音会颤抖，她还会在停顿的时候调整一下身体的重心。此刻，瑞塔读完信了，我依然注视着她身体的状态，虽然她看上去很难过，但她的身体，就算不能说是处于最平静的状态，也算是我见过的最放松的状态了。她向后靠在沙发上，正从费力的阅读中恢复过来。

　　就在此时，令人吃惊的事发生了。

　　她将手伸向边桌上的纸巾盒，从里面抽出了一张纸巾。一张干净的、全新的纸巾！她将纸巾展开，擤了擤鼻子，然后又从纸巾盒里抽出一张，又擤了擤鼻子。我几乎忍不住要为她鼓掌。

　　"所以，"她问，"你觉得我应该把这封信寄出去吗？"

　　我想象了一下麦伦读到瑞塔这封信时的情形。我想象着他会做何反应——他是一个父亲、一个祖父、一个拥有过长久婚姻的男人，他之前的妻子麦娜应该完全是另一种样子的母亲，而他们的孩子都愉快地长成了大人。他能接受瑞塔吗？能百分之百地接受她吗？还是这些信息对他来说太沉重了，他会无法接受？

"瑞塔，"我说，"这是一件只有你才能决定的事。但我很好奇，这封信究竟是写给麦伦的，还是写给你孩子们的？"

瑞塔停顿了一秒钟，望着天花板。然后她再次望向我，她点点头，什么也没说，但我俩都清楚她的答案：两者皆是。

52

母亲们

"所以呢，"我在向温德尔讲述，"那天我带着儿子和朋友们吃完饭已经很晚了，我和扎克回到家，我叫他去洗澡，但他还想玩，我告诉他不行，因为明天还要上学。他突然表现出一种完全过激的反应，哭着嚷着：'你真坏！你最讨厌了！'——这完全不像他平时的样子——而我内心的怒火也已沸腾起来了。

"然后我对他说的话大概就是：'噢，是吗？那好吧，既然我这么坏，或许下一次我就不该带着你和你的朋友出去吃晚饭了。'——说出口我就觉得自己只有五岁！接着他说，'随便！'然后甩手"砰"的一声关上门洗澡去了——他以前从来没有摔过门。我走到自己的电脑前，本想回复一些邮件，但脑中却在与自己交战：我真的很坏吗？我怎么可以这样跟他讲话呢？怎么说我也是个成年人啊。

"就在这时，我突然想起那天早上接到过我母亲的来电，谈话内容令我非常沮丧。我这才意识到自己不是在对扎克生气，而是在对母亲生气。真是典型的情绪置换。"

温德尔对着我笑了笑，仿佛在说，"情绪置换真是一个缠人的魔鬼，对不对？"我们都会利用心理防御机制来对抗焦虑、挫折，或是某些我们无法接受的冲击，但最惊人的是，我们在运用这些防御机制的当下通常是无意识的。生活中有很多常见的例子，比如一个烟民感到胸闷气短，他会坚信这是因为天气太炎热，而不是由于吸烟——其实他是在运用"否认"这一防御机制。有的人也会用"合理化"的防御机制来给自己找借口，让自己接受一些丢脸的事情，例如在应聘失败之后，他会说自己一开始就没有很想要那份工作。有时也会出现"反向形成"的情况，对于无法接受的情感或冲击会采取完全相反的途径来释放：比如一个人明明不喜欢她的邻居，却特意要去和她交朋友；或是当一个虔诚的基督徒发现自己喜欢同性的时候，偏要去发表诋毁同性恋的言论。

一些防御机制被认为是原始的，而另一些防御机制则是成熟的。"升华"就是一种成熟的防御机制，可以帮助人们把潜在的有害冲动转化成不那么有害的表现，比如一个有暴力冲动的人选择去练拳击。或者甚至可以把不好的冲动转化成有建设性的结果，例如一个想要动刀伤人的人最后成了一名救死扶伤的外科主刀医生。

而"置换"——将情绪转移到一个较为安全的对象身上——则是一种神经性的防御机制，它并不是原始的，也不是积极成熟的。一个人即使被老板骂了也不敢吼老板，因为怕被炒鱿鱼，于是他回家可能就会对着自己的狗大吼大叫。同理，如果有人和母亲在电话里聊得不开心，或许就会将对母亲的怨气转嫁到儿子头上。

我告诉温德尔，当我等扎克洗完澡去跟他道歉时才发现他也把自己在别的事情上受的气转移到了我头上——有些孩子在课间休息时不让扎克和他的朋友们在篮球场上玩，当管理场地的老师对那些孩子说每个人都可以在这里玩的时候，那些男孩子还是不把球传给扎克和他的朋友们，而且很显然他们还说了一些很"坏"的话。扎克对那些男孩子感到很生气，但相比之下，冲着叫他去洗澡的妈妈发火要安全得多。

"但讽刺的是，"我继续说道，"我们都选错了发火的对象。"

我和温德尔时不时都会聊一下人到中年后的亲子关系问题，当人们不再责怪自己的父母，而是为自己的生活负起全责的时候，他们和父母的关系会发生怎样的演变呢？温德尔把这称为"换岗"。当人们年轻的时候，他们来做心理治疗往往是为了理解为什么父母的行为会和他们的期望有出入，但随着年龄的增长，人们来做心理治疗的目的变成了想要搞清楚该如何面对现实。所以在我面对自己母亲的时候，我的问题从"为什么她不能改变"变成了"我能不能改变"。我问温德尔，我都四十岁了，为什么还会因为妈妈的一通电话就如此烦恼呢？

我并不是真的想问出一个答案。无须温德尔提醒，我也知道人们是会退步的。不管你一路走来多艰辛，一个疏忽就会被打回原形，甚至连你自己都觉得措手不及。

"我们就像是鸡蛋。"我说，温德尔点点头表示他知道我在说什么。我曾经告诉过他，我的同事迈克之前讲过一个比喻：当我们感到脆弱的时候，我们就像是生鸡蛋——如果摔到地上，蛋壳就破了，蛋黄和蛋白四处飞溅。但如果我们的内心变得更富有弹性，那我们就会像是煮到全熟的鸡蛋——即使掉在地上受到震荡，也不会完全破裂，不会把周围搞得一塌糊涂。这些年来，在面对我母亲这件事上，我已经从一只生鸡蛋变成熟鸡蛋了，但有时还是会回到生鸡蛋的状态。

我告诉温德尔，那天晚上我母亲向我道歉了，我们达成了谅解。但在那之前，我已经陷入了从前和母亲的相处模式——她要我按照她所希望的方式去做一些事，而我则想以自己的方式去做。或许扎克也会这样看待我，觉得我在要求他按我的意志行事，以此达到控制他的目的——还美其名曰这都是出于对他的爱，因为父母们都是为了孩子们好。无论我多么想要声称自己和母亲有着天壤之别，有时候我还是会发现自己和她惊人地相似。

说回我和母亲的那通电话，我并没有跟温德尔具体交代母亲对我说了什么，或是我对她说了什么，因为我知道那并不是重点。他不会把我看作受害者，也不会把我母亲看作挑衅者。如果早几年，我或许会这样解构我俩的关系，以此为困境中的自己博取同情——"你看到了吗？她是不是很难相处？"但现在，我觉得温德尔客观的方法更能安慰我。

今天，我告诉温德尔，我最近开始陆续把我母亲的一些电话留言保存到电脑里，我挑选的都是那些温暖而贴心、我会再想听到的留言；或是等我儿子到了我现在的年纪，又或是等到我和她外婆都已经不在世上了，当他想念外婆的声音时可以拿出来听一下。我还告诉温德尔，我发现自己对扎克的种种叮咛与其说是为了孩子，不如说是为了我自己——叮咛他可以让我暂时忘记有一天他会离开我，可以抵消我未来的伤心，虽然我也希望他以后能健康地从原生家庭"分离"，实现自己的"个体化"。

我尝试着想象长成青少年的扎克。我记得当我正值青春期的时候，母亲觉得我简直是个陌生人，或许有一天我也会要面对这样的扎克。我总觉得不久之前扎克还是个小小孩，那时我的父母身体都还硬朗，我自己也还健康，街坊邻里的孩子们每天吃完晚饭都会跑出去一起玩耍。那时候，我对未来唯一的期待就是等扎克长大一点，一切就会更轻松，我会有更多自由的时间，多一些睡眠的时间。我从来没想过我会感到失落。

谁会想到和我母亲的一通电话会让所有这些想法都浮出水面呢？在老生常谈的母女关系困局之下，我真正希望的不是早日摆脱母亲的束缚，而是希望她永远都在自己身边。

我想到了温德尔曾经说过的话，"生活的本质是变化，而人类的本性是抗拒变化。"他告诉我，这是他对以前读过的一段话的提炼，他觉得无论是作为一个普通人还是作为一个心理治疗师，这话都让他产生了共鸣，因为这反映了几乎所有人面临的挣扎。在他和我分享这句话的前一天，我的眼科医生告诉我我得了老花眼，大多数人在四十多岁的时候都会遇到这个情况。随着年龄的增长，人们看远处会更清楚；但如果要阅读，或是要看清眼前的东西，就不得不将它们拿得远远的。或许情感上的"远视"也会在人生的这个阶段发生，人们会把自己拉远来看一看全局：尽管他们会抱怨眼前的事，但长远来看，如果要失去他们现在拥有的东西，那对他们来说将是多么可怕。

"噢，还有我的妈妈！"同一天晚些时候，朱莉向我转述了她和她母亲在那天早上进行的一段对话。"这对她来说太难了。她说作为一名母亲，她的职责是确保在她离开这个世界的时候，她的孩子们都还是安全的、好好的。但现在，她却要保证我能安全地离开这个世界。"

朱莉告诉我，她上大学时曾经和母亲因为她男朋友的事吵过一架。她母亲认为朱莉不再像原来那么乐观开朗了，而这都要归因于她男友的行为：临时取消计划，胁迫朱莉帮他改论文，要求朱莉节假日一定要和他一起过而不能陪她自己的家人……朱莉的母亲建议她去学校的心理咨询中心找中立的第三方聊聊这件事，朱莉却因此大发脾气。

"我俩的关系完全没有问题！"朱莉对母亲咆哮道，"如果我要去找心理咨询师，那肯定也是为了要谈有关你的事，而不是因为他！"所以她当时并没有去找咨询师，但现在她希望当时听了妈妈的劝。几个月后那个男的就把朱莉甩了，而母亲的爱包容了朱莉，她甚至都没有对朱莉说"我早就跟你说过"。当朱莉打电话给母亲哭诉时，她母亲只是在电话那头静静地陪伴和倾听。

"现在，"朱莉说，"轮到我母亲需要找个心理医生来聊聊关于我的事了。"

最近，一项化验报告显示我有一项舍格伦综合征（干燥症）指标呈阳性，干燥症对于四十岁以上的妇女来说是一种常见的自身免疫性疾病，尽管如此，我的医生还并不确定我是不是真的得了这个病，因为我并没有明显的症状。"也可能在你身上表现得不典型。"有一位医生这样向我解释道，但接着又说我患的可能是干燥症，伴有别的什么病，也可能就是别的什么病，只不过这个病医学界还没确证过。就干燥症而言，本身也是很难确诊的，而且没人知道致病的原因——可能是遗传性的，也可能是环境因素，或是由病毒或细菌引起，还可能掺杂着许多其他的因素。

"并不是所有问题我们都能找到答案，"那个医生说道。前途依旧未卜，这让我感到害怕，但更让我害怕的是另一个医生的说法，他说："不管病因是什么，它迟早都会现形的。"就在那周，我又向温德尔讲述了一遍，我最大的恐惧就是让扎克成为一个没有母亲的孤儿。而温德尔说，我有两个选择：我可以让扎克面对一个成天担心他会失去母亲的母亲，或者我可以通过自己不明朗的健康状况更明确地意识到和儿子在一起的时光是多么宝贵。

"哪个听上去没那么可怕？"他反问我。

他的质问让我想到了朱莉，想到当初她问我能不能陪着她走向死亡的时候，我内心是何等的犹豫。我的踌躇不仅仅因为在这方面缺乏经验，我后来才意识到，那是因为看着朱莉死去，我就要被迫面对我自己的死亡，但那时我还没有准备好。所以即使在答应了她的请求之后，我还是在相处中处处小心，保证自己处于安全地带，不去拿自己的大限和朱莉的死亡作比较。毕竟和朱莉不同的是，还没有人真的为我的生命设下一个时间限制。但朱莉学会了如何悦纳自己，珍惜生活中拥有的一切——实质上，这就是我在治疗中帮助她做的事，也是我们每个人都要做的功课。我们的生活中存在许多未知，即使不知道未来会带来什么，我还是要去面对它，处理好自己的担忧，把生活的重点放在当下。这可不只是我给朱莉的一个建议，对我自己来说，也是时候身体力行了。

温德尔说："你越是愿意认识到自己的脆弱，就越不会害怕。"

这和我们年轻时看待生活的方式不同。年轻的时候，我们把生活看作一种开端、一种过程和一些重要的人生抉择。但随着年龄的增长——也可能就是在成长的"过程"中，我们意识到每个人的生活中都会有些无法解决的问题。而每一个"过程"都是一次人生抉择，于是我们要做的就是要让这些过程更有意义。虽然时间如白驹过隙，我根本无法将它留住，但我还是从中体会到了一些真理：我的身体状况让我更明确了该把自己的重心放在哪儿。所以我才会放弃写那本书。所以我才会又开始约会了。所以我才会如此珍惜与母亲的相处，用我以前不具备的宽容的眼光来看待她。而这也就是为什么温德尔在帮助我检讨，如果有一天我离开了，扎克会如何看待我这个母亲。现在我会时刻记得，无论爱与被爱，总免不了要面对失去，但知道有可能要失去，和害怕失去是两回事。

朱莉想象着她母亲去接受心理治疗，而我也会好奇等扎克长大以后，他会如何向一个治疗师说起他的母亲。

我还想，希望他也能找到他的温德尔医生。

53

拥抱

我蜷在自家客厅的沙发上，身边还有我的大学同学艾莉森，她这两天从中西部来看我。吃过晚饭之后，我们坐在电视机前从一个频道调到另一个频道，刚好看到了约翰写的电视剧。艾莉森当然不知道约翰是我的来访者。我继续往下选台，想要找些轻松愉悦的节目来看。

"等等，"艾莉森说，"调回去，调回去！"原来她爱看约翰的电视剧。

我按下遥控器，返回刚刚那个频道。我有一阵子没看这个剧了，得尝试跟上剧情发展的节奏。好多角色都变了，他们之间的关系也都是新发展出来的。我半打着瞌睡迷迷糊糊地看着剧，能与自己多年的挚友一起享受这惬意时刻让我觉得心满意足。

"她真的很棒，你说是不是？"艾莉森说道。

"谁？"我睡眼惺忪地回答道。

"那个心理治疗师的角色。"

我睁开了眼睛，看到主角出现在一个心理治疗师的办公室里。治疗师是一位小个子戴眼镜、棕色头发的白人女性——她的装束完全符合好莱坞的审美：迷人，却又散发着知性的光芒。我心里想，或许这样的女性才是约翰会选作情妇的类型。电视剧里的主角正要起身离开，他看上去忧心忡忡。治疗师陪着他走到门边。

"你看上去需要一个拥抱。"主角对治疗师说。

有一瞬间治疗师似乎露出了惊讶的表情，但又立刻恢复了从容，"你是说你想要拥抱一下吗？"她问道。

"不，"主角说道。他停了一拍，但紧接着他突然俯下身来给了治疗师一个拥抱。这个拥抱并没有夹带任何性暗示，但又的确是一个热烈的拥抱。镜头推近到主角的脸上：他紧闭着双眼，却有一滴眼泪滑出眼眶。他把头靠在治疗师的肩上，看上去十分安详。随后镜头又转到治疗师的脸上，她两只眼睛都睁大着，瞪得滚圆，感觉很想逃走。这场面就像浪漫喜剧中的情景，在两个人终于发生了关系之后，一个看上去幸福无比，另一个却完全被吓坏了。

"我觉得现在我俩都感觉好多了，"主角说道，一边松开拥抱着的双手，转身准备离开。他走出了镜头之外，电视画面定格在治疗师的表情上：活见鬼，刚才到底是发生了什么？

这应该是个令人发笑的时刻，艾莉森笑了，但我感觉自己和剧中的治疗师一样迷茫。这是约翰在承认他对我有好感吗？他这是在把自己的心理需求投射在角色的身上，并以此来自嘲吗？电视剧的剧本一般都是在播出前几个月就写好的，那时他意识到自己烦人起来能有多烦人了吗？还是他现在都还没意识到呢？

"最近好多戏里面都有心理治疗师的角色。"艾莉森说道，然后她开始细数她喜欢的那些剧中的治疗师形象：《黑道家族》中的詹妮弗·梅尔菲、《发展受阻》中的托比亚斯·富兰克、《欢乐一家亲》中的尼尔斯·克雷恩，甚至还有《辛普森一家》里的马文·门罗。

"你有没有看过《扪心问诊》？"我问道，"加布里埃尔·伯恩在剧里也扮演了一位心理治疗师。"

"哦，对！我非常喜欢他！"她说，"但我觉得我们刚刚看的这个更写实。"

"是吗？"我说道，在心中揣测着这个角色的原型是我呢，还是约翰在来我这儿之前见的那位"友善但愚蠢"的治疗师。当然，每部电视剧都会配备十几个编剧，大家会被分配到不同的集数，所以这个角色也有可能是由另一个作者写的。

我由着片尾继续播放，直到出现演职员表，但其实我心里很清楚字幕上会有谁的名字：这一集就是约翰写的。

"上个礼拜我看了你写的电视剧。"当约翰再次来做治疗时，我告诉了他这件事。

约翰边摇头边用筷子搅拌着色拉，然后夹一口塞进嘴里嚼了起来。

"可恶的电视台，"他咽下那口色拉之后说道，"是他们逼着我这么写的。"

我点点头。

"他们说大家都喜欢心理治疗师。"

我耸耸肩，心里对此表示怀疑。

"他们就像羊群一样，"约翰接着说道，"一个戏里出现了治疗师，然后就每个戏里都要有一个治疗师。"

"但这是你的戏，"我观察着约翰的反应，"难道你不能拒绝吗？"

约翰思考了一下。"不是不行，"他说，"但我也不想当这个坏人。"

我笑了。"不想当这个坏人……"我在心中玩味着这句话。

"而且事到如今，"约翰继续说道，"鉴于现在如潮的好评，我永远也无法摆脱这个角色了。"

"你无法摆脱这个角色，是因为目前得到的好评？"我说。

"可恶的电视台。"他重申了一遍。然后他又吃了一口色拉，抱怨了一下筷子的质量。"不过这影响也不大，"他说，"她似乎已经在我的思想中生根发芽了。针对下一季我们已经有了一些不错的点子。"说着，他拿起纸巾擦了擦嘴巴，先是左边的嘴角，然后是右边的嘴角。我在一旁继续观察着他。

"怎么了?"他说。

我抬了抬眉毛。

"噢,不不不!"他说,像是要为自己辩护。"我知道你在想什么。你是不是觉得这个治疗师的角色和你之间有什么'关联'"——他在说"关联"的时候在空中比画了一个引号——"但这都是杜撰的,能理解吧?"

"完全是杜撰的吗?"我说。

"当然了!这是个虚构的故事,是电视剧。天哪,如果我把我们治疗中的对话用到创作中,评分一定会惨不忍睹!所以很显然,这不是你。"

"我考虑的是情感层面的内容,而不是对话本身,"我说,"或许其中隐藏着一些真实的情绪。"

"这只是个电视剧。"他重复道。

我给了约翰一个眼神。

"我是认真的。这个治疗师的角色完全和你无关,就像主角也完全和我无关一样——当然,除了他和我一样帅气之外。"他被自己的玩笑逗乐了——至少我以为那是个玩笑。

我俩相对无言地坐着,约翰环视着房间——先是望着墙上的画,望着地板,然后又望着自己的手。我想起了从前,当约翰还无法忍受等待的时候,他会数"一只羊,两只羊,三只羊……"

几分钟之后,他重新开口了。

"我想给你看一些东西。"他说,然后还挖苦地补充道,"你可以恩准我使用手机吗?"

我点点头。他拿起他的手机,上下滑动了一会儿,然后把手机递给我。"这就是我的一家。"手机屏幕上的照片里有一位漂亮的金发女郎,还有两个咧嘴大笑的小女孩,她们在妈妈的脑袋上比画着兔子耳朵——这就是玛戈、格蕾丝和露比。(此刻我知道了,在温德尔医生那儿,排在我前面的来访者并不是玛戈。)露比旁边是罗西,就是约翰深爱的那条其貌不扬的小狗，它的头上毛发斑驳，戴着一个可爱的粉色蝴蝶结。之前听了那么多有关她们的事，现在终于见到了庐山真面目，这画面真是令人着迷，我忍不住端详着她们。

"有时候我会忘记自己是个多么幸运的人。"约翰轻轻地说道。

"你有一个非常可爱的家庭。"我说。我告诉他，他和我分享这张照片让我觉得很感动。我把手机交还给约翰，但他却阻止了我。

"等一下，"他说，"这是我家的姑娘们，还有我的男孩儿呢。"

我心中一紧。他要给我看盖比的照片了。身为一个男孩儿的母亲，我不知道我是否能忍住不掉眼泪。

约翰在手机上划过一些照片，停在了盖比的照片上。他真的非常可爱，我觉得我的心脏简直都要炸裂了。他的头发像约翰，浓密而带着自然卷；他的眼睛像玛戈，湛蓝湛蓝的。照片里他坐在约翰的大腿上，他们在道奇队比赛的现场，盖比的手里握着一个棒球，腮帮子上还沾着芥末酱，他脸上的表情就好像是刚刚赢得了世界大赛一样。约翰告诉我，那天他们在看台上接到了场内打出来的球，盖比简直欣喜若狂。

"我是这个世界上最最幸运的人！"盖比那天是这样说的。约翰告诉我，那天盖比回家后把球拿给玛戈和格蕾丝看的时候，又重复了一遍这句话。那晚临睡前他依偎在约翰怀中，再一次说道："我是全世界、全银河系、全宇宙里最幸运的人！"

"那天他确实是最幸运的人。"我说道。我能感觉自己的眼睛湿润了。

"噢，拜托别在我面前哭。"约翰说着，挪开了他的视线，"我可受不了一个哭哭啼啼的治疗师，还是饶了我吧。"

"感到悲伤的时候为什么不能哭呢？"我指出了重点。约翰拿回了他的手机，又在手机里输入了一些什么。

"如果你允许我用手机，"他说，"我还想给你看些东西。"他的妻子、女儿、宠物，甚至死去的儿子我都看过了，我很好奇他还要让我看什么。

"你看，"他说着，向我的方向伸出手来。我接过手机，发现是《纽约时报》的网站。那是一篇剧评，评论的就是约翰的新电视剧。

"你看看最后一段。"他说。

我向下拉到底部，剧评人不吝笔墨地盛赞了该剧的走向。剧评人写道，主角心中深藏的人性光辉开始渐渐流露出来，但其表现出来的性格依然不失棱角，这使人物变得更为引人入胜。当他展现出心中柔软的一面，那一刻充满了令人愉悦的惊喜。剧评人称，如果说观众以前是被这个角色的无礼所吸引，那现在，观众会对他内心的纠结戏欲罢不能。这位剧评人用一个问句总结了自己的观点：如果主角继续发掘自己的内心，那我们又将能在他身上发现什么惊喜呢？

我抬起头，微笑着望着约翰。"我同意他的看法，"我说，"尤其是文章末尾提出的那个问题。"

"这篇评论写得很不错，对不对？"他说。

"何止不错。"

"不，不，不，——不要说得好像他是在评论我这个人一样。他是在评论那个角色。"

"好吧。"我说。

"很好，"他说，"那我们就算是达成共识了。"

这时，我的目光刚好与约翰的目光相遇了。我问："那你为什么要我看这篇报道？"

他望着我，就像是在望着一个傻瓜："因为这是一篇很不错的评论呀！这是在《纽约时报》上发表的好不好！"

"那为什么要特别指出最后那段呢？"

"因为如果这一季表现好，电视台就一定会跟我们续约。"

我在内心掂量着，要让约翰放下心防，展现脆弱的一面，究竟有多困难。暴露内心的脆弱会让他觉得多不好意思，觉得自己需要别人照顾。和别人交心对他来说是多么令人恐惧的一件事。

"好吧，"我说，"我很期待看到那个'主角'"——我在此处也学约翰那样，用手比画了一个引号——"在下一季中的表现。我觉得未来蕴藏着许多可能性。"

约翰没有说话，但身体替他做出了回答：他脸红了。被我发现之后，他的脸涨得更红了。"谢谢。"他说道。我微笑着，跟他四目相视，他没有躲避我的目光，持续回望了我大概二十秒之后，终于低头望向他的脚。他低着头轻声说道，"谢谢你……所做的……"——他在斟酌恰当的词汇——"一切。"

我的眼睛再次湿润了。"不用谢。"我说。

"好的。"约翰说。他清了清嗓子，把他做过足部护理的双脚盘在沙发上说，"热身时间结束了，我们今天该他妈的聊些什么呢？"

54

别搞砸了

抑郁到想要自杀的人大致可以分为两类：一类认为，我从前的日子过得还不错，如果我能从当前的危机中走出来（可能是一个亲人的离去，也可能是一次长时间的失业），那我的生活还是有盼头的，但要是我走不出来呢？另一类则认为，我的生活乏善可陈，人生已经没什么盼头了。

瑞塔就属于第二种。

当然，一个来访者最初来做心理治疗时所讲述的人生故事，到她结束治疗离开时可能已经变成了另一个版本。在这过程中，最初的内容可能会经历编辑和删减，原本并未透露的内容最后也有可能会变成故事的主线。一些原本主要的角色最终可能变成配角，而原本的一些配角也可能一跃成为领衔主演。来访者自身在故事中的角色也可能会有所改变——从一个小角色变成主人公，从一名受害者变成英雄。

瑞塔那天来接受治疗时，刚过七十大寿没几天。她并没有以自杀来纪念这个特殊的日子，相反，她给我带了礼物。

"我要为我的生日送你一份礼物。"她说。

　　瑞塔的这份礼物包装十分精美，她让我当场就打开看一看。盒子很重，我猜测着里面装的会是什么。会是几罐我最爱喝的茶叶吗？（她之前在我的办公室里看到过，还评论过那个茶叶。）也可能是一本很沉的书？还是一组黑色漫画的马克杯呢？就是她网站刚开始发售的那组，那个我很想要。

　　我在填充彩纸中探寻着礼物，摸到一些陶瓷质感的东西（是马克杯！我心想），但当我把那个物件拿出来的时候，我对着瑞塔笑了。那是一个纸巾盒，盒子的彩绘上写着："瑞塔说的，别搞砸了。"整个设计既大胆又低调，就像瑞塔本人一样。我把盒子反过来，看到底部印着瑞塔自己设计的商标和她公司的名字——"没到最后就不算结束有限公司"。

　　我刚想对她表达谢意，却被她打断了。

　　"这礼物的灵感来源于我不肯去拿纸巾盒里的纸巾而引发的那些对话。"瑞塔怕我联想不到两者之间的关系，还特地向我解释了一下，"我以前还会想，这个心理治疗师是怎么了？总在纠结我用哪张纸巾。直到有一天姑娘中的一个（她指的是"亲人家庭"中的女孩们）看到我从皮包里拿出一张纸巾，立刻惊呼道：'噫！妈妈说过绝对不能用脏纸巾！'然后我想到，我的治疗师也是这么说的。大家都需要干净的纸巾，那为什么不给纸巾加一个特别的盒子呢？"她在说"特别"这个词的时候，仿佛是在用语气跟我调皮地眨了下眼睛。

　　瑞塔今天的到来并不意味着她的治疗接近尾声了，我也不会以她没有选择自杀来衡量治疗的成功。如果瑞塔虽然没在七十岁生日时寻死，却仍旧一直活在抑郁中，那又有什么意义呢？我们今天庆祝的不是她的肉体得以继续生存，而是她的心仍在不断获得新生——她敢于冒险，尝试从一个僵化的状态转变到一个开放的状态，从习惯性的自我鞭挞向自我接受的状态靠拢。

　　虽然今天有许多成就值得我们庆祝，但瑞塔的治疗仍将继续，因为旧习惯是很难改变的。痛苦的感觉会减轻，但不会消失。破裂的关系（她和她自己的关系、她和她孩子们的关系）都需要从感性上有意识地去进行和解，而新的关系也需要得到支持，在自我意识的推动下才能健康发展。如果瑞塔要和麦伦走到一起，她必须更好地了解自己投射情绪的习惯，了解自己心中的恐惧、嫉妒、痛苦，以及自己过去犯过的罪行，这样她才能让自己的下一段婚姻——她的第四段婚姻，成为自己最后一段婚姻和第一个美妙的爱情故事。

话说麦伦在收到瑞塔的信之后，有整整一个星期都没给她任何回音。瑞塔的信是她亲笔写的，也是她亲手塞进麦伦信箱里的。起初收不到回音的时候，瑞塔曾一度担心是不是自己投递时出了问题。她的视力大不如前了，而且关节炎使得她无法顺利地将信从略微生锈的信箱开口塞进去。公寓楼下有一整排信报箱，她会不会不小心误把信塞进了旁边的信箱里？那个信箱会不会是"亲人家庭"的？那将多么令人难堪呀！那整个星期里，她都被这个恐怖的可能性笼罩着，不断地钻牛角尖，不断地折磨自己，我把她这个行为称作自我"灾难化"。直到有一天，她收到了麦伦发来的短信。

瑞塔在我的办公室里给我念了那条短信："瑞塔，谢谢你和我分享你自己的故事。我很想跟你聊聊，但实在是有很多东西要消化，所以我还需要一些时间。我很快会再联系你的。麦伦。"

"有很多东西要消化！"瑞塔惊呼道。"我知道他在消化什么——他在想我竟然是这样一个怪物！他一定非常庆幸自己躲过了一劫！现在他知道真相了，他需要消化一下该怎样收回他在停车场'突袭'我时说的一切！"

我注意到她自己想象出来的麦伦抛弃她这件事对她多么具有杀伤力，一个浪漫的热吻竟突然被说成是突袭。

"这只是一种解读，"我说，"但会不会还有另一种可能，你如此小心翼翼地在他面前将自己隐藏了这么久，他也需要一些时间来用新讯息拼凑出全局。他在停车场里亲吻了你，对你倾情告白，而你从那之后就一直躲着他。现在他又突然收到这样一封来信。确实是有许多内容需要消化吧。"

瑞塔摇了摇头。"你看，"她自顾自说着，仿佛刚刚我说的话她一个字也没听进去，"这正是为什么我应该和他保持距离。"

我告诉瑞塔，每个人的心都是肉长的——这句话我也对每一个害怕在亲密关系中受伤的人讲过。我接着向瑞塔解释道，即使是在现实世界最完美的亲密关系中，你也难免会受到伤害，而且无论你有多么爱一个人，有时也还是难免会伤害到那个人，这并不是因为你想要伤害谁，而是因为我们都是人。你难免会伤害到你的伴侣、你的父母、你的孩子们、你最亲密的朋友——而他们也会伤害到你——这都是因为你们选择了亲密的关系，而受伤是亲密关系中的附属条款。

但是，我继续说道，充满爱意的亲密关系之所以伟大，就在于它有被修复的空间。治疗师们把这个过程称为"决裂和修复"。如果在你小时候，你的父母是会承认错误并为此承担责任的人，也教导你要敢于承认错误并从中吸取教训，那么当你长大以后，在成年人的人际关系中遇到破裂的情况时，你也不会觉得那是什么天大的灾难。但如果，你童年时遇到的感情裂痕没有得到爱的修补，那你日后就需要通过一些磨炼才能宽容地面对情感裂痕，让自己不再相信每一次破裂都预示着一段关系的终结，而是开始相信即使一段关系无法继续走下去了，裂痕还是可以愈合的。你可以自我疗愈和修复，然后再开始另一段关系，而新的关系也会充满新的"决裂和修复"。要让自己敞开心扉、放下心防，虽然这听上去并非万全之策，但如果你想要从一段亲密关系中有所收获，就绕不过这一关。

但瑞塔还是每天打电话给我，告诉我麦伦还没有回音。"杳无音信。"她会这样留言给我，还要讽刺地加上一句，"他一定是还在'消化'。"

我鞭策她说，即使她为麦伦的事感到心烦，还是要把注意力放在生活中那些美好的事物上，不要因为些许痛苦就退回到无望的境地中。不要像那些一次减肥不成功就自暴自弃的人一样，说什么"算了吧！我永远都不会瘦下来的"，接着就大吃大喝一星期让自己感觉糟糕十倍。我让她每天留言告诉我那天都做了什么，然后瑞塔会像完成任务一样，告诉我她和"亲人家庭"吃饭了，为她的课程制定了教学大纲，带着她的"孙女们"——她的荣誉孙女们——去博物馆参加了艺术课程，或是为自己的网站处理了订单。但她每次都不会忘记在最后加上一句对麦伦的挖苦。

当然，其实我也默默地希望麦伦能够应付这个局面，而且我希望他能早点出面应对。瑞塔已经冒着风险将自己赤裸裸地展现在麦伦面前了，我不希望这段经历会印证她心底对自己不能被爱的坚信。随着时间一天天过去，还是没有麦伦的消息，瑞塔变得越来越焦躁——而我也是。

但在后一次的治疗中，我就很欣慰地得知瑞塔和麦伦已经聊过这件事了。事实上，瑞塔在信上分享的一切，还有她竟然对麦伦隐藏了这么多过往，都让麦伦非常吃惊。自己深深迷恋的这个女人究竟是谁？这个友善体贴的人和那个眼看着丈夫伤害自己的孩子们却害怕、逃避的人是同一个人吗？这个对"亲人家庭"的孩子们如此宠溺的女人竟然会无视她自己的孩子们？这个风趣机智、具有艺术气质的女人就是那个曾经在抑郁的阴霾中苟且度日的女人吗？如果真的是这样，那么这意味着什么？这会对麦伦有什么影响呢？不仅如此，这又会对麦伦的孩子们，以及他的孙子孙女们产生怎样的影响呢？他不得不考虑这些，毕竟他的约会对象也将融入他亲密的家庭关系中。

麦伦向瑞塔坦白说，在他忙着"消化"的那一周里，他在心里和已经去世的妻子麦娜聊了聊。因为从前麦伦总是很依赖麦娜给他的忠告。即使现在麦娜不在了，麦伦还是会在心里和她聊天，而麦伦听到麦娜对自己说，不要急着去评判——可以保持谨慎，但不能抱有成见。麦娜说如果不是因为自己足够幸运，有一对爱她的父母和一个完美的丈夫，她也不知道自己如果面对瑞塔的遭遇会做出什么样的事情来。后来，麦伦还打了电话给他在东海岸的弟弟，而他弟弟问他："你跟她说过咱爸的事了吗？"他指的是，你有没有告诉过她，你自己的父亲在你的母亲去世之后也深陷抑郁？你有没有告诉她，在麦娜死后，你也曾害怕同样的事情会发生在自己身上？

最后，麦伦还打了电话给他最要好的发小，发小很认真地听完了麦伦的故事，然后说道："兄弟，你都在说这个女人身上的问题。到了我们这个年纪，谁还没几箩筐足够压死几头骆驼的破事儿呀？你想想，你自己事儿还少吗？每天都要跟死去的老婆聊天；明明有个阿姨被关在疯人院里，却从来没人会提起这件事。就算你是个钻石王老五，咱们也要面对现实对吧，你以为你是谁，白马王子吗？"

但最重要的是，麦伦也和自己谈了心。他内心的声音说：就冒个险吧。或许我们的过往并不能定义我们，只是为我们提供一些参考。或许正是她经历的一切成就了她现在的风趣和体贴。

"从来也没人夸过我体贴，"瑞塔在我的办公室里说道，她一边跟我说着麦伦的事，眼泪一边在眼眶里打转，"我一直都被说成是又自私又苛刻的人。"

"但你和麦伦相处时不是那样的。"我说。

瑞塔思考了一下，缓缓地说道，"对，和他相处的时候不是。"

面对着瑞塔，我意识到，即使到了七十岁，你的心还是会像十七岁时一样脆弱，容易受伤，充满渴望和激情——这些因素都依然在对你产生巨大的影响。坠入爱河的人不会老。不管你身心多疲惫，不管你曾经为爱受过多少苦，当新的爱情降临，你还是会感到充满了希望和活力，就像初恋一样。或许这次你会表现得更沉稳，因为你更有经验，更有智慧了，你也知道留给你的时间更少了，但当你听到爱人的声音，或是看到他的来电显示出现在你的手机上，你的心还是会漏跳一拍。黄昏恋的好处就在于人到晚年往往更宽容、更慷慨、更敏感，也更迫切。

瑞塔告诉我，她和麦伦聊完天之后就依偎着躺到了床上。她形容说自己享受了"持续八小时的高潮"，这满足了她皮肤饥饿的渴求，"我们躺在彼此的臂弯中，这和刚刚发生的那几次真实的高潮一样令人满足。"在过去的那几个月里，瑞塔和麦伦成了生活中的伴侣，也成了桥牌搭档，他们已经赢下了自己的第一次巡回锦标赛。瑞塔还是会去做足部护理，但不只是为了享受足部按摩，而是因为女为悦己者容，因为除了瑞塔之外，现在麦伦也会看到她的双脚。

当然这也不是说瑞塔的内心就不再有挣扎了，她还是会纠结的，有时还很严重。尽管生活中的各种改变为她的人生增添了不可或缺的色彩，但她还是会经历"揪心"的时刻：当瑞塔见到麦伦和他的孩子们在一起的时候，她就会想到自己的孩子们，不禁一阵忧伤涌上心头；而对于之前感情生活一直不稳定的瑞塔来说，当下这种充满信任的关系是全新的体验，但也带来了焦虑。

瑞塔已经不止一次地想要去负面地解读麦伦所说的话，这样她就能破坏现在拥有的关系，以此来惩罚自己的幸福，借机退回到熟悉的、让自己觉得安全的孤独中去。但每当这种时候，瑞塔都会在行动之前努力地进行反思，回想我们之间的谈话，并不断告诫自己——就像她设计的纸巾盒上写的那样——"嘿姑娘，别搞砸了。"我告诉过瑞塔，我见过许多亲密关系的崩塌，仅仅就是因为其中的一方害怕被抛弃，反而竭尽全力将对方推开。瑞塔现在也开始认识到，她自我摧残的行为会将她推向两难的局面：她自毁是为了解决一个问题（缓解因害怕遭受遗弃而产生的焦虑），但同时又会制造另一个问题（让她的伴侣想要离开这段关系）。

目睹瑞塔生命中的这个阶段，让我想起了以前听到过的一段话，虽然我已经想不起来出处是哪里了："当我尝过悲伤的滋味之后，重新经历的每一次欢笑、每一段好时光，都让我感到十倍的幸福。"

当我拆完礼物之后，瑞塔告诉我，她有四十年没好好过过生日了，但今年有人为她办了生日会，这是她完全没料到的。她原本以为只是和麦伦两个人安安静静地过个生日，但当她走进餐厅时却发现有一群人在等着她——真是一个惊喜！

"可不敢这么吓唬一个七十岁的老太婆啊，"瑞塔此刻对我讲述道，一边津津有味地回忆着当时的情景，"我当时差点就心脏骤停了。"

餐厅里站了一大群人迎接瑞塔，他们笑着，拍着手。这群人里有"亲人家庭"的安娜、凯尔、索菲亚和爱丽丝（女孩儿们还画了画，作为生日礼物送给瑞塔）；有麦伦的儿子女儿，以及他们的孩子们（这些孩子已经慢慢成为瑞塔的另一批荣誉孙子孙女了）；还有一些瑞塔所教的大学艺术课上的学生（其中一个学生还跟她说："如果你想进行一次有趣的谈话，那就去找一位长者聊天。"）；在场的还有住户委员会的成员们（在瑞塔终于答应加入委员会之后，还牵头更换了生锈的信报箱），以及她和麦伦最近在桥牌小组结交的朋友们。来祝寿的差不多有二十个人，谁能想到在一年之前，这位寿星在这世界上几乎一个朋友都没有。

但最大的惊喜要算是当天早上瑞塔收到的邮件——那是她女儿发来的电子邮件。瑞塔在给麦伦写了信之后，也给每个孩子都寄去了自己深思熟虑后写下的一封邮件，但就和往常一样，她没有收到任何回音。可是这一天，瑞塔收到了罗宾的回复，瑞塔在治疗室给我读了邮件的内容。

妈妈，你说得对，我无法原谅你，但我很高兴你也没有要求我这么做。老实说，我差点没有点开这封邮件就把它删了，因为我猜想里面不外乎就是那些陈词滥调。但后来，也不知道为什么，可能是因为我们太久没联系了，我想我至少还是得点开来看一下，也许你是写来跟我说你时日不多了呢？但邮件的内容完全出乎我的意料。我一直在想，写信的人真的是我的妈妈吗？

不管怎么说，我拿了你的信去见我的心理治疗师（对，我在进行心理治疗；但我还没和罗杰分手），我对治疗师说："我不希望自己变成这样。"我不想被困在一段受虐的关系中，还给自己找借口不抽身离开。我不想对自己说一切已经太迟了，我不想认为自己不能重新开始，天知道当罗杰又想把我绑起来的时候我是怎么说服自己不要挣扎的。我对我的治疗师说，如果我妈妈终于可以再走进一段健康的关系中，那我也能做到，而且我不想等到自己七十岁时才行动。你注意到我给你发邮件的邮箱了吗？我有一个秘密的邮箱，专门用来找工作用的。

瑞塔读到一半哭了一会儿，然后接着读信。

还有一件有趣的事。当我给治疗师读了你的邮件之后，治疗师问我，对于童年我有没有什么开心的记忆，我脑中竟然一片空白。但后来我开始做梦。我梦见去看芭蕾舞，然后我就醒了。我意识到我就是梦里的那个芭蕾舞演员，而你是我的老师。我记起了自己八九岁的时候，我很想去上一个芭蕾课，你就带我去了，但他们说我经验不够，于是我哭了，这时你抱着我，安慰我说："没关系，我教你。"然后我们就走进了一个没有人的排练厅，我们在那里假装在上正式的芭蕾舞课，一直练了好几个小时。我记得自己笑着、跳着，希望当时的每一刻都能变成永远。在那之后我又做了更多的梦，梦见的都是小时候开心的回忆，以前我不曾意识到自己拥有过的记忆。

我想我还没准备好和你当面聊天，或是尝试建立任何一种联系，也可能以后都不会。但我想让你知道，我记得你最好的一面，虽然或许不足够好，但至少聊胜于无。不管怎么样，我们几个都对你的来信感到很吃惊。我们也都聊过了，并且一致认为，就算我们以后也不会和你有任何联系，我们自己也要过好自己的日子，因为就像你说的，如果你可以，我们也可以。我的治疗师说，我自己不振作其实是害怕让你得逞。我以前不懂她的意思，但现在我觉得我懂了，或者至少是开始懂了。

不管怎么说，还是祝你生日快乐。

祝好，

罗宾

另，网站很不错。

瑞塔从邮件里抬起头。她不是很确定应该如何消化这些内容。她希望男孩子们也能给她回信，因为她深深地为自己的每一个孩子担心。她担心罗宾，她还是没有离开罗杰。而男孩子们呢，一个还在努力戒毒，一个已经离婚两次了，第二个前妻是"恶毒而刻薄的女人，假装怀孕从而骗了婚"，最小的那个儿子因为学习能力有障碍被迫离开了大学，辍学之后一直在频繁地换工作。瑞塔说她也想帮忙，但他们拒绝和她讲话；再说了，事到如今，她又能为他们做些什么呢？在他们伸手问她要钱的时候她都给了，但除此以外他们不想和瑞塔有任何联系。

"我很担心他们，"她说，"无时无刻不在担心。"

"或者，"我说，"与其担心他们，你可以去爱他们。你只需要找对一个方法去爱他们，去研究他们现在需要什么，而不是你需要他们怎样。"

我想象着瑞塔的孩子们在收到她的邮件时是什么样的心情。瑞塔本想在信里告诉他们，自己和"亲人家庭"的那些女孩儿是如何相处的，她想让孩子们感受到自己已经改变了，让他们看到自己充满母爱的一面，也想为他们奉献自己的爱。但我建议她暂时别提这些内容，我猜想这会让孩子们觉得愤慨。曾经有个来访者跟我说过，他父亲离开了他和他母亲，跟一个年轻的女人结了婚，又生了几个孩子。他的父亲脾气暴躁、丝毫不照顾他的情感；但后来那个家庭里的孩子们却得到了一个模范父亲——他会给他们的足球队当教练，参加他们的钢琴独奏会，在他们的学校里当志愿者，带他们去度假，还知道他们朋友们的名字。我的来访者感觉自己是个局外人，在后来的那个家庭中他变成了一个不受欢迎的访客。看着父亲在别的小孩面前变成了他想要的父亲，他的内心深深地受到了伤害，而像他这样类似的故事也并不在少数。

"这是一个开始。"我指瑞塔的信。

最终，有两个儿子联络了瑞塔，还见了麦伦。对于瑞塔的儿子来说，人生中第一次出现了一个可靠的、充满爱心的父亲的形象。但瑞塔最小的儿子依旧被自己的怒火牵制着，没有和她联络。虽然四个孩子都和她很疏远，也还生她的气，但这没关系——至少这一次，瑞塔不再需要辩解和眼泪作为武装就能面对孩子们，倾听他们想说的话。罗宾搬进了一个独立的单间公寓，并在心理健康诊所找到了一份行政工作。瑞塔鼓励过她往西海岸搬，离她和麦伦近一点，这样在她离开罗杰重建自己的生活时，他们也能成为她的后盾。但罗宾说她不想离开她的治疗师——瑞塔怀疑她其实是还没准备好要离开罗杰，至少现在还不行。

虽然瑞塔现在拥有的这个家庭并不完美，甚至都还不够及格线，但这也是个家庭。瑞塔陶醉在自己的家庭中，同时也认识到所有那些她无法弥补的痛苦。

尽管瑞塔的生活已经够忙了，她还是挤出时间来为网站增添了新产品。其中一款产品是供人挂在家门口的欢迎标牌。挂牌上画着一圈火柴人，他们形态各异，看上去都很狂放，火柴人包围着四个大字："嘿，亲人们！"

另一款作品是一款印刷海报，最初是她为麦伦的女儿创作的。麦伦的女儿是一名教师，一天她看见瑞塔的书桌上贴着一张便利贴，她问瑞塔能不能把便利贴上的内容艺术化，她想展示给她班上的同学们看，教他们理解什么是人的韧劲。那张海报上写的是：失败是生而为人的一部分。

"我肯定在哪里读到过这句话，"瑞塔跟我说，"但我找不到出处了。"其实，那是有一次我在治疗中跟她说过的话，但我并不介意她不记得出处。著名精神医学大师欧文·亚隆写过："一个来访者有所进步却忘了在治疗中聊过些什么，要比他们记得我们说过什么却仍旧保持不变可喜可贺得多，只可惜大多数来访者经常都会选择后者。"

瑞塔的第三个新产品也是一幅印刷作品，画面上有两个抽象的银发长者形象，他们的身体缠绕在一起，富有动感，在他俩的周围，画着卡通样式的惊呼："噢……我的背！悠着点儿……我的心脏！"在画的上方，用优雅的书法写道："银发日如常。"

这是她迄今最畅销的作品。

55

这是我的派对，想哭你就哭出来

收到邮件时，我的手指在键盘上僵住了。邮件的标题是："这是个派对……请着黑色礼服出席！"寄件人是迈特，朱莉的丈夫。我决定先把邮件放在一边，等今天所有来访者的治疗都结束了再打开看。我不想在进行下一个治疗之前打开朱莉葬礼的邀请函。

我再次想到了痛苦的等级。我第一次为朱莉进行治疗时，我以为听过了朱莉的 CT 报告和肿瘤诊断之后，会很难再听得进别的来访者讲什么"我觉得保姆又在偷我的东西了"，或是"为什么我总是不能在性爱中做到殷勤主动？"

"你觉得这些事儿能算是个事儿吗？"我很怕自己会在脑子里这么想。

但事实证明，和朱莉的交流让我变得更有慈悲心了。因为别的来访者的问题也同样重要：他们把自己的信任交到别人手上，请别人帮忙照顾孩子，却只换来那个人的背叛；当他们被自己的另一半拒绝时，他们感到羞耻和空虚。藏在这些细节背后的问题和朱莉必须面对的是同一个问题：在一个充满不确定性的世界里要怎么做才能感到安全呢？要如何与别人沟通呢？对朱莉的治疗甚至让我对其他来访者产生了更大的责任感。每个小时对我们每个人来说都很宝贵，我希望自己能和每个来访者充分利用治疗中的每分钟。

当那天的最后一个来访者离开之后，我慢吞吞地写着病历，想在打开那封邮件之前再拖延一些时间。邀请函中有朱莉写的一段话，她向大家解释说，她希望大家来参加这个"把你眼睛哭瞎的告别派对"，而且希望她还单身的朋友们把握这个聚会，"因为如果你和你的另一半是在一个葬礼上相遇的，那你们永远都会记得爱与生命是多么重要，也就不容易拘泥于其他小事了。"邮件中还有一个链接，点击之后会跳转到朱莉的讣告，就是她在我办公室里精心撰写的那份。

我回信向迈特表示了哀悼，一分钟之后，我收到了另一封邮件，那是迈特替朱莉转寄给我的。邮件里写道："因为我已经死了，所以我就长话短说。你答应过会出席我的告别仪式，如果你没来我会知道的。请记得帮我妹妹应付一下艾琳阿姨，就是那个一直……你知道是谁。反正我的事你都知道。"

邮件的末尾还有一句来自迈特的附言："恳请您与我们共聚。"

我当然也想去，在向朱莉做出承诺之前，我也已经考虑到了潜在的复杂性。在这种情况下，并不是每个治疗师都会做出同样的选择。有人会担心这个举动算不算逾越了界线——因为这应该算是过度投入了。而且似乎大家都认为，面对来访者的离世，治疗师就该把自己人性化的情感都收拾起来。或许在某些情况下这是对的，但想想也很奇怪吧，毕竟治疗师的专业就是处理人类的情绪。其他职业就没有这种困扰：如果朱莉的律师、整骨医生，或是肿瘤医生出席她的葬礼，别人连眼睛都不会眨一下。但说到心理治疗师，大家就觉得我们必须保持距离。可如果我们的出现能让来访者的家属得到宽慰呢？如果这也能让治疗师本人得到安慰呢？

大多数情况下，治疗师只会在私底下为来访者的离世感到悲伤。除了我督导小组的同事们，以及温德尔之外，我还能和谁说起朱莉的死呢？即便如此，他们也不会像我那样了解朱莉，不会像她的家人和朋友那样了解她。她的家人和朋友可以聚在一起释放悲伤，治疗师却只能独自面对。

即使我出席了葬礼，还是要考虑保密的问题，我们保护来访者隐私的职责并不会因为他们离世而消失。比如说，当一个丈夫选择自杀的时候，他的妻子可能会打电话给丈夫的治疗师，想要得到某个答案，但治疗师依然不能违反职业规定，那些病历和治疗中的谈话内容都是受到保护的。同理，如果在某个来访者的葬礼上有人问我是怎么认识死者的，我也不能实话实说。如果死者是意外身亡——比如自杀、吸毒过量、心脏病发，或者车祸，那问题可能会比朱莉的情况更复杂。但无论如何，作为一名治疗师，我们要和来访者讨论各种问题——而朱莉和我讨论了她的愿望，她想要我参加她的葬礼。

"你说过要陪我到最后的，"她在临终前一个月时歪着嘴笑着对我说道，"你可不能在我的葬礼上抛弃我，是不是？"

在朱莉生命中的最后几周，我们探讨了她想如何向自己的家人和朋友告别。"你想要留给他们些什么？你又想他们给你留下些什么？"

我们谈的不是那些扭转形象的临终对话——那些大多是虚幻的空谈。人们祈求临终时平静、清醒，得到理解和治愈，但临终阶段往往是混合着药物、恐惧、困惑、虚弱的大杂烩。所以我们必须"现在"就成为自己想成为的人，在我们还有能力变得更开放更豁达的时候就采取行动。如果我们拖延了太久，就会有许多事情一直悬而不决。我记得曾经有个来访者，他的生父一直都想和他建立联系，但他犹豫了很多年。当他终于下定决心后才绝望地得知他父亲已经陷入昏迷，没有知觉了，一周后他父亲就过世了。

有时我们也会过分强调最后一刻的重要性，让它们盖过了在那之前会发生的一切。我有一个来访者，他妻子在和他发生争执时突然倒下就过世了；当时他还在为自己辩护，解释自己为什么没有完成分内的洗衣家务。"她是因为对我生气才死掉的，她当时肯定觉得我是个笨蛋。"我的来访者说道。但其实他俩的婚姻关系很牢固，彼此也深爱着对方。但就这么一次小争执却成了他们最后的对话，本来无关紧要的一段小插曲却变得有如千斤重。

在朱莉最后的日子里，她在治疗中睡着的次数变得越来越多了。如果说之前每当她来见我的时候就像是时间停止了，现在我们的治疗就像是在为她的死亡进行彩排——她在演练静止的感觉，练习如何不害怕独自面对末日。

"差一点总是最难的，对不对？"她在某一个下午这样对我说，"差一点就得到什么了。差一点就要怀上孩子了。差一点就得到一张没有问题的扫描报告了。差一点就完全摆脱癌症了。"但我心里想的是，有多少人不去尝试他们生命中真正想要的东西，就是因为如果离达成目标只差一点，会比一开始就不去尝试更令人痛苦。

在那几次奢侈而安静的治疗中，朱莉说起她想在家中死去。而我们的最后几次治疗，我也是去她家见的她。她的床边放满了她爱的每一个人的照片，她有时会玩拼字游戏，有时看看《钻石求千金》的重播，听听她最爱的音乐，接待一下来访的朋友。

到了最后的最后，朱莉连这些消遣也无法享受了。她对家里人说："我很想活下去，但我不想这样活下去。"他们知道这意味着朱莉会停止进食，但其实大部分的食物她早就无法下咽了。当她意识到自己余下的生命已经无法维持她想要的生活时，她的身体自然地顺应了她的意志，没几天她就走了。

我们的最后一次治疗并没有像朱莉之前预想的那样成为一个寓意深刻的"大结局"。她跟我说的最后一句话是："天哪，如果现在能让我吃一块牛排，我愿意放弃一切！"她的声音很微弱，几乎听不到，她说道，"我要去的那个地方最好也有牛排吃。"然后她就睡着了。这个结尾和平常我们治疗的结尾也没有什么两样，即使说了"今天的时间已经到了"，没讲完的对话还是会悬在空气里。最好的道别总是会让人觉得有些话还没说完。

虽然我对朱莉可说是无所不知，但出席她葬礼的人数之多还是让我震惊了。这里聚集了几百个来自她生活中方方面面的朋友：有她童年的伙伴、她夏令营的朋友们、跟她一起跑马拉松的跑友、她读书会里的书友、她大学里的同学、她研究生院里的朋友们、她工作中认识的朋友和同事们（有来自大学的，也有来自乔氏超市的）、她的父母、四位祖父母、迈特的父母，还有他俩的兄弟姐妹们。我知道他们是谁，因为来自不同群落的朋友们都会站到台前，聊聊朱莉，说说他们和朱莉的故事，告诉大家朱莉是个什么样的人，她对他们有多重要。

轮到迈特的时候，全场都安静了。我坐在最后一排，低头看着我手中的冰茶和纸巾。纸巾上印着一行字："这是我的派对，想哭你就哭出来！"刚刚我还留意到场地里有一个大横幅，上面写着："我还是两个都不选。"

迈特用了一些时间才让自己平静下来，开始讲话。他和大家分享了一件轶事，他说朱莉为他写了本书，让他可以在她去世之后用得到。朱莉给这本书起名叫作《最短暂又最长情的浪漫：一部关于爱与失去的史诗级巨作》，说到这儿他忍不住哭了出来，然后又慢慢地镇定下来，继续往下说。

他向大家解释说，他很惊讶地发现，在这本书接近尾声时——也就是他俩的故事快结束时，朱莉加入了一个章节，写她是多么希望迈特的生活中永远都有爱的萦绕。她鼓励他要坦诚而友善地对待那些被她称作"悲伤女友"的人——那些重新出现的女朋友、那些当迈特渐渐从悲伤中走出来时与他约会的女士。"不要误导她们，"朱莉写道，"或许你们还是能在彼此身上有所收获。"她还给迈特准备了一份充满魅力又搞笑的约会资料，方便迈特找到合适的"悲伤女友"。然后，朱莉开始认真起来，她给迈特写了一封最痛苦又最美妙的情书——那是另一份约会资料，但迈特可以用它来找到能共度余生的人。她描写了迈特的特别之处：他对感情的忠诚，他们干柴烈火般的激情生活，她继承的这个无与伦比的家（将由这位新来的女士继承下去），还有迈特一定会是一名了不起的父亲。她写道，她非常清楚这一点，因为他们一起当过父母——虽然小孩只在她的子宫里住了几

420

个月而已。

"每个人都应该至少经历一次轰轰烈烈的爱情故事。"朱莉总结道，"对我来说那就是我俩的故事。如果幸运的话，一个人也许能遇上两次。我希望你能再轰轰烈烈地爱一次。"迈特讲完的时候，在场的人不约而同地又是哭又是笑。

我们都以为到这儿为止迈特就讲完了，但迈特说他觉得也应该让朱莉走到哪儿都能找到爱，这样才算公平。所以，他也为朱莉准备了一份在天堂能用得上的约会资料。

现场传来一些笑声，虽然起初大家都有些迟疑，害怕在葬礼上发出笑声是不是太过分了。但其实并不会，我想这才是朱莉真正想要的。一切都坦诚相见，虽然会有些别扭，有些搞笑，还有些难过，但很快，每个人都在尽情地笑着流泪。"她不喜欢吃蘑菇，"迈特为朱莉在天堂的未来伴侣写道，"所以不要给她吃任何带蘑菇的食物。还有，如果那里也有乔氏超市，要是她说她要去那儿上班，请一定要支持她。你会得到很多购物折扣的。"

他接着诉说朱莉是如何与死神进行各种搏斗的，但迈特说，朱莉做得最多的还是对别人"行善"，使她身后的世界变得比她来时的更好。他并没有一一列举朱莉的善举，但我知道她都做了些什么，因为那些接收到她善意的人已经和大家分享过了。

我很庆幸我来了，我很高兴自己履行了对朱莉的承诺，也看到了我永远不可能在任何其他来访者身上看到的：他们生活中的另一面。治疗师的治疗都是一对一的，只有深度而没有广度，停留在字面的病历上而缺乏生活的画面感。尽管我已经深入朱莉的思想和感情世界，但现在身处这群人之中——我不认识他们中的任何人，但他们都认识朱莉——我是一个局外人。作为心理治疗师，我们得到的告诫是，如果我们去参加一个来访者的葬礼，那我们应该安静地站在一旁，避免与人交流，于是我也是这么做的。但正当我准备离开时，一对热情友好的夫妇却来与我攀谈。他们说他们的婚姻是朱莉一手促成的——五年前她为他俩安排了一次约会。我笑着听完，刚想要借故脱身时，那位女士就问道："那你是怎么认识朱莉的呢？"

"她是我的朋友。"出于保护隐私的考虑，我本能地回答，但一说出口，我就意识到这句话并不假。

"你会想我吗？"以前朱莉去做各种手术之前都会这样问我，而我总是回答说，我会的。这种肯定的回答使她得到安慰，让她能在手术前倍感焦虑的时候保持专注。

但后来，当朱莉之将死已成定局之后，那个问题又有了另一层含义：我的哪一面会活在你心里呢？

朱莉那阵子告诉迈特，一想到迈特要承受她的死所带来的一切，她就觉得心如刀绞。于是第二天，迈特给朱莉留了张纸条，上面写着音乐剧《秘密花园》里的歌词。在那部音乐剧中，一个被丈夫宠爱的妻子死后的灵魂问她沉浸在悲伤中的丈夫，问他会不会原谅她，问他能不能在心中牵起她的手，以及"现在我们阴阳两隔，你会不会找到新的方式来爱我？"迈特在纸条上写道："我会的。"他还补充道，他不相信人死了就消失了，我们心中的爱是永恒的，即使经历死亡也能幸存下来。

那天葬礼结束后，我在走回车里的路上仿佛又听见朱莉在问我："你会想我吗？"

直到这么多年之后，我还是会想她。

在静默时，尤其会想起她。

56

幸福就在有时

"你老实说，不要有所保留，你是不是觉得我是个混蛋？"约翰一边问我，一边将装着午餐的袋子放下。今天他是带罗西（他的狗）来的——狗保姆病了，玛戈又不在，所以没人照看它。它就坐在约翰的大腿上，嗅着外卖的打包盒。此刻约翰的目光注视着我，罗西绿豆一样的小眼睛也看着我，好像他俩都在等着我回答似的。

我被他问了个措手不及。如果我说是的，那可能会伤到约翰，而这是我最不愿意做的事。但如果我说不是，我可能就无法让他意识到这是个问题，进而会纵容他去做出一些更混蛋的行为。我其次不想做的就是事事都顺着约翰。其实我也可以把问题拿来反问他：你觉得自己是个混蛋吗？不过还有另一些事更让我感兴趣：为什么他会问这些？为什么他现在会问这些？

约翰蹬开了脚上的运动鞋，但没有像平常那样盘腿坐在沙发上，而是把手肘抵在膝盖上，上身向前倾着。罗西从约翰身上跳到地上，找了个位置趴下，抬头望着约翰。约翰递给它一块狗粮。"吃吧，我的小公主。"他低声说道。

　　"我要跟你说一件让你难以置信的事，"他说，目光又回到我身上，"几天前的一个晚上，我不小心对玛戈说了句……'不得体'的话。因为她说她的心理治疗师为我们推荐了一个伴侣治疗师，但我说我想让你给我们推荐，因为我不信任她那个蠢货治疗师的意见。话说出口的那一刻我就意识到应当注意自己的用词，但为时已晚，玛戈已经冲着我发火了。'我那蠢货治疗师？'她说道，'就我的治疗师是蠢货？'她说如果我的治疗师看不出我有多混蛋，那我就得去看她的'蠢货治疗师'。我立刻道了歉，说我不应该把她的治疗师说成是蠢货，她也向我道了歉，说不该说我是混蛋。然后我们都笑了起来，我已经不记得我俩上一次笑成那样是什么时候的事了。我们笑到停不下来，女儿们都听见了动静，她们走进我们的房间像看着一对疯子那样看着我们。'究竟是什么事这么好笑？'她们不停地追问，但我们也没法跟她们解释清楚。我们自己也不知道究竟是什么这么好笑。

　　"然后两个姑娘就跟着我们一起笑，我们都为自己笑得停不下来而觉得好笑。露比最先躺倒在地上打滚，紧接着是格蕾丝，我和玛戈互望一眼后也躺到了地上，我们四个人在卧室的地板上笑到打滚。最后罗西闻声赶来，想看看究竟发生了什么事这么热闹。当它看到我们在地上滚来滚去的时候就在门口呆住了。它就站在那儿，摇了摇脑袋，仿佛在说'你们这些愚蠢的人类'，然后就转身跑开了。接着我们四个又因为罗西的反应而大笑起来。当我和老婆孩子在地板上嬉笑打滚，听着我的狗在隔壁房间发出叫声，我感觉自己在从上帝视角观看这个情景，就好像我既是在俯视这个画面，又同时置身其中——那一刻我觉得，我真是太爱我的家了！"

　　他在自己的思绪中陶醉了一会儿，然后继续诉说。

　　"我觉得那是我很长一段时间以来最开心的一刻，"他说，"而且你知道吗，那天晚上玛戈和我算是真正度过了一个良宵。我们之前那种僵持的感觉都消失了。"约翰回忆着，露出了微笑，"但后来，"他继续说道，"你一定猜不到发生了什么。其实现在我的睡眠质量已经好多了，但那天晚上我许久都睡不着，我一直在想着玛戈说我是混蛋的事。我就是无法释怀。因为我知道你不认为我是一个混蛋。我的意思是，很明显，你是喜欢我的。所以我又想，'等一下，万一玛戈说的是对的呢？'如果我真的是个混蛋，而你却没有发现呢？那你就真的是一个蠢货治疗师了。所以究竟是——我是个混蛋呢，还是你是个蠢货呢？"

这还真是个两难的陷阱，我心里想着，我不能说他是个混蛋，也不能说自己是白痴呀。这让我想起了朱莉，以及她的朋友们在她的高中毕业纪念册上写的话：我两个都不选。

"或许还有第三种可能性呢。"我建议说。

"我想听实话，"约翰坚定地说道。有一位督导曾经说过，在治疗中，改变往往是"循序渐进地酝酿，又出乎意料地发生"，这话放在约翰身上或许也同样适用。我想象着，当约翰躺在床上辗转难眠的时候，他之前在心中建立的关于别人都是蠢货的假象突然倒塌了，留下的残骸让他质疑自己——我是个混蛋。我并不比任何人优秀，我并不特别，我妈妈跟我说的是错的。

但其实那也不是真相，那只是自恋防御机制崩塌所造成的矫枉过正。约翰一开始相信"我是好的，你们是坏的"，但现在，他的想法被颠倒过来了——"你们是好的，我是坏的"。但其实这两种想法都不对。

"在我看来，真相是，"我诚恳地说道，"这并不是一个我是蠢货还是你是混蛋的问题，只是有时为了保护自己，你会表现出一个混蛋的样子。"

我观察着约翰的反应。他深吸了一口气，像是要说一些话来反驳，但想了想又决定不说了。他沉默了一分钟，望着已经睡着的罗西。

"没错，"他说，"我的确表现得像个混蛋。"然后他笑着补充道，"但只是有时。"

最近我和约翰探讨了一下"有时"这个词的奇妙之处——如何用"有时"这个词来让自己获得心理平衡，让自己安于中庸，坚持活下去，不至于在一个极端和另一个极端之间来回摇摆。"有时"也帮助我们逃脱非黑即白的独断思维。约翰说，当他面对婚姻和事业的双重压力时，他曾相信自己总有一天会重新变得快乐起来，但盖比意外身亡之后，他觉得自己永远都不会再拥有快乐了。但现在，他说，他开始认为这不是二选一的问题，不是是与非的问题，不是永远，也不是永不。

"或许幸福就在有时，"他靠在沙发上说道，这个想法让他感到宽慰。"我猜就算去试一试那个伴侣治疗师也无伤大雅，"约翰补充道，他指的是温德尔推荐的那位治疗师。在盖比死后，玛戈和约翰去接受过几次伴侣治疗。但当时他们都处于愤怒又羞愧的阶段——时而相互指责，时而又陷入自责——以至于就算治疗师拿出警察的事故报告，向他们指出对方司机酒驾才是导致事故的原因时，约翰也根本不想听这些"毫无意义的马后炮"。那时他愿意参与治疗完全是因为玛戈想去，但其实他完全不能理解为什么要每个星期花一个小时来让自己受折磨。

但现在，他向我解释说，他之所以同意去参加伴侣治疗是因为他已经失去太多了——他的母亲、他的儿子，或许甚至还有自己——所以他想趁还来得及，争取留住玛戈。

本着这种精神，他和玛戈最近开始尝试着小心翼翼地谈论起有关盖比的话题，当然也有许多别的话题。他们在学着了解，在漫漫人生路上，此刻他们究竟是谁，未来又意味着什么。按照约翰的思路，不管结果是什么，伴侣治疗总会有帮助吧。

"但如果那个治疗师是个蠢货的话……"约翰刚要开始讲，我就把他打断了。

"一旦你开始有这样的想法，"我说，"那我就要劝你再等一等，在你没有足够的信息之前先不要急着下结论。如果那个治疗师是个优秀的治疗师，那过程一定会让你觉得不舒服，你可以在这里跟我讨论那些不舒服。我们可以一起理解你的感受，然后你再做决定也不迟。"我想到了自己当初质疑过温德尔，我把自己的不适投射在他身上，我还记得他第一次提及我的悲伤时，我还在想他是不是吃错药了。我也记得我常常觉得他很老土，有时还会对他的能力持怀疑态度。

或许我们都需要先经历怀疑、批评、质疑，然后才能真正放手。

约翰告诉我，前两天晚上睡不着的时候，他开始回想自己的童年。他说，从他还是个小男孩的时候起，他就想成为一名医生，但他的家庭没有足够的经济实力把他送去医学院。

"我从没听你说过这些，"我说，"你想成为哪一科的医生呢？"

约翰看着我，似乎答案就写在我脸上一样。"精神科医生。"他说。

约翰！想成为精神科医生！我尝试着幻想约翰跟病人谈话的样子："你的丈母娘竟然这么说？真是个蠢货！"

"你为什么想成为精神科医生呢？"

约翰翻了个白眼。"因为我是一个失去母亲的孩子，很明显，我希望自己可以拯救她。"他停了一下，又说道："除此之外也是因为我太懒了，所以不想做外科医生给人开刀。"

即使他还是想借一个笑话来掩饰自己的脆弱，但他所表现出的自我意识让我觉得惊喜。

他继续说道，他曾经想借一大笔助学金去申请医学院。他也知道毕业时会因此背上沉重的债务，但他又想，凭借医生的薪水，到时偿还贷款应该不成问题。他本科读的是生物学，成绩还不错，其实原本他的成绩可以更好，但每周要拿出二十个小时来打工赚钱付学费，当然就比不上那些可以一直彻夜奋战，勇夺最高分的预科生同学了。

不过他还是拿到了几家医学院的面试机会。但在这些面试中，面试官无一例外地都会采取"先扬后抑"的战术：先称赞一下他的申请书写得有多好，但碍于他的平均绩点虽然不错，却又算不上出类拔萃，面试官都不会让他对最后结果抱太大的希望。不止一位面试官对他说："你应该去当作家！"虽然只是开玩笑，但也听得出话里有话，这让约翰很愤怒。难道他们从申请资料上看不出他是一边打工一边修完预科课程的吗？这难道不正体现了他的执着和投入、他的职业精神、他战胜困难的能力吗？难道他们看不出那少数的几个 B 和那个该死的 C- 不是因为他学习能力不够，而是真的没有时间去学习——如果实验耗时太久，他不可能在课后留下来等结果。

最后，虽然约翰拿到了一家医学院的录取通知书，但他们没能给他足够的助学金。而且他知道自己不能再用之前上预科时的方式来熬过学医的漫漫长路了，最终他放弃了那个机会，把自己埋在了电视机前，对未来感到绝望。约翰的父亲和他去世的母亲一样是一名教师，他建议约翰去当一名理科教师，但约翰心里一直都认同那句名言："不成事者才为人师。"约翰是能成事的人——他知道他可以完成医学院的课程——他只是需要钱。于是，他还是坐在电视机前，诅咒自己悲惨的处境，但这时，他想到了一个主意。

他想："哎，我可以把这些写成作品呀。"

很快，约翰就买了一本关于如何写剧本的书，自己试着写了一集，把剧本寄给了他在黄页上找到的一个经纪人，然后他就被某个电视剧聘为全职编剧了。据他说，那部剧简直"烂透了"，但他的计划只是做三年编剧，赚点钱，然后再去申请医学院。但一年后，他又被一部更优质的电视剧聘用了；又过了一年，他进了一个热门剧集的剧组。等他存够钱可以去读医学院的时候，约翰工作室的壁炉上已经放上了一尊艾美奖的奖杯。所以他决定不再去申请读医了——万一这次一所学校都不要他呢？而且他很想赚钱，先在好莱坞大赚一笔——这样以后他的孩子就不用面对他面对过的抉择了。他说，现在他赚的钱，已经足够女儿们读好几遍医学院了。

约翰舒展了一下手臂，调整了一下两条腿的位置。罗西睁开了眼睛，叹了口气，又闭上了眼睛。他继续说道，他还记得当时和剧组的工作人员一起站在领奖台上，他就在想："哈！看见了没，你们这些白痴！收起你们的拒信，拿回去擦屁股吧！大爷我拿艾美奖啦！"

每年，随着他写的电视剧获得更多的奖项，约翰都会获得一种拧巴的满足感。他会想起那些不相信他有实力的人，再想想自己现在拥有的一切：一间放满艾美奖杯的办公室，一个现金充裕的银行账户，还有一个能让自己退休也不愁没钱用的投资账户。约翰心想，他们无法从我身边夺走任何一样东西。

我想到的是，"他们"是如何从他身边夺走他母亲的。

"'他们'是谁？"我问约翰。

"那些医学院的面试官。"他说道。很显然，他的成功除了有赖于他对创作的激情，同样也有报复心在背后驱使。而我很好奇的是，现在约翰心中的"他们"又会是谁呢？我们大多数人的心中都会有个"他们"，即使并没有谁在观察我们的生活，我们总以为他们在看。而真正关注我们的人——那些真的能看透我们的人——他们根本不在乎我们伪装的自己、那个我们表演出来的自己。对约翰来说，那些人又是谁呢？

"噢，省省吧，"他说，"大家都很在意我们是如何表演自己的。"

"你觉得我在意吗？"

约翰叹了口气，说："你不一样，你是我的心理治疗师呀。"

我耸了耸肩。"所以呢？"

约翰先没出声，只是让自己舒服地躺进沙发里。

"当我和我的家人们一起在地上打滚的时候，"他开口说道，"我冒出了一个特别奇怪的想法。我当时非常希望你能看到那一幕，因为那一刻的我是你所不了解的我。因为你知道，在这里，我们谈的一切都是悲观失望的。但今天开车到这里来的路上，我又想，'或许她是了解的。'或许你也像有些治疗师那样，对人有天生的第六感。因为我感觉你是懂我的，你明白我的意思吗？——我不知道这是因为你提的各种烦人的问题，还是你要我承受的暴力般的沉默，但我就是有这种感觉。我也不是想给你戴高帽子，但我真的觉得，你比任何人都更全面地了解我全部的人性。"

我感动到说不出话来。我很想告诉约翰我有多感动，不只是因为他有这样的感受，而是因为他愿意和我分享他的感受。我还想告诉他我会永远记得这个时刻。但还没等我的嗓子缓过劲儿来能开口说话，约翰就惊呼道："噢，老天爷，你可千万别在我面前哭啊。"

我笑了，然后约翰笑了。接着我告诉他刚才我是哽咽到说不出话来，于是此刻轮到约翰热泪盈眶了。我记得约翰在很久之前说玛戈总是哭，我觉得玛戈可能是一个人担负着两个人的任务，既要为自己哭，也要为约翰哭。约翰还没有准备好让玛戈看到他哭，至少现在还不行。但既然他允许我目睹他的眼泪，我对他俩的伴侣治疗也充满了信心。

此刻，约翰指着自己脸上的泪滴说道："看见了没？我也有充满人性的一面。"

"非常好。"我说。

那天我们自始至终都没有打开外卖的袋子。我们之间再也不需要食物这个桥梁了。

几个星期后，我窝在家里的沙发上像个婴儿一样号啕大哭——我在看约翰写的电视剧，那个原来脾气古怪的主角性情开始软化之后，与他的哥哥有了一段对话（那个哥哥也是前两集才出现的角色）。很明显，这两兄弟的关系已经疏远了，观众们可以从倒叙的情节中了解到，造成这种疏远的原因是：哥哥把他儿子的死归咎于主角。

这是一场让人十分痛苦的戏，我想到了约翰童年想成为精神科医生的梦想，以及他是如何准确地抓住了痛苦的细腻之处，展现出他作为编剧的实力。这种天赋是来自他母亲的去世带给他的痛苦吗？还是来自之后盖比的意外？还是当他们在世时与约翰的相处赋予了他如此宝贵的才华？

得到又失去。失去又得到。究竟哪个在先，哪个在后呢？

在我们后面一次的治疗中，约翰告诉我，他和玛戈一起观看了那一集电视剧，他们还聊起了他们的伴侣治疗师——暂时来看还"不至于太蠢"。他还告诉我，在那一集刚开始的时候，他和玛戈分别坐在沙发的两头，但当倒叙情节开始时，他也不知道为什么，可能是本能，也可能是因为爱，或是两者兼而有之，总之有什么东西驱使他站起身坐到玛戈身边，于是他们的腿能相互碰到，他用他的腿搂住玛戈的腿，两人一起随着剧情啜泣。当他告诉我这些的时候，我想到的是我第一次去见温德尔的时候坐得离他有多远，而直到我渐渐感到自在之后才慢慢坐得更靠近他。约翰在这次治疗中还对我说，我说的是对的，其实他是可以和玛戈一起流泪的，泪水不会淹没他们俩，而是会把他们安全地送上岸。

当他这么说的时候，我想象着自己坐在电视机前，还有约翰和玛戈，以及全世界千千万万的观众，都被他写的字字句句打动——约翰在用他的剧告诉我们所有人：

哭出来吧，没事的。

57

星期三的温德尔

"我一直都把你称作温德尔。"我向我的治疗师坦言，而我必须承认，他的真名其实不叫温德尔。

我在治疗的过程中宣布：我又开始写作了，应该会是一本书吧，而我的治疗师，他在这本书里叫"温德尔"——扮演着一个至关重要的角色。

这完全是计划之外的事，我解释道。一个星期前，我不知怎么就被一股力量拉着坐到了书桌前，我打开了电脑，新建了一个空白文档，然后就在电脑前写了好几个小时，文字就像大坝溃堤一样涌到屏幕上。我觉得我的状态又回来了，但又有些不同——感觉更自由、更放松、更鲜活——我觉得自己体验到了米哈里·契克森米哈赖所说的"心流"。我一直写到困得打哈欠了才站起身来，那时才注意到时间已经不早，于是就爬到床上去睡了。我感觉很累，但又很有活力，像是在觉醒之后准备好要休息了。

第二天醒来时我感到神清气爽，那股神秘的力量又把我拉到电脑前，我想起了约翰想成为精神科医生的梦想。对很多人来说，探索自己思想和情绪的深处就像是要走入一条暗巷——他们不想独自前往。人们来做心理治疗就是为了能有人陪他们一起走这条路，或许人们看约翰写的电视剧也是出于相似的原因：这剧让他们觉得不那么孤单，荧屏上的情节映射出他们自己是如何在生活的泥沼中摸爬滚打的。

或许从这个角度来说，他就是许多人的心理医生——或许也正因为他勇敢地把自己生活中的伤痛写进了剧本里，才激发了我去创作自己的故事。

在那一整个星期里，我写下了我的分手、我的心理治疗师、我要面对的死亡，写了我们是多么害怕对自己的生活负责，但为了让自己的内心获得治愈，我们又不得不这么做。我写了有关拘泥于过去和对未来的错误解读，以及过去和未来是如何潜移默化地在影响"当下"，有时甚至会将当下完全吞没。写了执着和放手，以及要绕开那些牢笼中的栏杆有多不容易，其实自由并不在前方，而是在我们的内心深处。我也写了不论外部环境如何，我们都可以选择如何去生活，而无论生活中发生过什么，我们在生活中失去过什么，也不管我们是多大年纪，就如瑞塔所说的，没到最后就不算结束。我还写道，有时我们明明拥有一把钥匙，能打开更好的未来，但就是需要有人提醒我们一下，钥匙被我们遗忘在哪儿了。对我来说，那个人就是温德尔，而对其他人来说，那个人有时可能会是我。

"温德尔……"温德尔念叨着，体会着这个名字适不适合自己。

"因为我总是星期三来，"我说，"你看，'星期三的温德尔'（Wednesdays with Wendell）就可以作为一个不错的标题。有点像歌词押韵那样，对不对？不过我写的故事都太私密了，反正也不适合出版，我只是写给自己看的。但无论如何，重新开始写作的感觉太好了。"

"因为这些东西对你来说是有意义的。"他又点到了我们之前的对话。确实，我无法继续写那本"幸福之书"就是因为我并没有在探寻幸福。我在探寻意义，这才是能给我带来满足感的东西，当然有时也会带来幸福感。而我之所以那么久都没法说服自己取消出版合同，是因为那样我还能躲在"我本该去写那本育儿书"的盾牌背后，用尽借口不去正视其他困难；但如果合同没了，挡箭牌也就没了。即便是在合同取消之后，我还是后悔了好几个星期，幻想着如果一开始就写了那本育儿书的话，我的日子该有多轻松。我就和瑞塔一样，只顾着责备自己，而不去想我是给了自己自由。

但我也和瑞塔一样，还有第二次机会。温德尔曾说，我们在一生中跟自己交谈的次数比跟其他任何人交谈的次数都要多，但我们对自己说的话也不都是友善、真实和有帮助的，有时甚至都不能尊重自己。如果是对待我们爱的人、在乎的人，比如我们的朋友和小孩，我们绝不会说出那样的话。所以在治疗中，我们要学习聆听内心的这些声音，学习更好地和自己沟通。

所以，今天当温德尔说"这是有意义的"，我知道"这"指的也是我们，以及我们共处的时间。人们常常觉得去接受心理治疗是为了得到一个解释——好比说，解释为什么男友会离开，为什么我们会抑郁——但他们接受心理治疗的真正意义是为了去体验，体验两个人每周用一个小时建立起来的一些特别的东西。这种体验能让人借此找到生活中其他方面的意义所在。

我还要经历几个月的踌躇，才能决定把这些我在深夜里写下的故事编辑成一本书，决定用我自己的经历去帮助别人找到人生的意义。当我真的鼓起勇气把自己暴露在大家面前时，它就变成了你们现在所看到的这本书。

"温德尔，"他又念道，像是在让这个名字印入心里，"嗯，我喜欢。"

但故事到这儿还没有结束，还有彩蛋一枚。

"我准备好要跳舞了。"几周前我这样对温德尔说，不止我自己，他也被我的话吓到了。还记得几个月前我告诉温德尔，我觉得我的身体背叛了我，当我在婚礼上想要跳舞的时候，我的脚却不给力。这几个月我一直在思考温德尔对此做出的评论。他主动提出可以陪着我跳舞，让我明白我可以向别人求助，也可以去冒险。我后来才意识到，这么做，其实更冒险的那个人是他。治疗师无时无刻不在为来访者冒险，在瞬息间为来访者们做出推断，判断冒这些风险所带来的益处是否会大过弊处。治疗师的工作不是一个照葫芦画瓢的工作。有时候，让来访者摆脱现状的唯一方法就是要让他们在治疗室里尝试一下冒险，这就需要治疗师自己先身体力行地跨出自己的舒适区。

"当然，我是说如果你之前的那个提议还有效的话。"我补充道。温德尔愣了一会儿。我笑了，感觉我俩的角色对调了。

"是的，有效。"温德尔并没有迟疑多久，"你想用什么音乐来跳舞？"

"《顺其自然》怎么样？"我提议道。我最近一直在钢琴上弹奏这首曲子，所以它立刻就跃入了我的脑海。紧接着我才意识到，它其实并不是一首适合拿来跳舞的曲子。我考虑了一下要不要换一首王子的歌，或是碧昂斯的歌，但温德尔已经起身从书桌抽屉里拿出了手机，不到一分钟，房间里已经响起了熟悉的前奏和弦。我站起身来，但马上又退缩了，想找个借口拖延时间，我对温德尔说，我们应该找些更适合跳舞的曲子，比如……

就在这时，副歌响起了："顺其自然，顺其自然，顺其自然……"而温德尔则开始像个正在参加重金属音乐会的年轻人一样摇摆起来，还故意夸张地做出喜剧效果。一个穿着衬衫的温德尔，弹着空气吉他，我都看呆了。

歌曲进行到较为安静而酸楚的第二段，歌词唱着"那些伤心的人"，但温德尔却依旧用力地甩头、摇摆，就好像在说，"不需要什么王子或是碧昂斯，人生并不需要处处完美"。我看着他一个瘦高个儿的身影在屋子里来回晃悠，窗外的庭院是他的背景，我试着不去想那么多，就……顺其自然。我想到了我的发型师科里说过的话，我能做到"由它去"吗？

副歌再次响起时，我也在房间里摇来晃去了，一开始我还觉得自己好笑，但后来温德尔跳得更为夸张时，我也跟着在房间里转起了圈圈。他的舞蹈功底显而易见——不过也可能跟他受过多少舞蹈训练没多大关系，主要还是有赖于他的自我意识。他并没做什么花哨的动作，但你能感受到他的动作如此自如。而且他是对的，脚的问题不应该阻止我跳舞。

我俩一起跳着，一起高歌——"阴云密布的夜晚，依旧有光照耀着我"，我们发自肺腑地唱出每一句，在这间我曾经绝望崩溃的房间里欢快地起舞。

"一切都会有答案，顺其自然。"

音乐结束得比我预想的要快，我们的治疗有时也是一样。但我并没有觉得自己还需要更多的时间，相反，时间到了的时候，我感到满足。

不久前我曾向温德尔提起过，我在想象治疗结束后会是什么样子。这一年发生了很多事，我觉得自己能更好地应付生活的挑战和不确定性了，更重要的是，我的内心更平静了。温德尔笑了，近来我常能见到他这样的笑容，仿佛在说"我为你感到高兴"。然后他问我是不是该聊聊如何准备终结治疗了。

但那时我动摇了。我还没准备好。

而现在，当温德尔把手机放回抽屉，坐回沙发上的时候，我感觉这一刻的感觉对了。《圣经》里有一句话，大致意思是说："你得先放手去做，然后才能有所领悟。"有时候就是这样，必须放胆一试，从行动中去体验，意义才会最终显现。摒弃自我限制的思维是一件事，让自己做事不那么束手束脚又是另一回事。这是从语言到行动的转化，这个过程赋予了我自由的力量，让我想要把自己的行动从治疗室带到生活中去。

万事俱备，我已经准备好要选个吉日结束治疗了。

58

对话中的暂停

　　心理治疗的一个奇特之处就在于它是围绕着结尾来构建的。从一开始我们就知道来访者和治疗师共处的时间是有限的，治疗的成功是以来访者达到预期目标，结束治疗为标志的。对于每个人来说这个目标都不尽相同，治疗师会跟来访者们探讨他们的目标究竟是什么：是减少焦虑？让感情关系进展得更顺利？还是对自己好些？治疗的终点取决于来访者自己。

　　最好的结果是来访者自发地感觉到终点的来临。虽然一定还会有许多未竟之事，但我们已经取得了足够的进步。来访者的感觉会有所改善，他们的情感会更有韧劲，更懂得变通，更能把握日常生活的方向。我们帮助他们听到了自己内心的发问：我是谁？我想要什么？我的出路在哪里？——以前他们可能都不曾意识到自己心中存在这些疑问。

　　当然，我们也不能否认，心理治疗就是在和别人建立深厚的感情，然后分手道别。

　　有时候，如果来访者几年后再回来进行治疗，治疗师就能知道上次治疗结束之后发生了些什么。如若不然，我们就只能活在问号里。他们过得怎么样？奥斯丁在将近四十岁的时候离婚、出柜，之后过得还好吗？珍妮患阿尔兹海默病的丈夫还健在吗？史蒂芬妮还维系着自己的婚姻关系吗？有太多故事没讲完，有太多人我时常会想起，但再也不会见到了。

"你会想起我吗？"这是朱莉问过的问题，但并不是只有身处她那样的处境才会问出这种问题。

今天，轮到我跟温德尔道别了。我们探讨这个告别已经有几个星期，现在时间到了，我却不知该如何向他表示感谢。当我还是一名实习治疗师的时候，老师是这样教导我们的：如果来访者向你道谢，那你应该提醒他们，一切都是他们自己努力的成果，这样对他们才最有帮助。

我们会倾向于告诉来访者，这都是你自己的功劳，我只是从旁引导你而已。从某种程度上来说这就是事实，是他们拿起了电话打来诊所，决定要来接受心理治疗，他们每周付出的努力也是没有人可以代替他们完成的。

但还有些东西，不经过几千小时治疗经验的累积你是学不到的，那就是：我们都是在和别人的关系中成长的。每个人都需要听到另一个人的声音对他说"我相信你。我能在你身上看到连你自己都没看到的可能性。我能预见到一些变化即将发生。"在心理治疗中我们会说："让我们来重新编写你的故事吧。"

早些时候，当我说起男友的时候，我认为自己就是无辜和受到伤害的一方，这在我看来就是板上钉钉的事。温德尔说："你想要我同意你的看法。"我说我并不是硬要他认同我（虽然其实我就是这么想的），我只是希望他能体恤我所受到的刺激，我继而详细地向他说明了我希望他如何对待我。彼时，温德尔说我是在试图"控制心理治疗"；而我想要把控局面的这种企图，也可能是造成男友突袭分手的原因之一。温德尔不想以我想要的方式来进行心理治疗，男友则不想以我想要的方式共享天伦之乐。男友尝试了迁就我，但最终还是无法继续。而温德尔也不想浪费我的时间，他向我解释说，他不想像男友那样，过了两年再跟我说："对不起，我做不到。"

我还记得温德尔这么说的时候，我心里对他又爱又恨。这就像是终于有人有勇气告诉你你存在的问题。你会抵触，但又感到宽慰，因为终于有人敢直言不讳地告诉你了。这就是治疗师工作的精巧之处。温德尔不但和我一起化解了我的悲伤，还解决了我自我禁锢的问题。这都是我们两个人一起完成的——并非只靠我一个人，治疗只有在双方的共同努力下才能奏效。

没有人会来救你。这是温德尔之前对我说的话。他并没有救我，但他帮助我拯救了自己。

所以当我对温德尔表达感谢的时候，他并没有拿出老套的自谦来搪塞。他说："这是我的荣幸。"

约翰最近发现，一部好的电视剧会让观众觉得两集之间间隔的一周时间只是故事中的一次暂停。他说，他开始觉得两次治疗之间的间隔也很像是这种暂停，我们每次治疗的对话并不是互不相关的，而是一个连续的对话，而治疗的间隔只是对话中的延长记号，而不是句号。我在自己最后一次治疗的最后跟温德尔分享了约翰的这段话。"让我们也把这当作是对话中的一次暂停吧，"我说，"就像以前每星期的间隔一样，只不过时间更长一些。"

我说，也许有一天我还会回来找他，因为确实存在这种可能性；人们离开治疗之后，会在人生的不同阶段再次回到治疗中。而到那时候，治疗师依然会在那儿，坐在同一把椅子上，守着他们之前分享过的历史。

"即使我们以后不再见面了，也还是可以把它当作是一次暂停。"温德尔的回答补充了最难说出口的事实。

我回以微笑，因为我完全能明白他的意思。我们生命中经历过的各种关系都不会真正结束——哪怕你永远都不会再见到对方。每一个你亲近过的人都会活在你的内心深处。过去的爱人、你的父母、你的朋友，不论他们是活着还是死了（不论这"死"是象征意义还是字面上的意思）——有意或无意间，他们都会唤起一些记忆，而且你常常能从他们身上看出自己是如何与自己和别人相处的。有时你会在心里和他们交谈，有时他们会在梦里和你交谈。

在最后这次治疗到来之前的几个星期里，我一直都梦见自己要离开了。有一天，我梦见在一个研讨会上遇到了温德尔。他和一些我不认识的人站在一起，我也不确定他是否看到了我。我感觉我们之间有着难以逾越的距离，而这种感觉曾经确实存在过。后来，他转过身望着我，我向他点点头，他也点点头，他的脸上有一丝唯独我能察觉的微笑。

在另一个梦里，我去一个朋友的诊所看她，但在梦里我并不清楚那个朋友是谁。当我走出电梯来到她所在的那层楼时，我看到温德尔正要离开那个诊所。我猜测着他是不是去那儿找他的督导小组开会的，又或者是刚结束他自己的心理治疗。这太不可思议了——温德尔的治疗师！这些治疗师中谁是温德尔的治疗师呢？是我的那个朋友吗？不管是不是，明显温德尔都不太在意。"你好！"他往外走的时候热情地跟我打了招呼。"你好！"我一边往里走也一边跟他打招呼。

我很想知道这些梦都代表了什么含义。作为一名治疗师却无法解析自己的梦境让我感到很尴尬，于是我向温德尔求助。他也不知道这些梦的意义，但我们一起进行了分析研究——两名治疗师一起解析其中一名治疗师的梦境。我们探讨了我在梦境中的感受，探讨了我现在的感受——对继续前行的路感到既不安又兴奋。我们也讨论了要和一个人变得亲近是多不容易，亲近之后要说再见又是多么不容易。

"好吧，"此刻我在温德尔的办公室里说道，"一次暂停。"

我们还剩下一分钟时间，我尝试把这一分钟留在心里，当作纪念。温德尔翘着大长腿坐着，他今天穿着一件很有型的衬衫和一条卡其裤，还有时髦的蓝色系带鞋，里面是方格花纹的袜子。他的脸上带着好奇和关爱，注意着当下的每一刻。他的胡子有些花白。放着纸巾盒的桌子在我们中间。屋里还有柜子、书架和书桌，书桌上永远都只放着一台笔记本电脑，其他什么也没有。

温德尔拍了两下大腿，然后站起来，但他并没有对我说"下次再见"。

"再见。"我说。

"再见。"他说着，伸出手来和我握手。

放开他的手之后，我转身走过候诊室——那里摆放着时髦的椅子、黑白的摄影作品，还有嗡嗡作响的白噪音器，我穿过走廊来到大厦的出口。当我正走向正门出口的时候，有一位女士正要从街上往里走。她一只手拿着手机贴在耳边，另一只手正要把门拉开。

"我得挂了。一小时之后再打给你行吗？"她对着电话说道。我在原地站了一会儿，看着她沿着走廊往前走去。我很肯定她打开的是温德尔诊所的门。我想象着他们会聊些什么，想着他们会不会在办公室里跳起舞来。

我又想到了我和温德尔的对话，想象着暂停的状态会如何延续下去。

一走到大楼外面，我就加快了步伐，往停车场的方向走去。我还要回到诊所去接待来访者，像我一样的人们，我们都在竭尽全力不让自己成为自己的绊脚石。街角的信号灯就要变红了，我快跑了两步想要赶上绿灯过街，但就在这时，我突然留意到了皮肤上的温度，于是在路边停下了脚步，侧过脸，迎着太阳，让自己沉浸在阳光里，抬起眼注视着世界。

我意识到，其实我还有大把的时间。

— 全书完 —

鸣谢

我总是会在治疗的初期询问来访者，在他们的生活中出现的都是些什么样的人？这背后的理由我大概解释过一万次了，但还是要再说第一万零一次：我们是在人与人的关系中成长的。事实上，要写成一部书同样少不了借助身边人的力量，在此，我要向以下人士表达感激之情：

首先要感谢的当然是我的来访者们。他们是我投身理想的原动力，他们一直都是我敬仰的对象。他们每个星期都比奥运选手更严格地要求自己，能和他们共度一段时光是我此生的福分。但愿我在书中没有曲解他们的故事，希望书中的那些篇幅能为他们的生活聊作纪念。他们教给我的实在太多太多了。

温德尔，谢谢你看到了我的"聂萨玛"，尤其是在我自己都看不清的时候。能找到你做我的治疗师，我感到无比幸运，但这样说也远不足以表达我心中的感激。

心理治疗是一门包罗万象的学问，也是一门需要经过多年磨炼的手艺。我很幸运能跟从最好的师傅学习这门手艺。哈罗德·扬（Harold Young）、阿斯特里德·施瓦茨（Astrid Schwartz）、洛林·罗斯（Lorraine

Rose）、洛莉·卡尼（Lori Karny），以及理查德·邓恩（Richard Dunn）都是帮助我起步的恩师。洛莉·格雷普斯（Lori Grapes）一直都是充满智慧的导师，并慷慨地给予我支持，总是在治疗空隙挤出时间来为我提供专业的建议。还有我的同业督导小组为我提供了最有力的后盾，让我有地方可以审视自己和自己经手的病例，这是很不容易的。

感谢盖尔·罗斯（Gail Ross）使这本书的出版成为可能，是她把我引荐给了能干的劳伦·韦恩（Lauren Wein），这看似偶然的相会，背后却有着许多因缘——其中的一个原因就是：盖尔自己就是一位治疗师的儿媳妇，所以她非常清楚我想借这本书表达些什么。是她提到了"与人交谈"，从而启发了我，串起了我想要表达的一切。而且在这本书的整个项目中，她以无数的方式给予了我充满热情的指引，这是任何一个作者都可遇而不可求的。在本书的制作过程中，布鲁斯·尼科尔斯（Bruce Nichols）和艾伦·阿切尔（Ellen Archer）也不断给予我鼓励和实际的帮助，在项目的每一步上都有他们的支持和付出。皮拉尔·加西亚-布朗（Pilar Garcia-Brown）是幕后的魔法师，我真希望自己有她一半的能干和高效就好了。还有 HMH（Houghton Mifflin Harcourt 出版社）团队的其他成员，这间办公室真是藏龙卧虎，个个都才华横溢，太叫我吃惊了。也向洛里·格雷泽（Lori Glazer）、梅尔·戈尔曼（Maire Gorman）、塔林·罗德（Taryn Roeder）、莱拉·梅格里奥（Leila Meglio）、利兹·安德森（Liz Anderson）、汉娜·哈洛（Hannah Harlow）、丽莎·格洛弗（Lisa Glover）、黛比·恩格尔（Debbie Engel）和洛伦·伊森伯格（Loren Isenberg）致以我无上的感谢，他们的聪明才智和创意震撼了我。玛莎·肯尼迪（Martha Kennedy），谢谢你设计的漂亮的封面，还有亚瑟·蒙特（Arthur Mount），谢谢你画的办公室插图，感谢你们二位使这本书从里到外都很美。

医学博士特雷西·罗伊（Tracy Roe）不仅是一位严格的文案编辑，从无数的语法灾难中拯救了我（和读者们）。我们还发现了许多相似的经历，她在文稿空白处风趣的评语让改稿的过程变得愉悦起来（但可能只有我享受到了这份愉悦，对她而言，我在运用代词方面的不严谨可能已经把她逼得想要回到急诊室去当医生了）。达拉·凯耶（Dara Kaye）在繁复的国际文书工作中为这本书外文版的出版指出了一条明路。还有身在洛杉矶的奥利维亚·布劳斯汀（Olivia Blaustein）和米歇尔·韦纳（Michelle Weiner），他们在 CAA（创新精英文化经纪有限公司）为我们提供的专业护航让这本书如虎添翼。

当斯科特·斯托塞尔（Scott Stossel）第一次向我说起爱丽丝·特鲁克斯（Alice Truax）时，他用了"传奇人物"这个词，他丝毫没有夸张。爱丽丝清晰的思路，她给出的引导，以及她所拥有的智慧都正如传奇般非凡。在我都还没发现的时候，她已洞悉了我的生活和我来访者的生活之间的联系。无论多晚，她都会回复我的邮件。作为一个优秀的治疗师，她也会一针见血地向我提出问题，推动我更深入地去思考，鼓励我比自己设想中更全面地去展露自己的内心。毫不夸张地说，这本书里到处都有爱丽丝的影子。

当初，在我拿出一大沓六百页的初稿时，感谢那几个诚实而慷慨的灵魂主动为我提供反馈意见。他们中的每一个人都为这本书的进步做出了巨大的贡献，如果我有能力向别人送出福报，我一定要将福报献给他们：凯莉·奥尔巴赫（Kelli Auerbach）、卡罗琳·卡尔森（Carolyn Carlson）、阿曼达·富蒂尼（Amanda Fortini）、莎拉·赫波拉（Sarah Hepola）、大卫·霍奇曼（David Hochman）、朱迪思·纽曼（Judith Newman）、布雷特·佩塞尔（Brett Paesel）、凯特·菲利普斯（Kate Phillips）、大卫·蓝辛（David Rensin）、贝萨尼·萨尔特曼（Bethany Saltman）、凯尔·史密斯（Kyle Smith）和米芬·特拉格瑟（Miven Trageser）。

亚娜·巴隆（Anat Baron）、艾米·布鲁姆（Amy Bloom）、塔菲·布劳德赛-阿克纳（Taffy Brodesser-Akner）、梅根·道姆（Meghan Daum）、拉切尔·考德-纳勒布夫（Rachel Kauder-Nalebuff）、巴里·纳勒布夫（Barry Nalebuff）、佩吉·奥伦斯坦（Peggy Orenstein）、费思·萨利（Faith Salie）、

乔尔·斯坦（Joel Stein）和希瑟·图尔金（Heather Turgeon），感谢他们给我精神上的支持，或是为每个章节标题提供有趣的点子。感谢塔菲在我最需要的时候不吝忠言。感谢见多识广的吉姆·莱文（Jim Levine）在关键时刻给我鼓励，他的支持对我来说至关重要。感谢艾米丽·珀尔·金斯利（Emily Perl Kingsley），在我想要转载她的散文《欢迎来到荷兰》时慷慨相助。还有卡罗琳·布朗斯坦（Carolyn Bronstein），感谢她不厌其烦地倾听、倾听、倾听。

当你在写一本书的时候，你要等很久才能有机会和读者交流，但当你写一个周刊专栏时就不同了，读者们时刻都会陪伴在你身边。我要向"亲爱的治疗师"的读者们致以我最诚挚的谢意，还要感谢《大西洋月刊》杂志的杰弗里·戈德伯格（Jeffrey Goldberg）、斯科特·斯托塞尔（Scott Stossel）、凯特·朱利安（Kate Julian）、阿德里安·拉弗朗斯（Adrienne LaFrance）和贝卡·罗森（Becca Rosen），感谢他们给我机会，相信我有能力和那些有勇气来信的读者展开坦率的交流。感谢乔·平斯克（Joe Pinsker），从各个层面来看，乔都是一位完美的编辑，确保我写的东西有内涵又更好读。和你们一起工作一直都是一种享受。

我最要感谢的还是我的家人。温德尔每周只需要见我一次，但你们一直都要面对我，你们的爱、你们对我的支持和理解意味着一切。特别鸣谢我的"完美之选"——扎克，每天都为我们的生活带来美妙的魔法，感谢你为我专栏的内容和这本书的标题出谋划策。有一个治疗师妈妈很不容易，有一个职业写作的妈妈也很不容易，你担负了双重的不容易，扎克，而你都从容地应对了。你让"意义"这个词有了意义，我永远爱你，直到永远的永远。

也许你该找个人聊聊

作者 _ [美]洛莉·戈特利布　译者 _ 张含笑

编辑 _ 周喆 阴牧云　　封面设计 _ 付禹霖

书籍设计 _ 吴偲靓 董歆昱　　主管 _ 阴牧云

技术编辑 _ 顾逸飞　责任印制 _ 刘淼　出品人 _ 贺彦军

营销团队 _ 林芹 魏洋

果麦
www.goldmye.com

以 微 小 的 力 量 推 动 文 明

图书在版编目（CIP）数据

也许你该找个人聊聊 /（美）洛莉·戈特利布著；
张含笑译. -- 上海：上海文化出版社，2021.6（2025.5重印）
ISBN 978-7-5535-2283-8

Ⅰ.①也… Ⅱ.①洛…②张… Ⅲ.①回忆录—美国
—现代 Ⅳ.①R395.6

中国版本图书馆CIP数据核字（2021）第093459号

著作权合同登记号 图字：09-2020-890号

MAYBE YOU SHOULD TALK TO SOMEONE by Lori Gottlieb
Copyright © 2019 by Lori Gottlieb
Illustrations copyright © 2019 by Arthur Mount
Published by arrangement with Houghton Mifflin Harcourt Publishing Company through
Bardon-Chinese Media Agency
Simplified Chinese translation copyright © 2021 by GUOMAI Culture & Media Co., Ltd.
ALL RIGHTS RESERVED

出 版 人：姜逸青
责任编辑：郑 梅
特约编辑：周 喆 阴牧云
封面设计：付禹霖
书籍设计：吴偲靓 董歆昱

书 名： 也许你该找个人聊聊
作 者： [美]洛莉·戈特利布
译 者： 张含笑
出 版： 上海世纪出版集团 上海文化出版社
地 址： 上海市闵行区号景路159弄A座2楼 201101
发 行： 果麦文化传媒股份有限公司
印 刷： 北京盛通印刷股份有限公司
开 本： 710mm×1000mm 1/16
印 张： 28.75
字 数： 397千字
印 次： 2021年6月第1版 2025年5月第29次印刷
印 数： 572,001—582,000
书 号： ISBN 978-7-5535-2283-8 / B·016
定 价： 68.00元

如发现印装质量问题，影响阅读，请联系021—64386496调换。